Behandlung des Bandscheibenvorfalls ohne Operation

Spiralstabilisation der Wirbelsäule

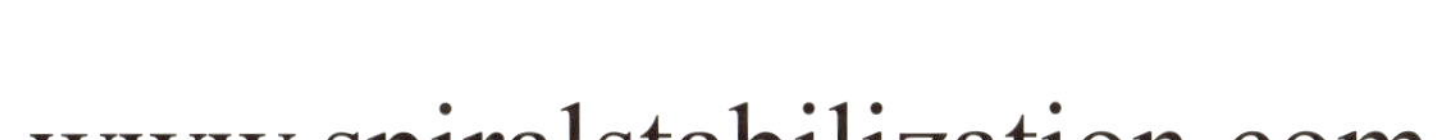

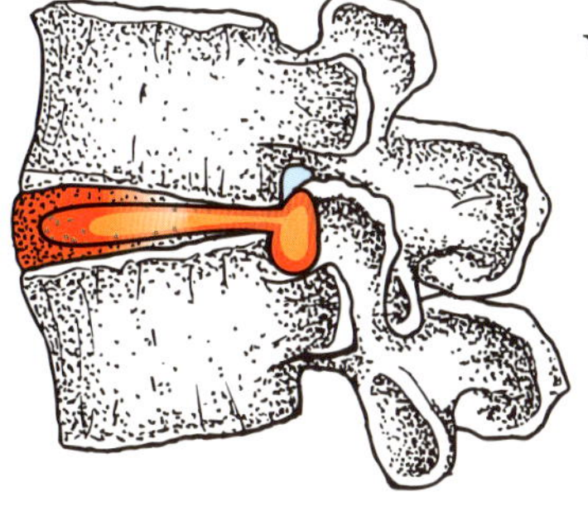

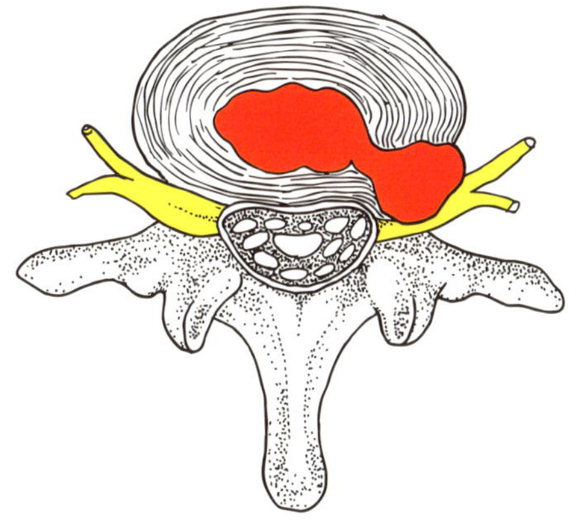

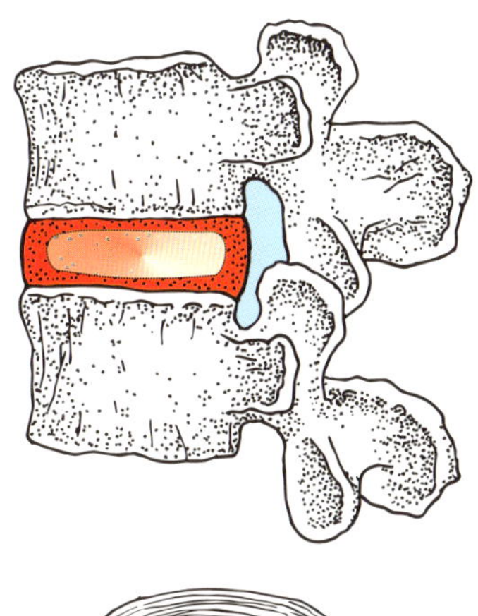

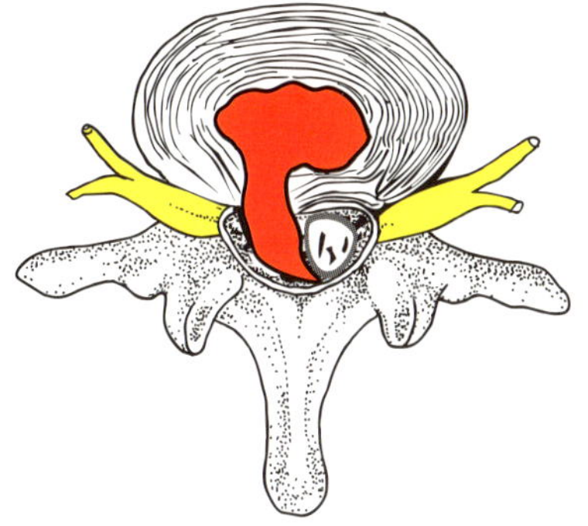

Methode Spiralstabilisation der Wirbelsäule

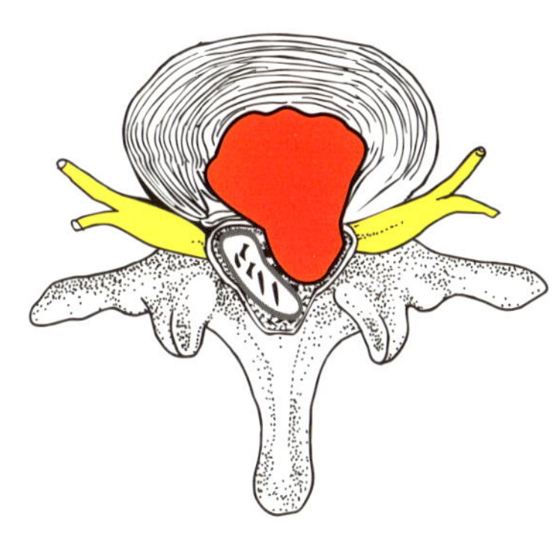

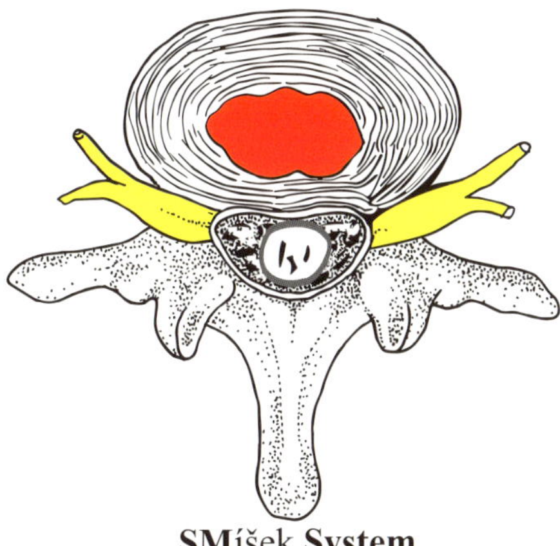

SMíšek **System**

Dr. med. Richard Smíšek
Dr. med. Kateřina Smíšková
Dr. med. Zuzana Smíšková

Spiralstabilisation der Wirbelsäule ist unsere Originalmethode die nicht nur zur Behandlung von Wirbelsäulenbeschwerden angewendet wird, sondern sie zeigt uns vor allem, wie man das Auftreten von diesen Beschwerden durch ausreichende Regeneration vorbeugen kann. Die Bezeichnung Spiralstabilisation der Wirbelsäule SPS und das Logo sind durch eine Schutzmarke geschützt und dürfen nur mit unserer schriftlichen Einwilligung benutzt werden.

Herausgegeben von Dr. med. Richard Smíšek
in 2015
ISBN: 978-80-87568-63-7

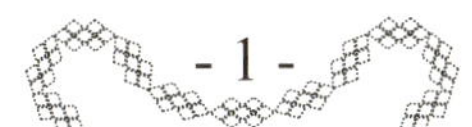

Inhalt:

1.
Ursachen von Rückenschmerzen und Bandscheibenvorfällen.

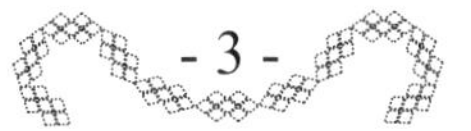

Bewegung mit dynamischer Spiralstabilisation der Wirbelsäule

Die Bewegung des Arms und des Schulterblatts nach hinten beeinflußt nicht nur die Forem und die Funktion der Wirbelsäule sondern, auch die Aktivität des breiten Rückenmuskels und des Trapezmuskels. Wenn sich der Arm und das Schulterblatt nach hinten bewegen, beginnt die Aktivität der Muskelspirale. Die spiralförmigen Muskelketten ziehen den Körperumfang zusammen, strecken die Wirbelsäule nach oben, ermöglichen und stabilisieren die Rotationsbewegung aber sorgen vor allem für den optimal koordinierten und stabilisierten Gang.

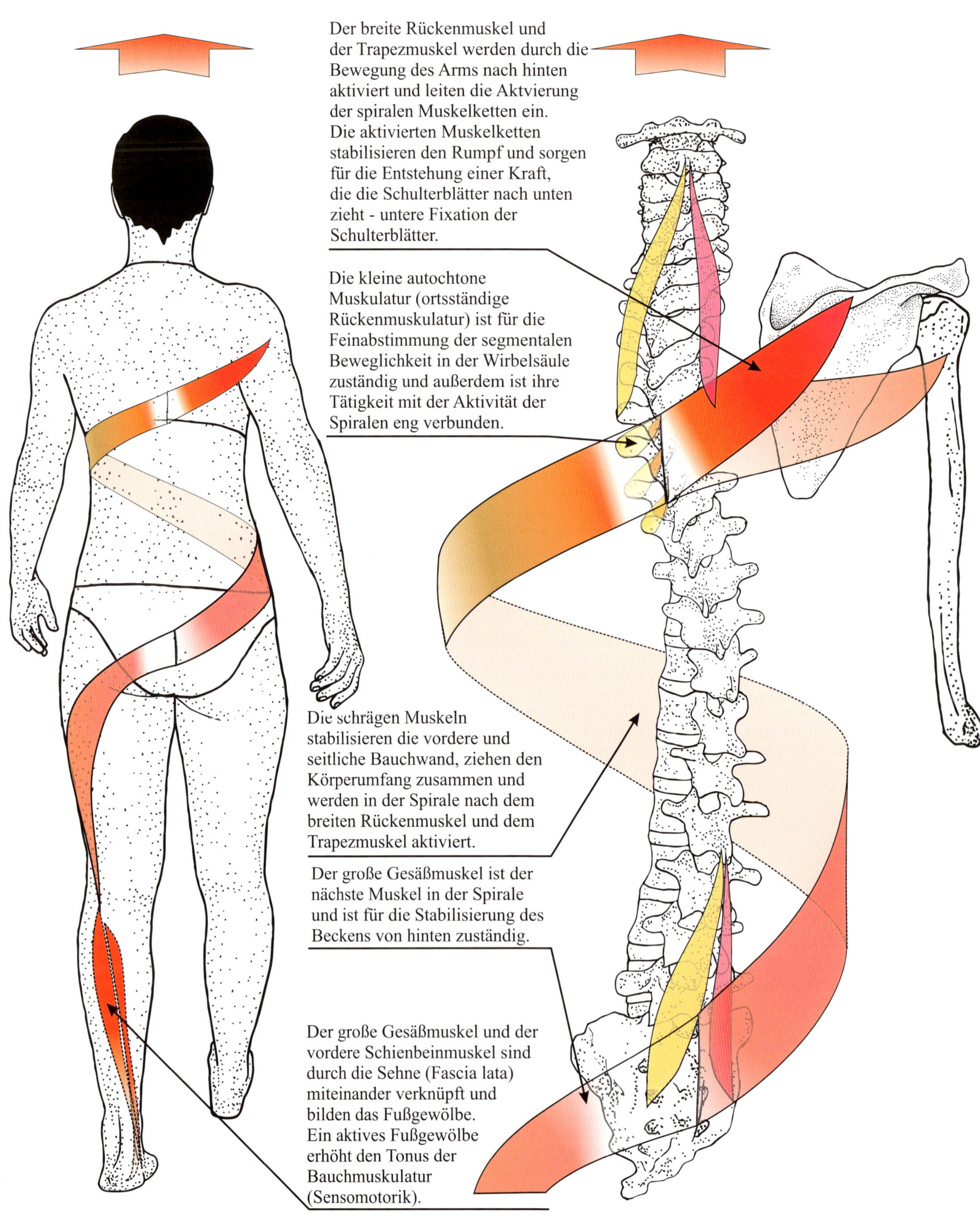

Statische vertikale Stabilisation der Wirbelsäule während der Ruheposition

Das Schulterblatt bewegt sich während der Ruheposition nicht und die Wirbelsäule wird durch die Aktivität der paravertebralen Muskeln (Muskeln die entlang der Wirbelsäule liegen - Muskelvertikalen) stabilisiert. Diese Muskeln drücken die Wirbelsäule zusammen und blockieren ihre Bewegung. Die Wirbelsäule ist zwar stabil aber nicht beweglich. Die vertikale Stabilisation kann den Körper für viele Stunden während der Ruheposition stabilisieren z. B. bei der Tätigkeit am PC aber gleichzeitig komprimiert sie die Wirbelsäule und reduziert die Höhe der Bandscheiben.

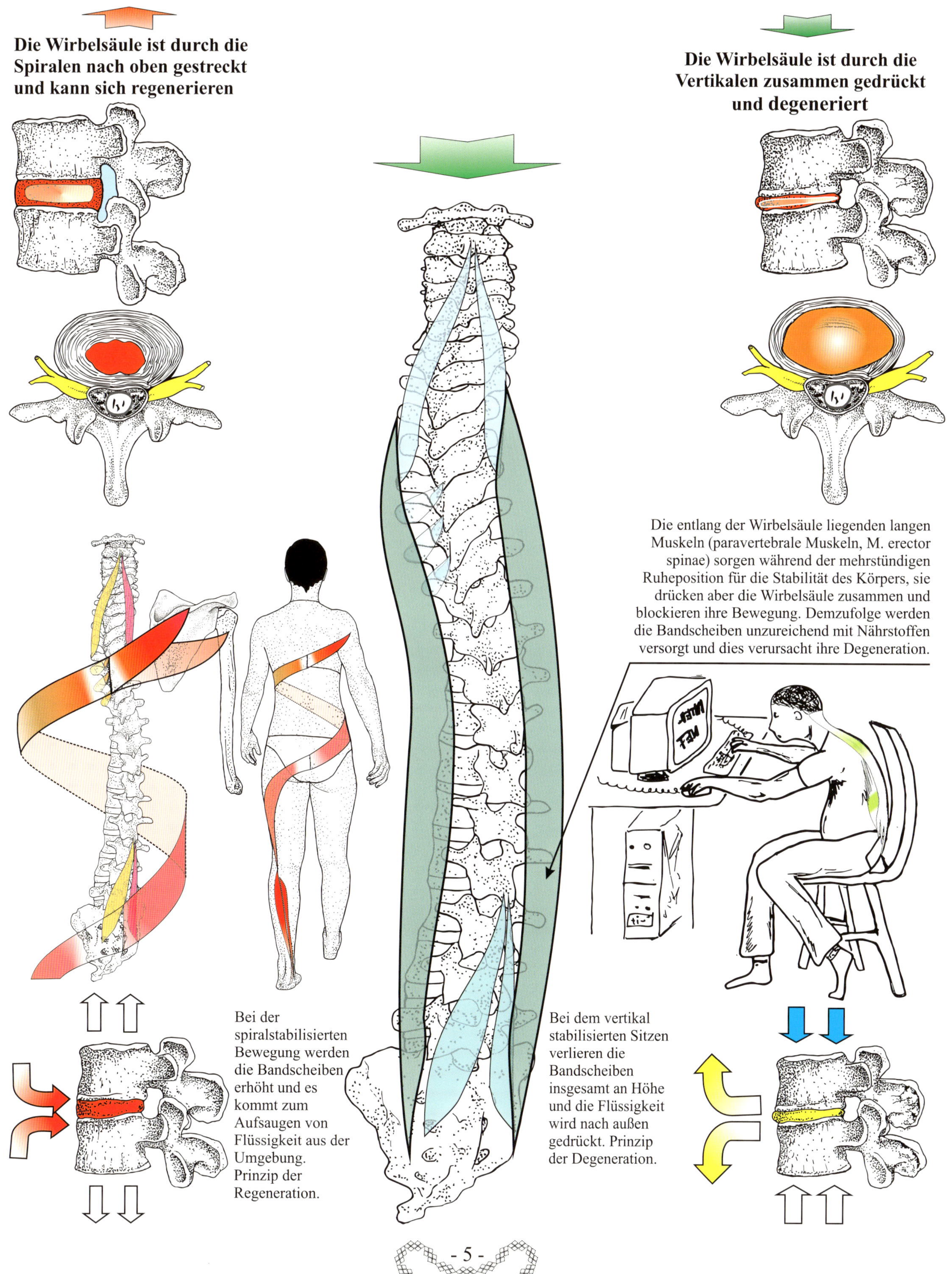

Degeneration der Bandscheibe

Bei der Bandscheibendegeneration handelt es sich um einen Verschleiß der Bandscheiben (der aus Knorpel bestehenden Zwischenwirbelscheiben der Wirbelsäule). Die Bandscheiben werden dünner und rissiger, sodass sie die Wirbelkörper weniger gut gegeneinander abpuffern können. Hierdurch werden dieWirbelkörper vermehrt belastet und dies führt zur Entstehung von Arthrose der Zwischenwirbelgelenke (Spondylarthrose) und zur Deformation der Zwischenwirbelkörper (Spondylolyse). Mit zunehmendem Alter wird die Wirbelsäule mehr und mehr abgenutzt. Durch Osteoporose und knöcherne Umbauprozesse kann es zu einer Spinalkanalverengung kommen. (Spinalstenose).

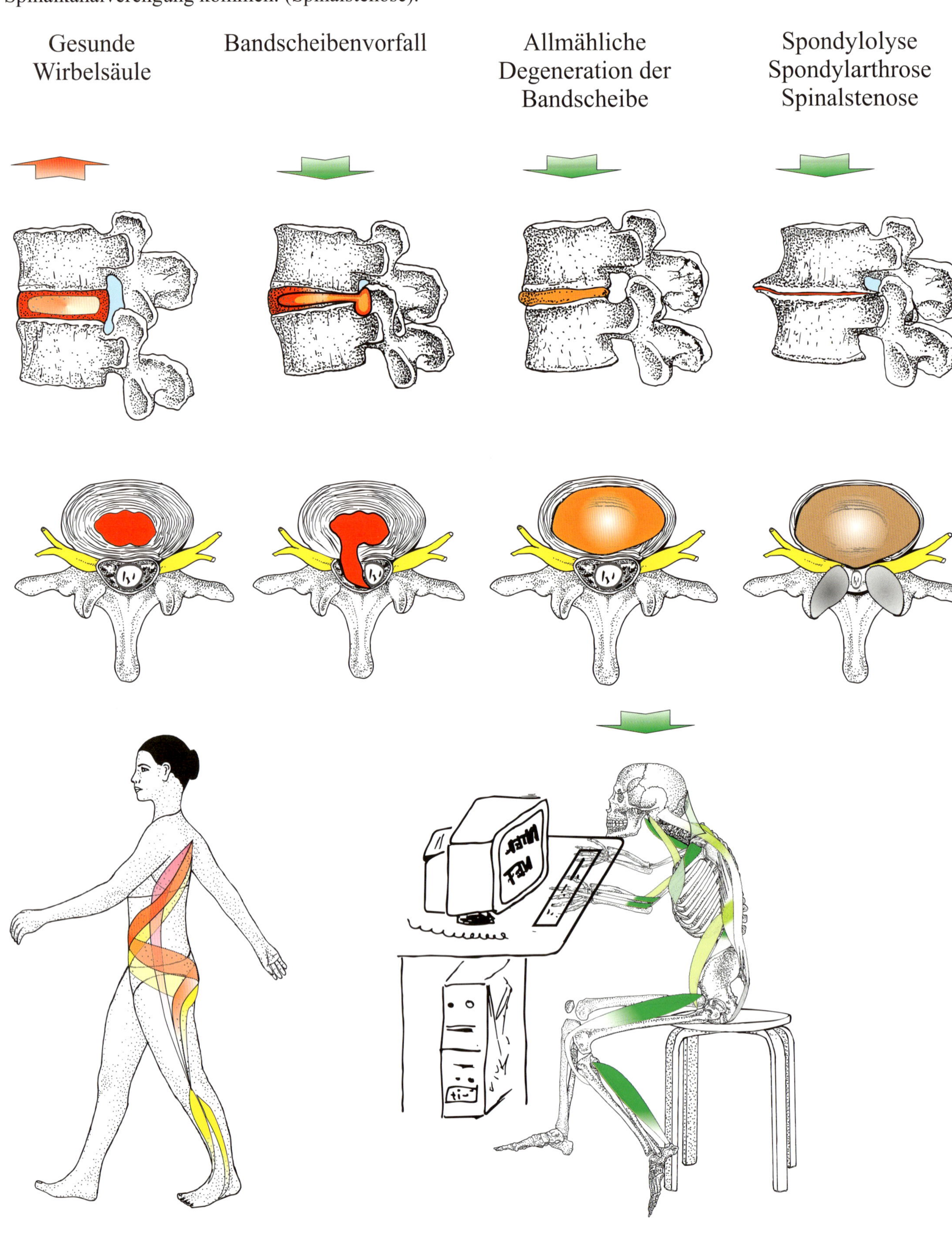

Regeneration der Bandscheibe

Durch die regelmäßige Ausführung der Übungen die zur Spiralstabilisation führen, wird die Degeneration in allen Stadien teilweise oder vollständig reversibel. Um schmerzfrei leben zu können, müssen wir den Gesundheitszustand vebessern und das passiert nur dann, wenn wir den Lebensstil ändern und die Regeneration die Oberhand über die Degeneration gewinnt.

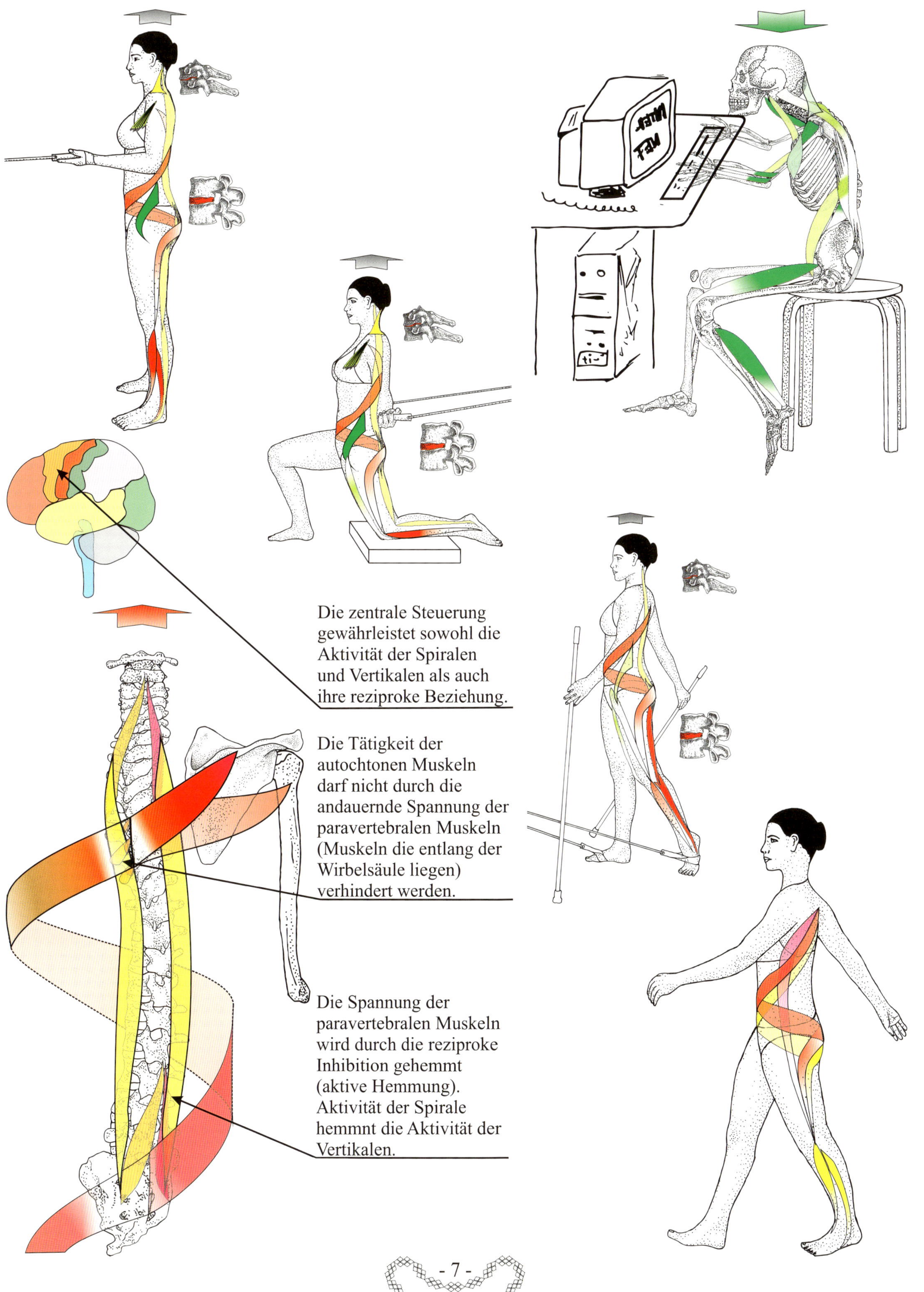

Steuerung der Bewegung durch das zentrale Nervensystem

Jede zielgerichtete Bewegung ist eine koordinative Gesamtleistung des Zentralen Nervensystems (ZNS) unter Führung des Gehirns. Unaufhörlich sendet unser Gehirn über das Rückenmark Befehle an Muskeln die für Ausführung der verschiedenen Bewegungen zuständig sind. Der Entschluss zur Bewegung und zur vertikalen oder spiralen Stabilisation entsteht in den Assoziationsfeldern des Großhirns. Er enthält die Information, welche Körperteile die Bewegung ausführen sollen und enscheidet welches Muskelsystem (spirale oder vertikale) zur Stabilisation verwendet wird.

Durch den Bewegungsmangel und langes Sitzen vor dem PC wird die zentrale Analyse negativ beeinflusst. Das Gehirn sendet dem Körper falsche Impulse und es kommt zu einer fehlerhaften, vertikalen Stabilisation der Bewegung. Dies ist für das Skelett- und Muskelapparat sehr schädlich und kann zu Rückenschmerzen oder auch anderen Beschwerden führen. Mithilfe der SPS Übungen können wir die richtige Funktion des Muskelapparates wiederherstellen und die Bewegungssteuerung positiv beeinflussen - das Üben auf neurophysiologischer Basis.

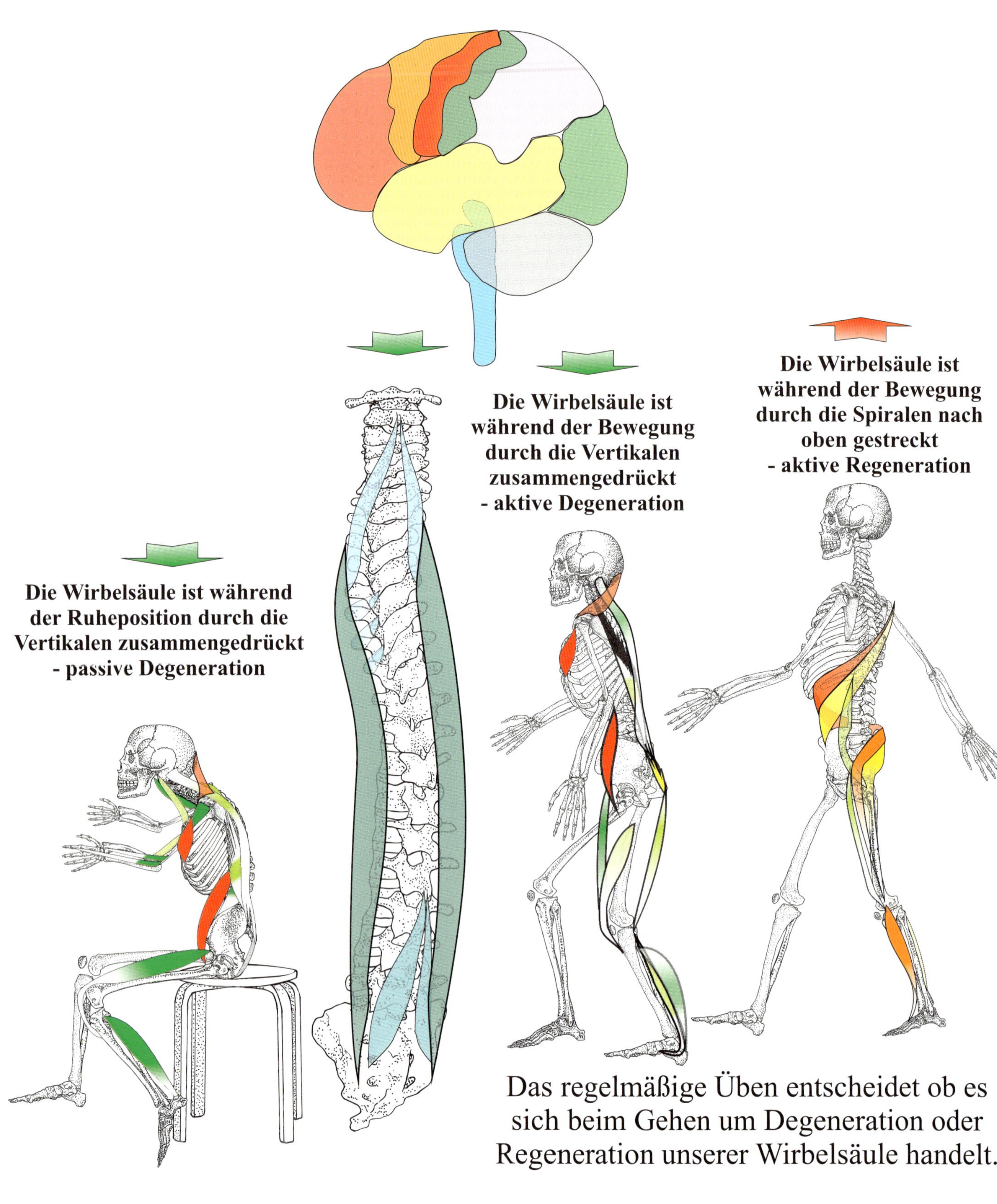

Das regelmäßige Üben entscheidet ob es sich beim Gehen um Degeneration oder Regeneration unserer Wirbelsäule handelt.

Aktive Hemmung der vertikalen Muskelketten durch die Aktivität der Muskelspiralen

Die aktivierten spiralen Muskelketten hemmen aktiv die Anspannung der Muskeln, die sich entlang der Wirbelsäule befinden. Demzufolge können wir die Wirbelsäule während der Bewegung nach oben strecken um ihre Regeneration zu ermöglichen.

Die Beziehung Agonist (Spieler) - Antagonist (Gegenspieler) gibt es auch in den Muskelketten. Spirale LD - latissimus dorsi (breiter Rückenmuskel), SA - serratus anterior (vorderer Sägemuskel), PM - pectoralis major (großer Brustmuskel) hemmen die Aktivität der Vertikale ES - erector spinae (Aufrichter der Wirbelsäule).

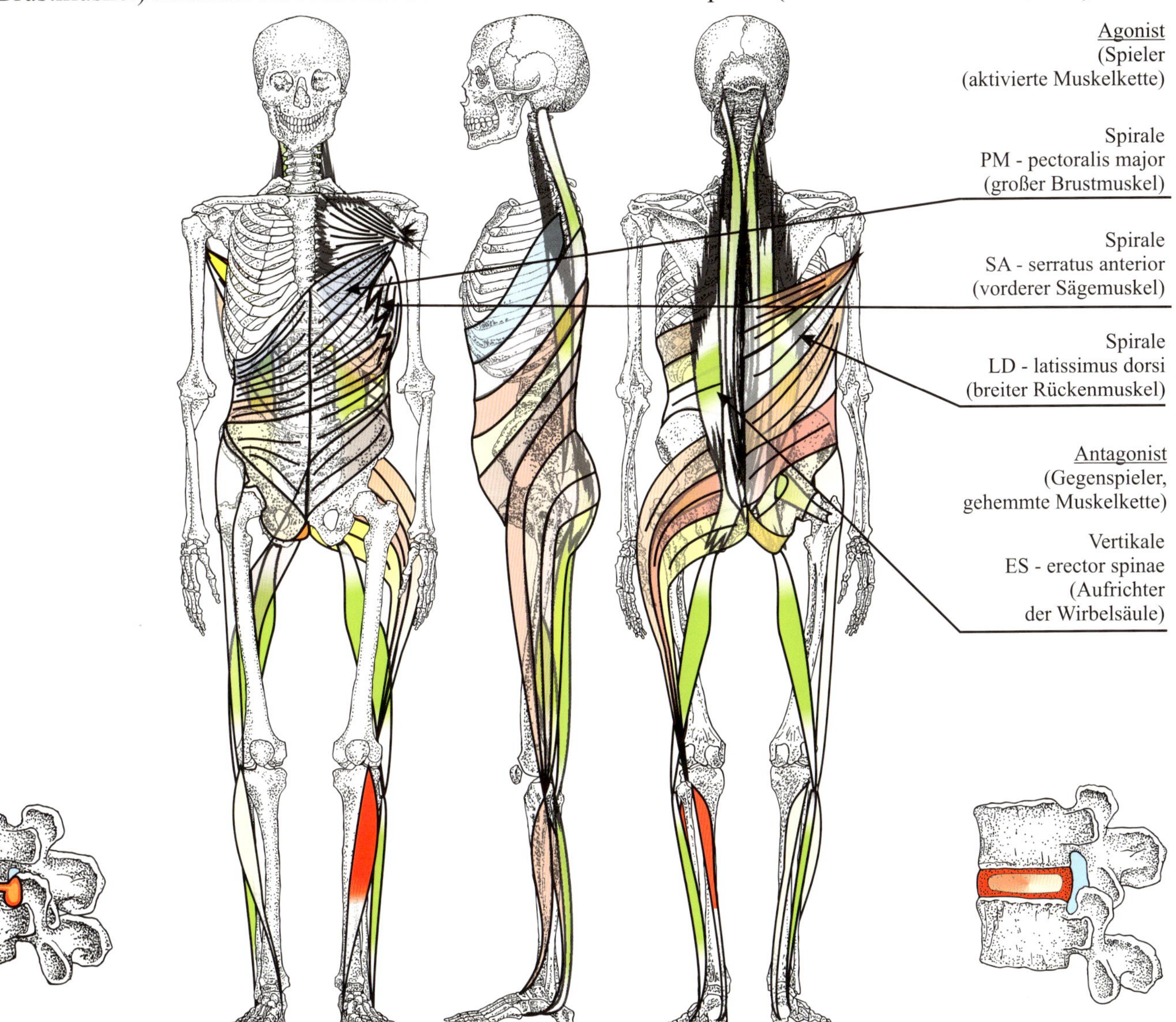

Das Hauptprinzip der Spiralstabilisation der Wirbelsäule besteht darin, die schrägen Bauchmuskeln zu aktivieren und die paravertebralen Muskeln zu entspannen.

Die Spiralmuskelketten werden während der Arbeit oder beim Gehen durch die natürliche Armbewegung aktiviert. Es gilt das Prinzip einer optimalen Koordination und Stabilisation: der Körper muss zur mittleren Achse ausgeglichen werden und die Bewegungen der Arme und Beine nach vorn und nach hinten müssen ausreichend groß sein. Durch die sitzende Lebensweise wird der Bewegungsumfang nach hinten immer mehr eingeschränkt.

Unser Bewegungsprogramm "Spiralstabilisation der Wirbelsäule"ermöglicht mit ausreichender natürlicher Bewegung, den Muskeln ihre verlorene Harmonie und fehlende natürliche Bewegung zurück zu bekommen. Die spiralen Muskelketten stabilisieren die Bewegung, indem sie den Körper auf seiner Oberfläche umkreisen. Sie ziehen den Körperumfang zusammen und strecken die Wirbelsäule nach oben. Auf diese Weise ensteht eine Traktionskraft, die die Wirbelsäule nach oben streckt, die Schmerzen werden gelindert und die Bandscheiben sowie die Gelenke können regeneriert werden. Dieses Bewegungsprogramm ist auch für die Regeneration bestimmt.

Die Mehrheit unserer Patienten kommt zu uns zu spät, d.h. erst dann wenn der Sequester aus der beschädigten Bandscheibe schon ausgetreten ist. Physiotherapie ist das A und O bei Rückenleiden. Wer auf Dauer wirklich gegen seine Schmerzen und Beschwerden vorgehen will, kann sich dem Trainingsprogramm nicht entziehen. Die SPS Übungen helfen, Verspannungen zu lösen, Haltungsfehler zu korrigieren und allgemein die Muskulatur zu kräftigen. Wichtig ist, dass die Übungen regelmäßig fortgesetzt werden. Am Therapiebeginn empfehlen wir gezielte Massagen, die die paravertebrale Muskulatur weiter entspannen und die Wirbelsäule nach oben strecken. Die Massagen sind jedoch ein rein passives Verfahren und dadurch können auf Dauer keine Rückenproblemen beseitigt werden. Die Massage dient jedoch hervorragend als Begleittherapie neben den Übungen. Der Therapeut analysiert die Bewegungskoordination und erstellt einen Behandlungsplan. Auf diese Weise wird es möglich, in einer Woche Schmerzfrei zu werden. Innerhalb der nächsten 3 Monate sollte ein Muskelkorsett aufgebaut werden dessen Aufgabe es ist, den Körper zu stabilisieren, ständig zu regenerieren und von Rezidiven (Rückfällen) zu schützen. Zum Aufbau und zur Erhaltung dieses schützenden Rückenpanzers ist regelmäßiges, optimal dosiertes Üben sowie optimal stabilisierter und koordinierter Gang unentbehrlich. Das tägliche Üben zu Hause sollte 1x wöchentlich mit dem Üben in der Gruppe ergänzt werden.

Aktive Hemmung der vertikalen Muskelketten durch die Aktivität der Muskelspiralen

Das Muskelungleichgewicht ensteht durch die sitzende Lebensweise und kann mit Hilfe gezielter Übungen beseitigt werden. Der Gang wird wieder optimal koordiniert, stabilisiert und auch die normalen Spaziergänge werden ein wesentlicher Bestandteil des Regenerationsplans. Beim Gehen sollte man die Bauchmuskeln aktivieren und die entlang der Wirbelsäule liegenden Muskeln (paravertebrale Muskeln) entspannen.

Optimale Koordination und Stabilisation des Gangs

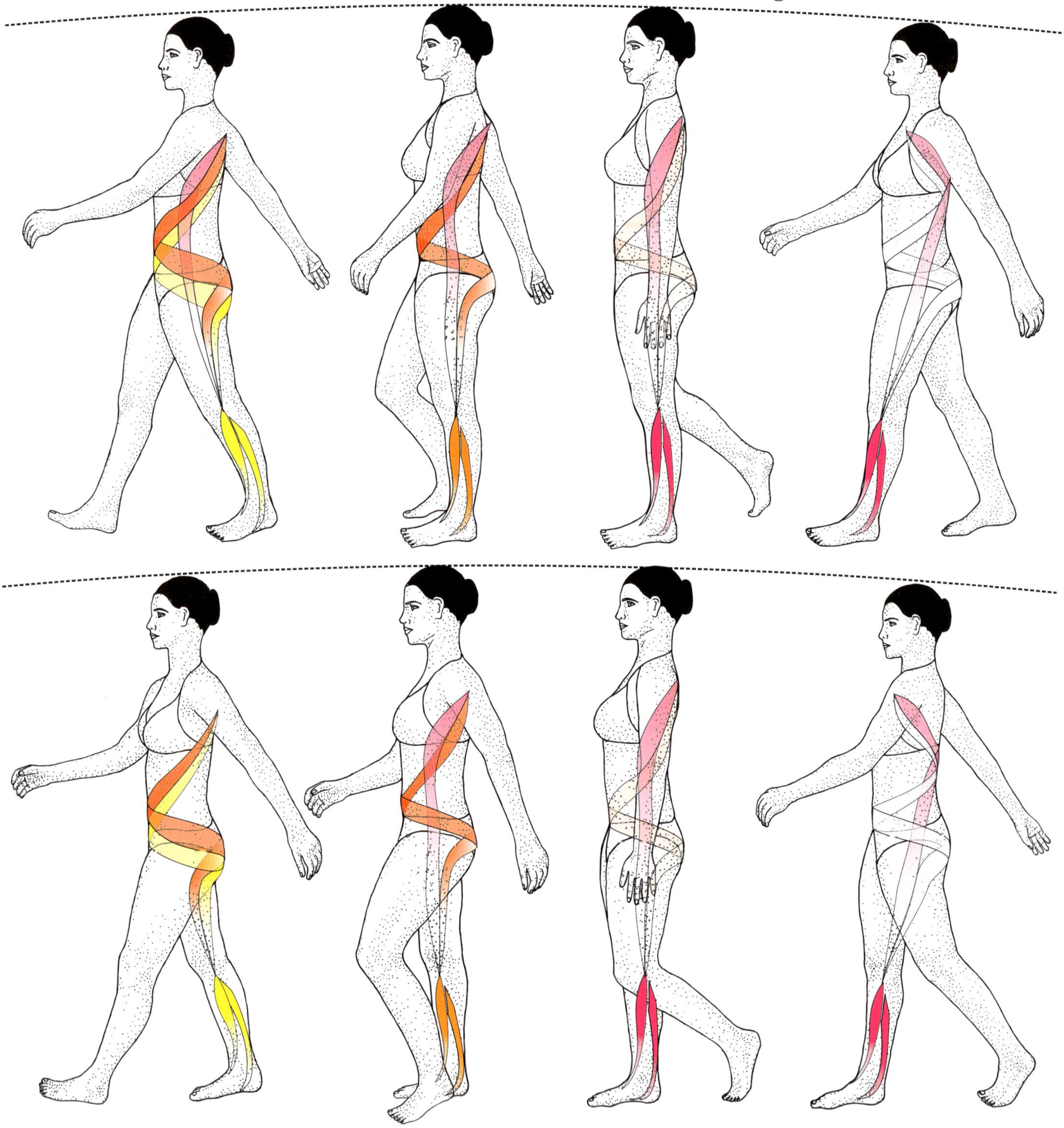

Diese Übungen bereiten unseren Körper auf die optimale Koordination und Stabilisation des Gangs vor.

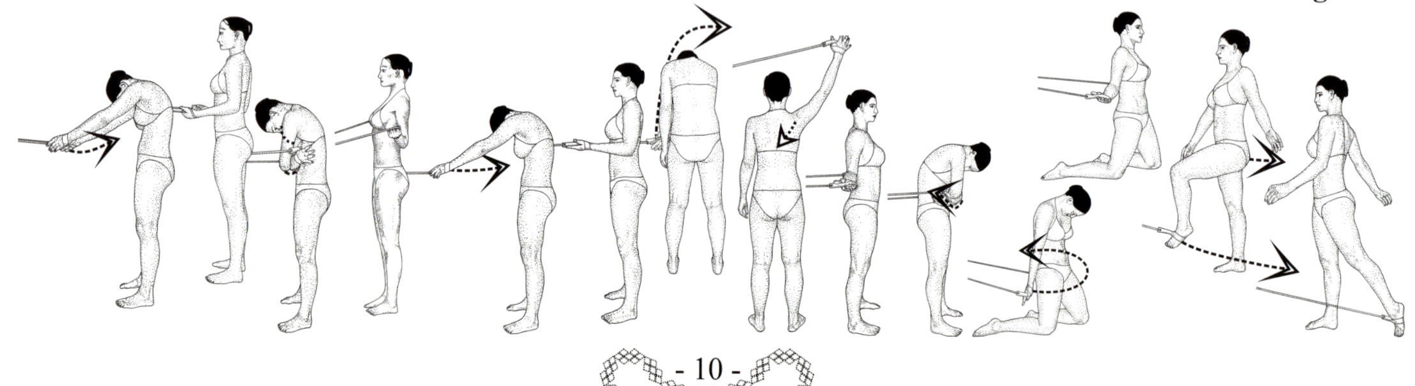

Warum haben wir Rückenschmerzen?

Das Hauptprinzip der Spiralstabilisation der Wirbelsäule ist die Aktivierung der schrägen Bauchmuskeln und die Entspannung der paravertebralen Muskeln. Dieses Prinzip wird durch die sitzende Lebensweise gestört.

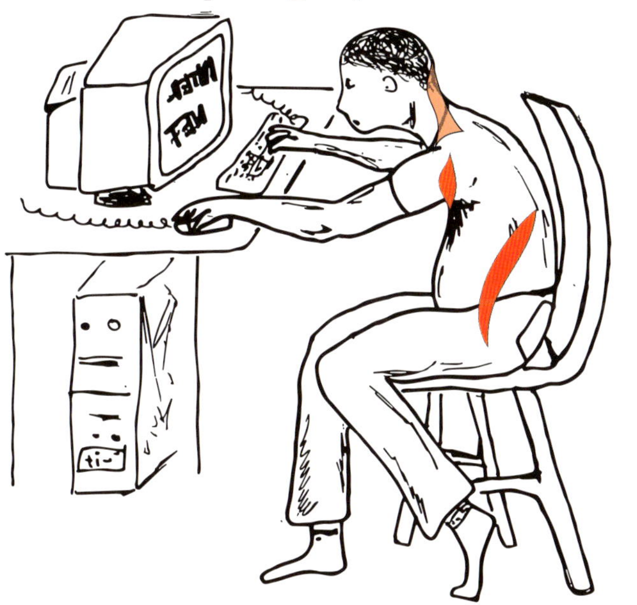

Das Sitzen verkürzt unsere Muskeln.

Die Muskelverkürzung ist in Wahrheit eine eingeschränkte Dehnfähigkeit, die durch ständige Flexion (Beugung) verursacht wird. Beim Sitzen enspannt sich der Bauch. Die Spannung der paravertebralen Muskeln wächst, drückt die Bandscheiben sowie Gelenke zusammen und dies verursacht Schmerzen.

Beim Gehen, Laufen und Sport treiben wird unser Körper durch die verkürzten Muskeln komprimiert und beschädigt.

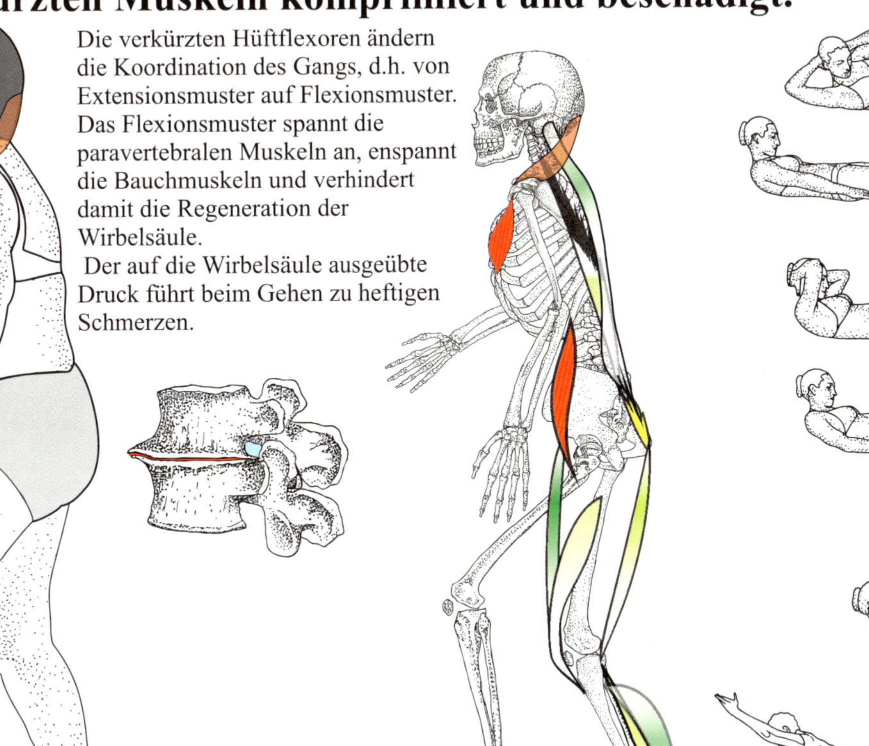

Die verkürzten Hüftflexoren ändern die Koordination des Gangs, d.h. von Extensionsmuster auf Flexionsmuster. Das Flexionsmuster spannt die paravertebralen Muskeln an, enspannt die Bauchmuskeln und verhindert damit die Regeneration der Wirbelsäule.

Der auf die Wirbelsäule ausgeübte Druck führt beim Gehen zu heftigen Schmerzen.

Sportarten und Übungsprogramme, die wiederholte Flexionsmuster (Vorbeuge) und horizontale oder schräge Position der Körperachse erforden, überlasten die Wirbelsäule und führen zu ihrer Degeneration.

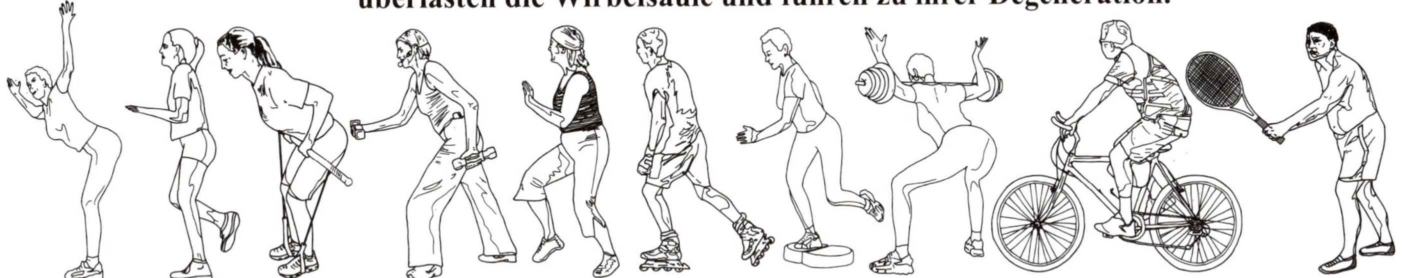

Störung der Koordination des Gangs

Störung der Koordination des Gangs. Schräge Körperachse, Bewegungsmuster für Flexion

Die Aktivierung der schrägen Bauchmuskeln und die Entspannung der paravertebralen Muskeln - das Hauptprinzip der Spiralstabilisation der Wirbelsäule, wird durch die falsche Koordination des Gangs beinträchtigt.

Optimale Koordination des Gangs vertikale Körperachse Bewegungsmuster für Extension

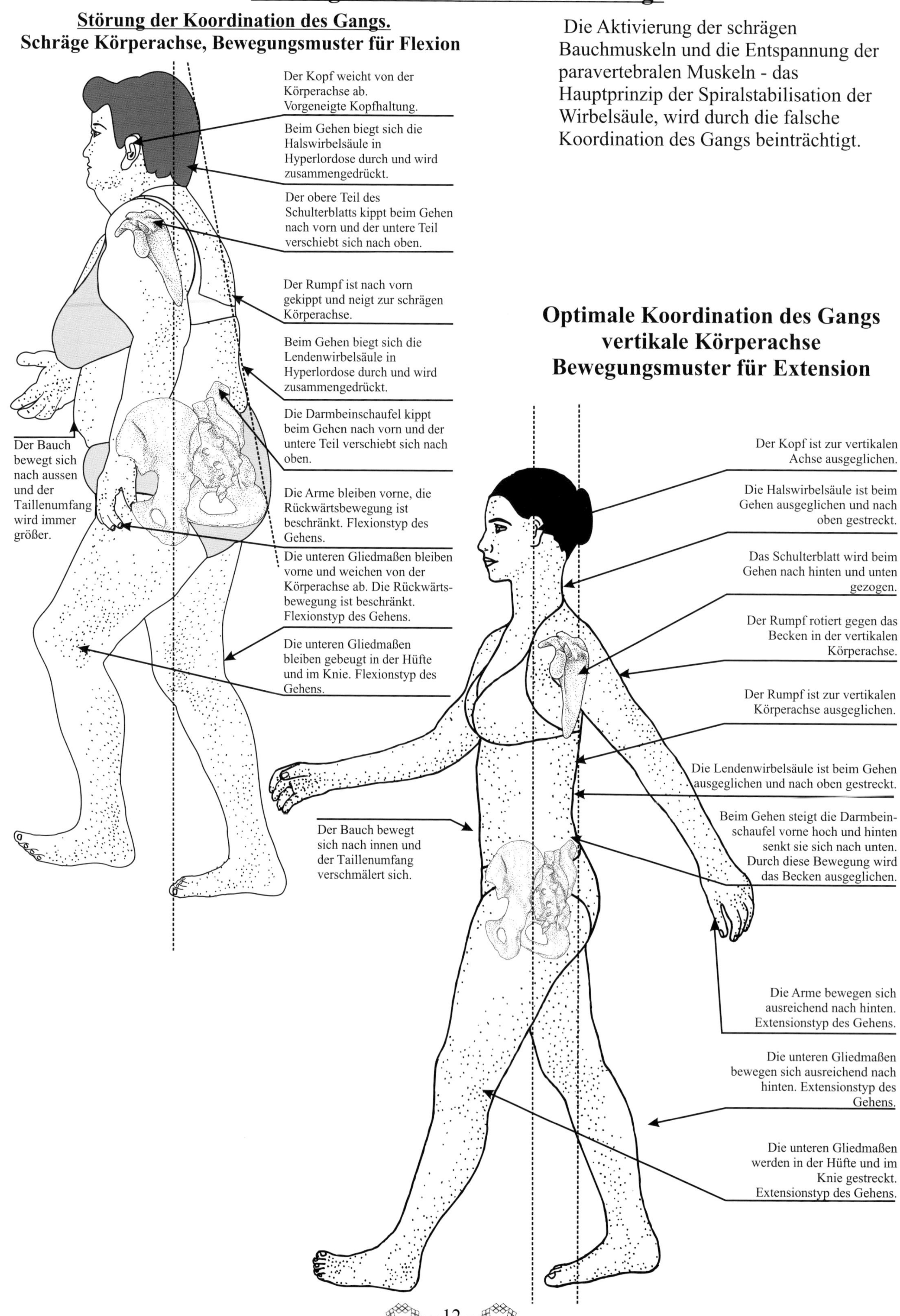

Störung der Stabilisation des Gangs

Störung der Stabilisation des Gangs vertikale Stabilisation des Gangs

Das Hauptprinzip der Spiralstabilisation der Wirbelsäule, ist die Aktivierung der schrägen Bauchmuskeln und Enspannung der paravertebralen Muskeln. Dieses Prinzip kann durch die falsche Koordination und Stabilisation des Gangs gestört werden.

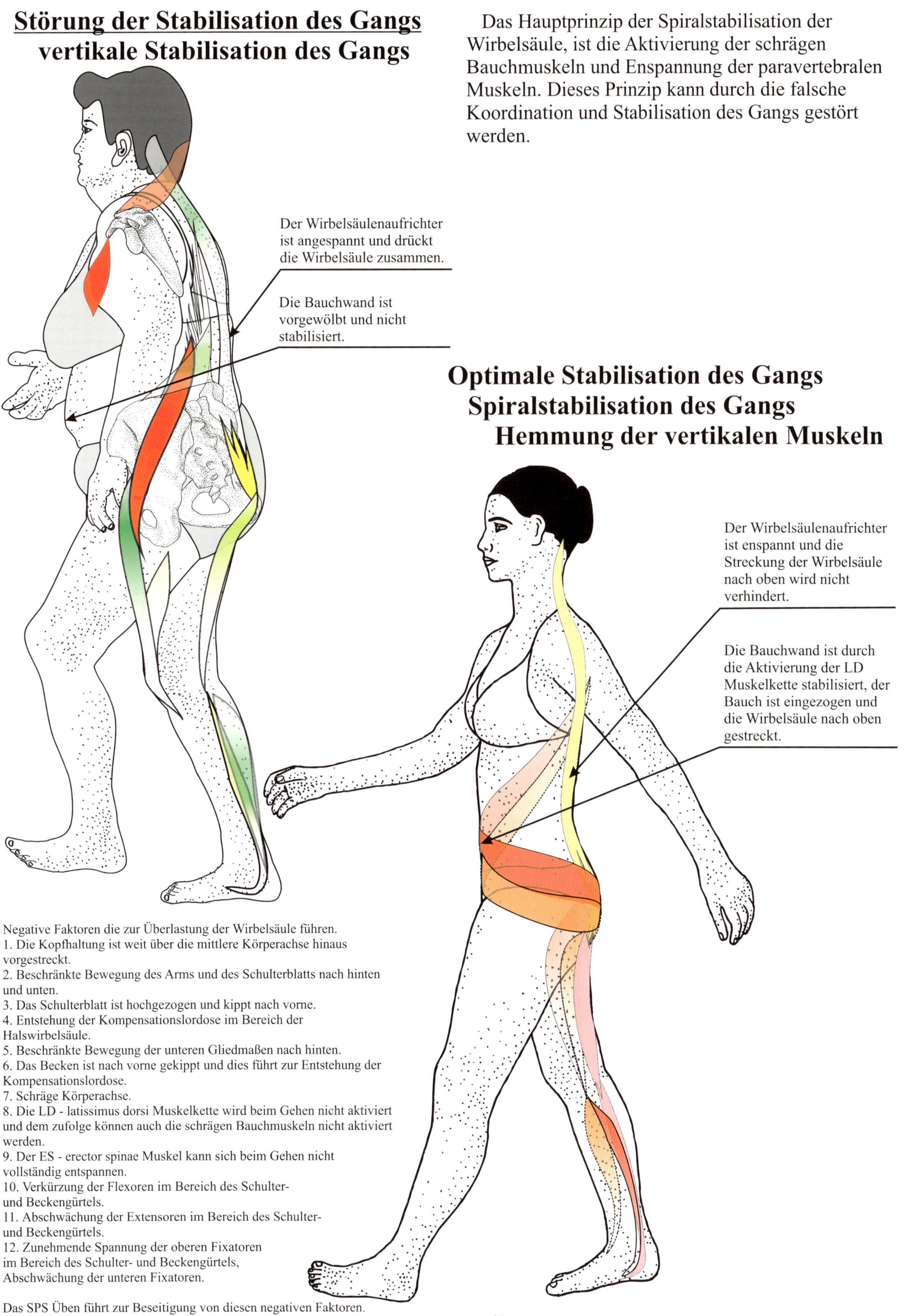

Optimale Stabilisation des Gangs Spiralstabilisation des Gangs Hemmung der vertikalen Muskeln

Negative Faktoren die zur Überlastung der Wirbelsäule führen.

1. Die Kopfhaltung ist weit über die mittlere Körperachse hinaus vorgestreckt.
2. Beschränkte Bewegung des Arms und des Schulterblatts nach hinten und unten.
3. Das Schulterblatt ist hochgezogen und kippt nach vorne.
4. Entstehung der Kompensationslordose im Bereich der Halswirbelsäule.
5. Beschränkte Bewegung der unteren Gliedmaßen nach hinten.
6. Das Becken ist nach vorne gekippt und dies führt zur Entstehung der Kompensationslordose.
7. Schräge Körperachse.
8. Die LD - latissimus dorsi Muskelkette wird beim Gehen nicht aktiviert und dem zufolge können auch die schrägen Bauchmuskeln nicht aktiviert werden.
9. Der ES - erector spinae Muskel kann sich beim Gehen nicht vollständig entspannen.
10. Verkürzung der Flexoren im Bereich des Schulter- und Beckengürtels.
11. Abschwächung der Extensoren im Bereich des Schulter- und Beckengürtels.
12. Zunehmende Spannung der oberen Fixatoren im Bereich des Schulter- und Beckengürtels, Abschwächung der unteren Fixatoren.

Das SPS Üben führt zur Beseitigung von diesen negativen Faktoren.

Durch die SPS Übungen kann die gestörte Koordination und Stabilisation der Bewegung sowie des Muskelgleichgewichts wieder hergestellt werden.

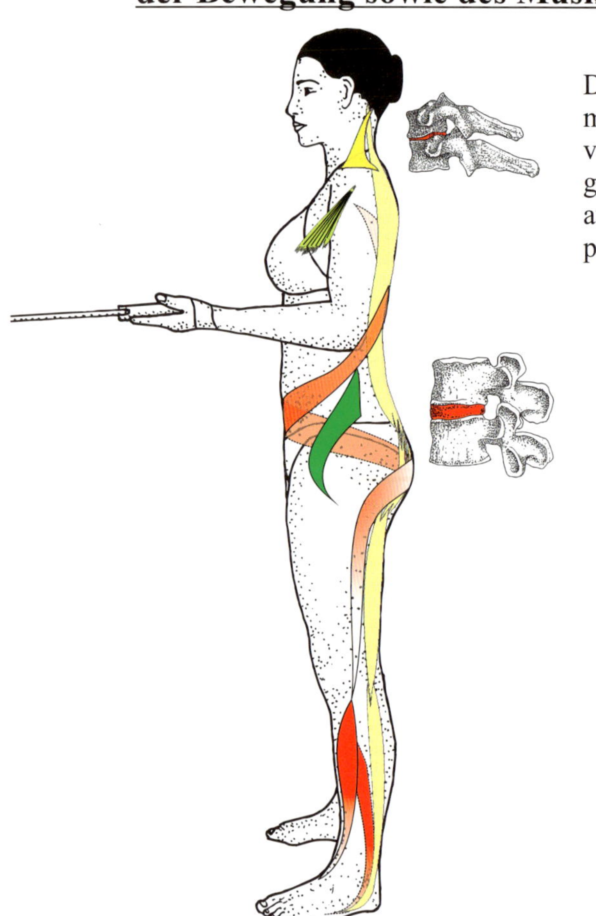

Durch die Ausführung der SPS Übungen können wir die Muskeln miteinander verbinden und mit den stabilisierenden Muskelketten vernetzen. Wir werden die verkürzten Muskeln dehnen und die geschwächten Muskeln kräftigen. Dieses Muskeltraining aktiviert außerdem ganz gezielt die Bauchmuskulatur und entspannt die paravertebralen Muskeln.

Die spiralen Muskelketten strecken die Wirbelsäule nach oben und durch diese Dehnung können die beschädigten Bandscheiben geheilt oder regeneriert werden.

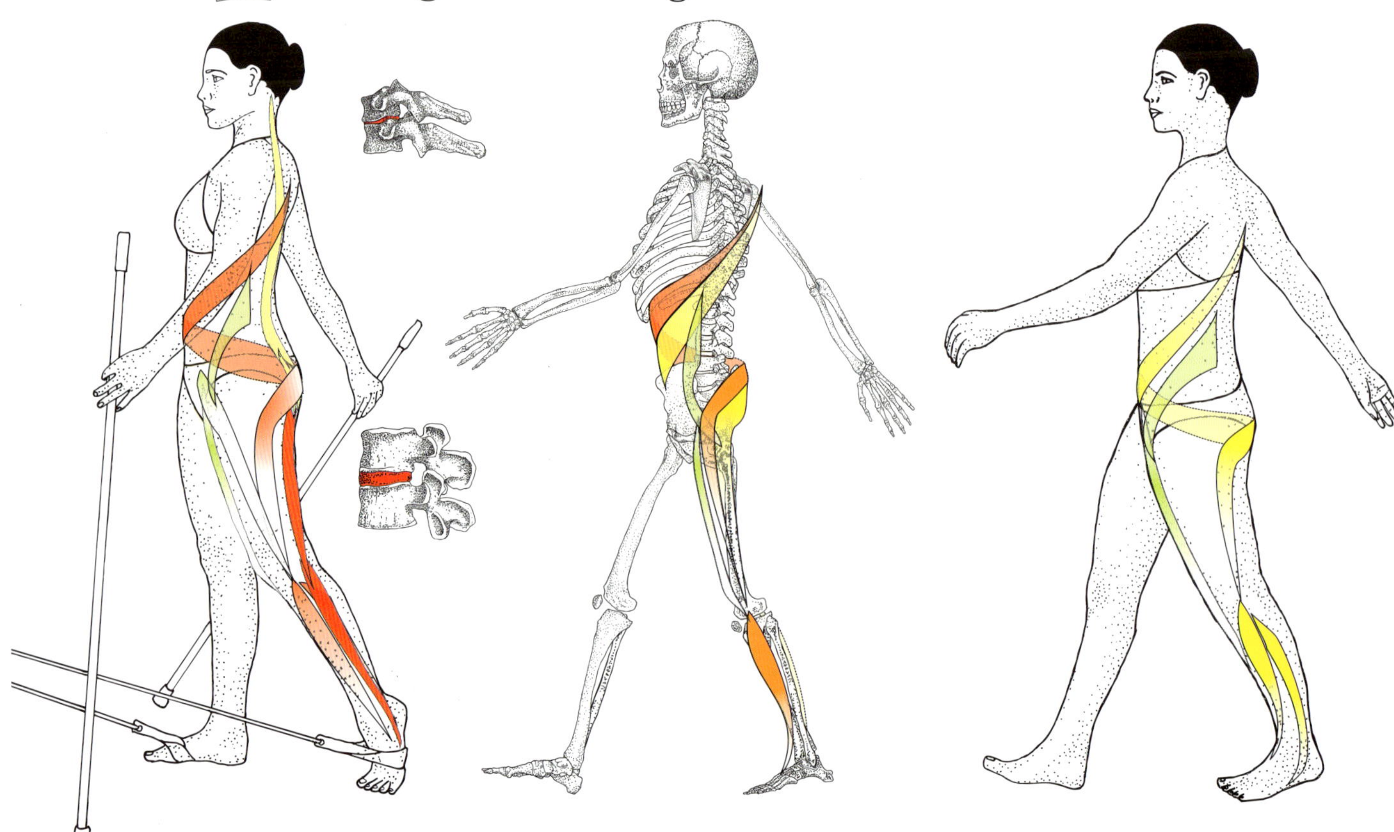

Der spiralstabilisierte Gang unterstützt die Regeneration der Wirbelsäule.

Regeneration und Behandlung der Bandscheibe durch die SPS Übungen

Das Hauptprinzip des Übens ist es, den Taillenumfang mit Hilfe der aktivierten schrägen Bauchmuskeln zusammenzuziehen und die Streckung der Wirbelsäule nach oben zu ermöglichen. Dies führt zum Ansaugen von Flüssigkeiten in die Bandscheibe und deren Versorgung mit Nährstoffen.

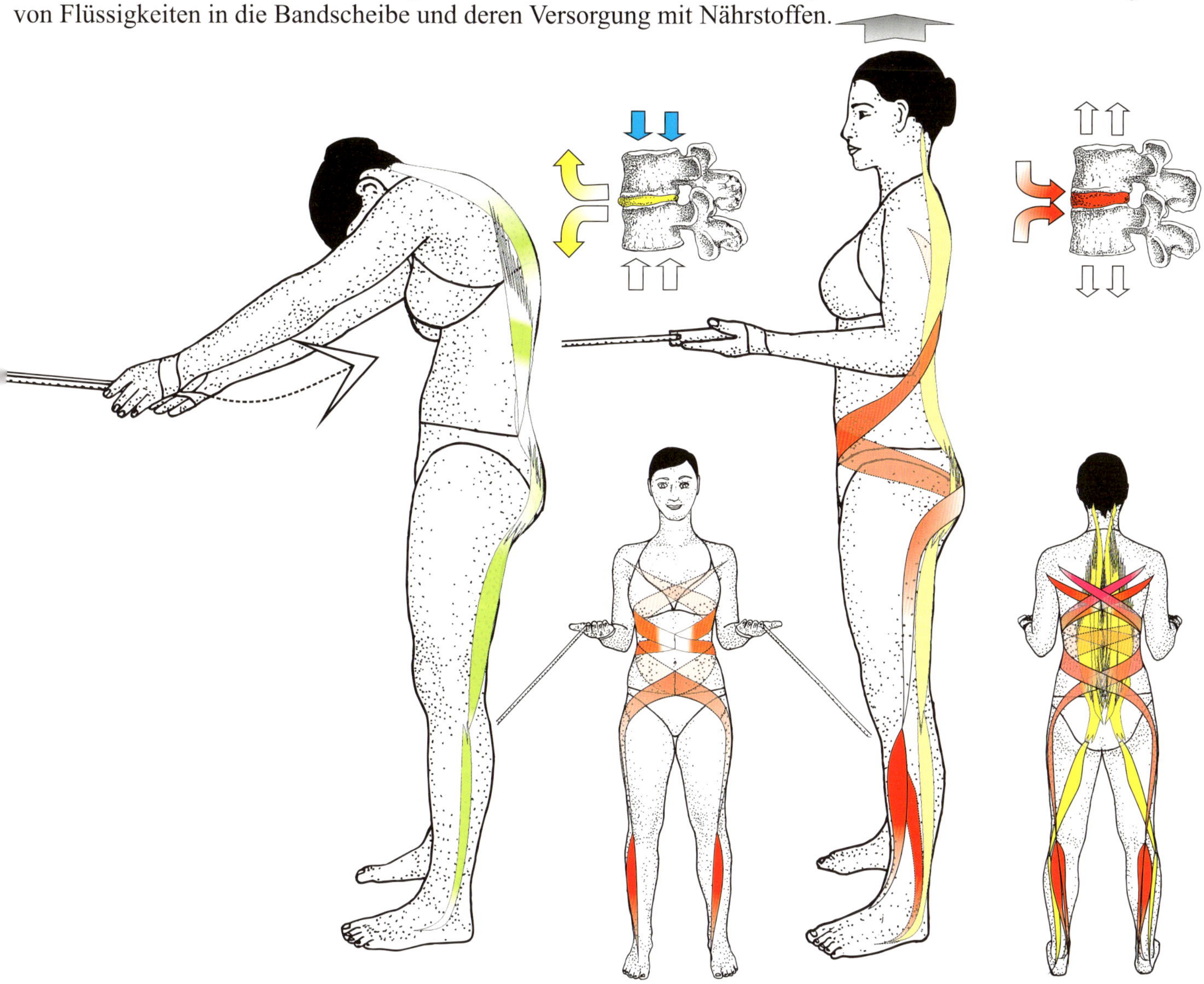

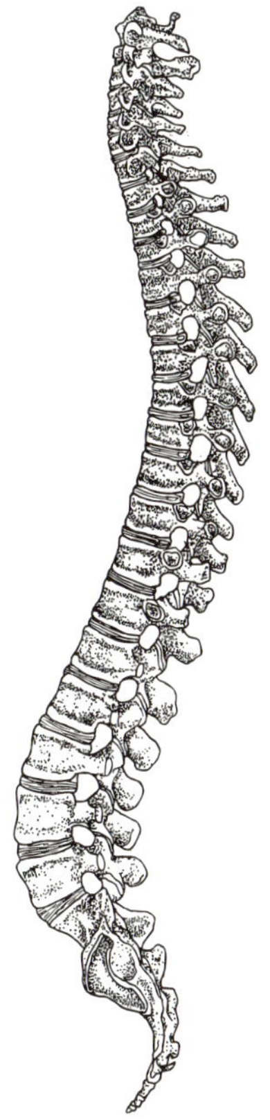

Während der Ruhephase sind die Bauchmuskeln entspannt, der Bauch ist vorgewölbt, die Wirbelsäulenkurven vertiefen sich, die Höhe der Bandscheiben wird reduziert und sie verlieren an Flüssigkeit. Der Körper beginnt zu schrumpfen.

Spirale Muskelketten stabilisieren die Bewegung. Sie umkreisen den Körper auf seiner Oberfläche, ziehen den Taillenumfang zusammen und strecken den Körper nach oben. Der Bauch bewegt sich nach innen, dieWirbelsäulenkurven gleichen sich aus, die Bandscheiben erhöhen sich und können die Flüssigkeiten wieder aufsaugen.
Der Körper wird größer.

Passive Stabilisation der Wirbelsäule (Stabilisation ohne Aktivität der Bauchmuskeln)

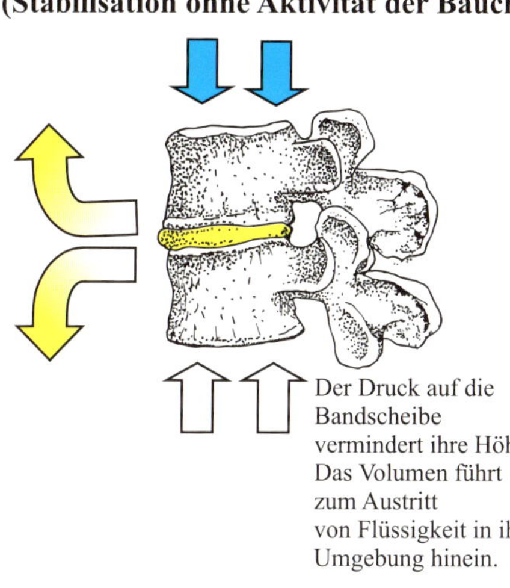

Der Druck auf die Bandscheibe vermindert ihre Höhe. Das Volumen führt zum Austritt von Flüssigkeit in ihrer Umgebung hinein.

Aktive Stabilisation der Wirbelsäule (Stabilisation durch die Aktivität der Bauchmuskeln)

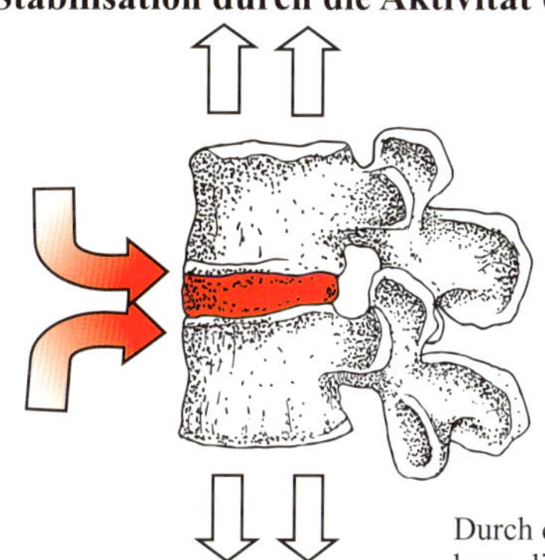

Durch die Auftriebskraft kann die Bandscheibe die Flüssigkeit aus ihrer Umgebung wieder aufsaugen und dies führt zu ihrer Erhöhung und zur Vergrößerung ihres Volumens.

Allgemein geltende Behandlungsprinzipien
- Therapie der Wirbelsäulenstörungen durch die SPS Übungen.

Wir üben langsam, exakt, mit geringer Kraft (1-2 Kp) und mit Betonung auf den Details. Außerdem sollte das Üben stets im schmerzfreien Bereich und in einer Position stattfinden (im Sitzen oder im Stehen), die der Patient bevorzugt.

Akuter Bandscheibenvorfall.

1. Schnelle professionelle Therapie.

Als Rückenschmerzen werden alle starken Schmerzen im Bereich des Rückens bezeichnet. Wenn die Schmerzen jedoch über das Bein bis in den Fuß ausstrahlen, sowie bei Verlust der Sensibilität und Störungen der Beweglichkeit, sollte eine Therapie durch Traktion und Manuelle Techniken sofort eingesetzt werden. In diesem Fall empfehlen wir einen einwöchigen Behandlungsaufenthalt in unserem Rehazentrum. Wir bieten eine effiziente und individuelle Therapie von ca. 1 Std. 3x täglich. Unsere Therapie besteht aus Entspannungsmassagen sowie Dehnung der paravertebralen Muskeln und manuelle Traktion der Wirbelsäule. Während der akuten Phase und nach der Behandlung ist eine auch nur kurze Fahrt mit dem PKW sehr ungünstig, weil das Sitzen die Behandlungsergebnisse negativ beinflussen könnte.

Wir beginnen mit den Grundübungen 1, 2 im Stehen oder im Sitzen, je nachdem welche Position der Patient bevorzugt. Sobald die Schmerzen nachgelassen haben und der Patient die ersten zwei Übungen beherrscht, können auch die 3, 4, 5 und 6 Übungen in Grundausführung und in einem kleinen Ausmaß allmählich hinzugefügt werden. Die Übungen sollten erst unter der Aufsicht von Physiotherapeuten erfolgen. Erst wenn der Patient seine Übungen richtig gelernt hat, sollte er diese auch alleine zu Hause durchführen. Erst nach Abklingen der Nervenwurzelschmerzen kann der Patient auch die Übung 11 immer nur in einem kleinen Ausmaß durch führen. Auf diese Weise wird das gesamte Grundprogramm geschafft.

Nach einer Woche des Behandlungsaufenthaltes erfolgt 2-3 x wöchentlich für 1 Std. eine ambulant durchgeführte kombinierte Therapie. Diese Therapie besteht aus Manuellen Techniken und Übungen. Ungefähr nach einem Monat des Übens, wenn die Reizung der Nervenwurzel mit Taubheitsgefühl und die Ausfallssymptomatik vollkommen abgeklungen sind, kann der Patient die Therapie durch das Programm für Fortgeschrittene fortsetzen. Durch dieses Programm wird auch der untere Teil der Wirbelsäule konsequent gestreckt. Bei der Untersuchung müssen die aktiven Punkte der LD Spirale kontrolliert werden. Wir kontrollieren sowohl die Aktivierung der Zwischenschulterblattmuskeln, der Bauchmuskeln und der Gesäßmuskeln als auch die Entspannung der ES Vertikale, d.h. Entspannung der Wirbelsäulenaufrichter und des oberen Teils des Trapezmuskels. Sehr wichtig ist die Durchführung der Übung 11 in der fortgeschrittenen Variante und in vollem Ausmaß. Diese Übung gewährleistet die Rotation des Rumpfs gegen das Becken bei gleichzeitiger Traktion, d.h. mit Aktivierung der Spiralen und Entspannung der ES Vertikalen.
Die Durchführung der Übungen für Fortgeschrittene ermöglicht eine vollständige Resorbtion des Sequesters und Heilung des Faserrings (Anulus fibrosus) durch Narbenbildung und ihrer Verfestigung. Dies erfordert 3 bis 6 Monate. Damit wir dem Patienten eine volle Belastung durch Arbeit, Freizeitsport oder Leistungssport erlauben können, muss das Behandlungsergebnis durch eine MR kontrolliert werden.
Das SPS Üben hat folgende in der Praxis realisierbare Formen:
- Behandlung (Schmerzphase und Verlust der Funktion)
- Heilende Körpererziehung, Manuelle Therapie
- Prävention (Vorbeugen: Rückenschule, Wirbelsäulengym.)
- Regeneration
- Konditionstraining (Steigerung der Leistung)

Die SPS Übungen sollten lebenslang regelmäßig durgeführt werden, damit ein dauerhafter Erfolg und Vermeidung von Rezidiven (Rückfällen) gewährleistet wird. Empfohlen wird: professionell geführtes Üben in der Gruppe (1-2x die Woche) und tägliches Üben zu Hause von mindestens. 10 Min.

2. Langsame professionelle Therapie.

Der Patient wird 3x in der Woche durch eine einstündige ambulant durchgeführte kombinierte Therapie behandelt. Diese Therapie besteht aus Manuellen Techniken und Übungen. Das Üben zu Hause sollte 3-5x täglich per ca. 5-20 Min. stattfinden. Für den Anfang reichen erst mal 5-10 Minuten. Später kann das Üben allmählich bis auf 20 Min. verlängert werden.

3. Langsame unprofessionelle Therapie

Der Patient übt allein zu Hause, wird nicht professionell kontrolliert und die Manuellen Techniken können in dem Fall nicht durchgeführt werden. Deshalb ist die schnelle Lockerung der angespannten paravertebralen Muskeln sehr schwierig und das Risiko der falsch durgeführten Übungen sehr hoch.
Leider mussten wir in der letzten Zeit feststellen, dass diese Art von Behandlung immer häufiger praktiziert wird. Aufgrund dieser Situation muss der Betroffene mit bis zu 3 Monaten lang andauernden Schmerzen, wesentliche Verlängerung der Arbeitsunfähigkeit, sowie verzögerte Wiederaufnahme der Sporttätigkeit rechnen. Einerseits kommt es nach einiger Zeit trotzdem zur Heilung aber andererseits besteht auch die Gefahr, dass der therapeutische Effekt aufgrund der total falschen Ausführung der Übungen fernbleibt.

4. Vorbereitung auf die Wirbelsäulenoperation und die Nachsorge.

Patienten bei denen sich ein Operationseingriff nicht vermeiden lässt - z. B. bei der Verengung des Wirbelkanals die nicht durch Bandscheibenvorfall verursacht wurde, sondern auf die degenerative Änderungen der Wirbelkörper und Gelenke zurückzuführen ist. Es ist vorteilhaft die Koordinatiosübungen noch vor der OP richtig zu beherrschen, das Muskelkorsett zu bilden und die verkürzten Muskeln zu dehnen. Patienten die sich auf die OP gut vorbereitet haben, können auch schon eine Woche nach der OP mit dem Üben beginnen und damit die Entstehung von Komplikationen verhindern.
Die postoperativen Beschwerden entstehen durch negative Faktoren, die vor der OP nicht beseitigt wurden. Die postoperativen Beschwerden werden FBS (failed back surgery syndrome) genannt. Sie sind meistens durch nachlässige Vorbereitung vor der OP, oder unzureichende Nachsorge verursacht.

5. Chronische Wirbelsäulenschmerzen.

Im Anschluss an die professionelle Schulung am besten 5-10x eine individuelle Stunde, fangen wir an, die Übungen in der Basisversion 2-3 x täglich für 10 Minuten zu Hause durchzuführen. Wir üben langsam mit kleiner Kraft, stets in einem schmerzfreien Ausmaß und hauptsächlich richtig. Es ist von Vorteil 1-2 x pro Woche an dem Üben in der Gruppe teilzunehmen und 1x im Monat die Übungen individuell korrigieren zu lassen. Die Entspannungsmassage nach unserer Methode kann die positive Wirkung der Übungen wesentlich beschleunigen, eine Optimale Bewegung beim Üben und somit auch die Entstehung der Spiralstabilisation zu fördern.
Um die Ausführung der Übungen auch zu Hause kontrollieren zu können, werden zwei gegenüberstehende Spiegel oder eine an den Fernseher angeschlossene Kamera benötigt.
Das Ziel des Konditionstrainings für Sportler ist die Regeneration des Bewegungsapparats, die durch optimale Stabilisierung und Bewegungskoordination ermöglicht wird. Dadurch wird die sportliche Leistung verbessert ohne die Trainingseinheiten zu erhöhen. Die Durchführung der SPS Übungen beim Sportler führt zur Beseitigung der Muskelanspannung und zur besseren Ernährung der Bandscheiben. Profisportler, die Sport mit hoher Überlastung der Wirbelsäule ausüben, sollten 1 Std. morgens und 1 Std. abends nach dem Sport üben.
Wir warnen die Patienten vor der Verwendung von gefälschten Seilen, deren fehlerhafte Eigenschaften wie z. B. großer Widerstand und reduzierte Elastizität können zu Überlastung und Verschlechterung des Gesundheitszustands führen. Die Länge des Seils spielt ebenfalls eine große Rolle und darf deshalb nicht gekürzt werden. Verwenden Sie bitte zum Üben nur das original Seil.

Dieses Buch gibt nur allgemeine Informationen zum Ablauf einer Behandlung der Lenden-, Brust- und Halswirbelsäule. Wir können das Übungsprogramm individuell weiterentwickeln und an die aktuelle Situation und Bedürfnisse anpassen. Erst dann, wenn man die 7 grundlegenden Übungen beherrscht, kann man mit einem weiteren Programm beginnen. Deshalb ist die Ausführung weiterer Übungen nicht sinnvoll.

Zusammenfassung der Hauptprinzipien, gesunder Lebensstil

Ein regelmäßig durchgeführtes Bewegungsprogramm führt nicht nur zur Regeneration und Prävention, sondern kann auch die negativen Einflüsse, die die Wirbelsäule überlasten, beseitigen.

Durch das Behandlungsprogramm beseitigen wir die gleichen negativen Einflüsse und sorgen gleichzeitig für günstige Bedingungen die zur Heilung führen. Die Natur ist in der Lage unter Vorrausetzungen die wir schaffen müssen, das beschädigte Gewebe besser als ein Therapeut zu heilen. Nach dem Behandlungsprogramm sollte lebenslang ein Regenerationsprogramm regelmäßig durchgeführt werden.

Der Bewegungsapparat passt sich den äusseren Einflüssen an. Wenn diese die Degeneration unterstützen, wird er degenerieren, wenn die äusseren Einflüsse die Regeneration unterstützen, führt dies zu seiner Regeneration.

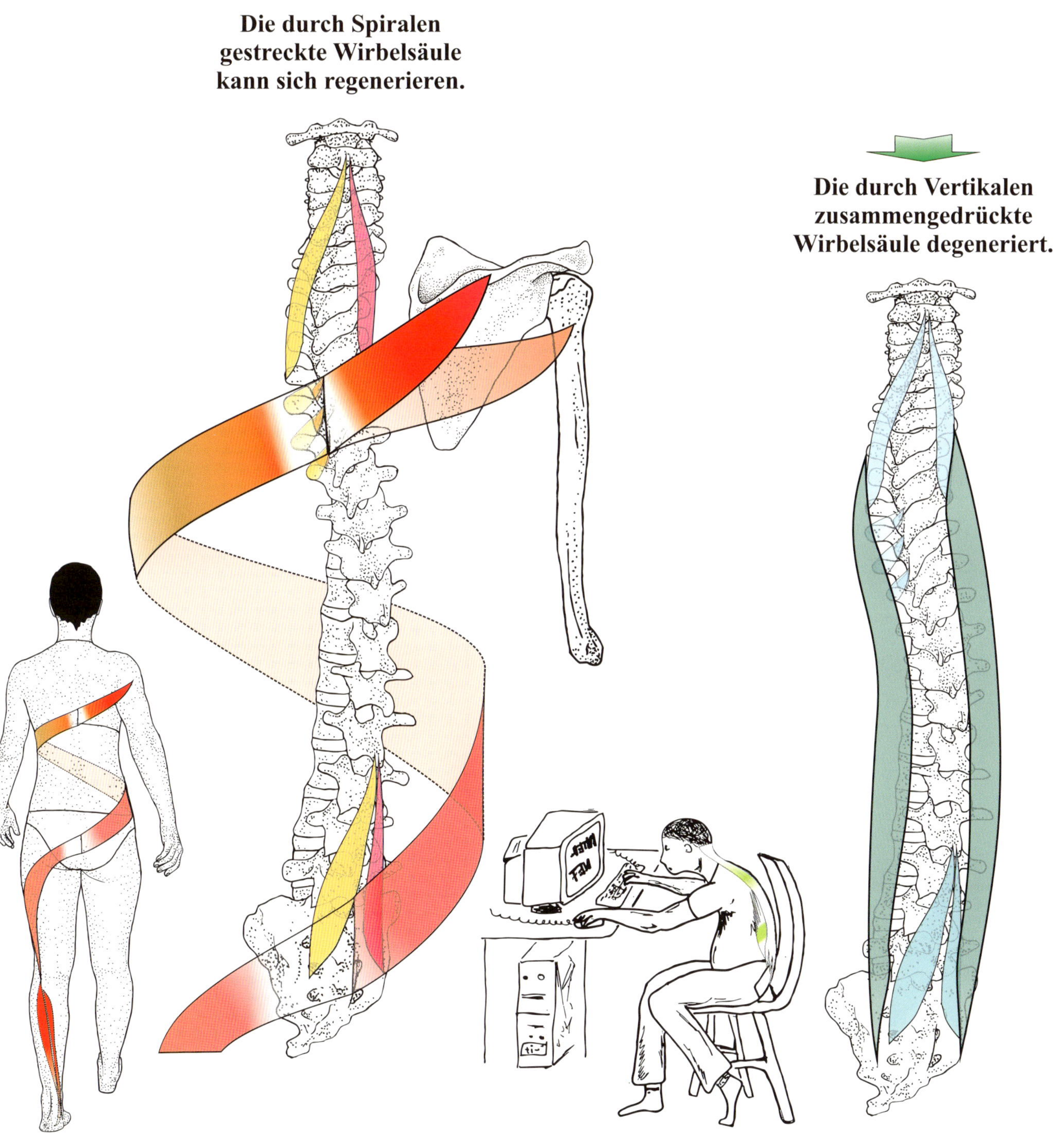

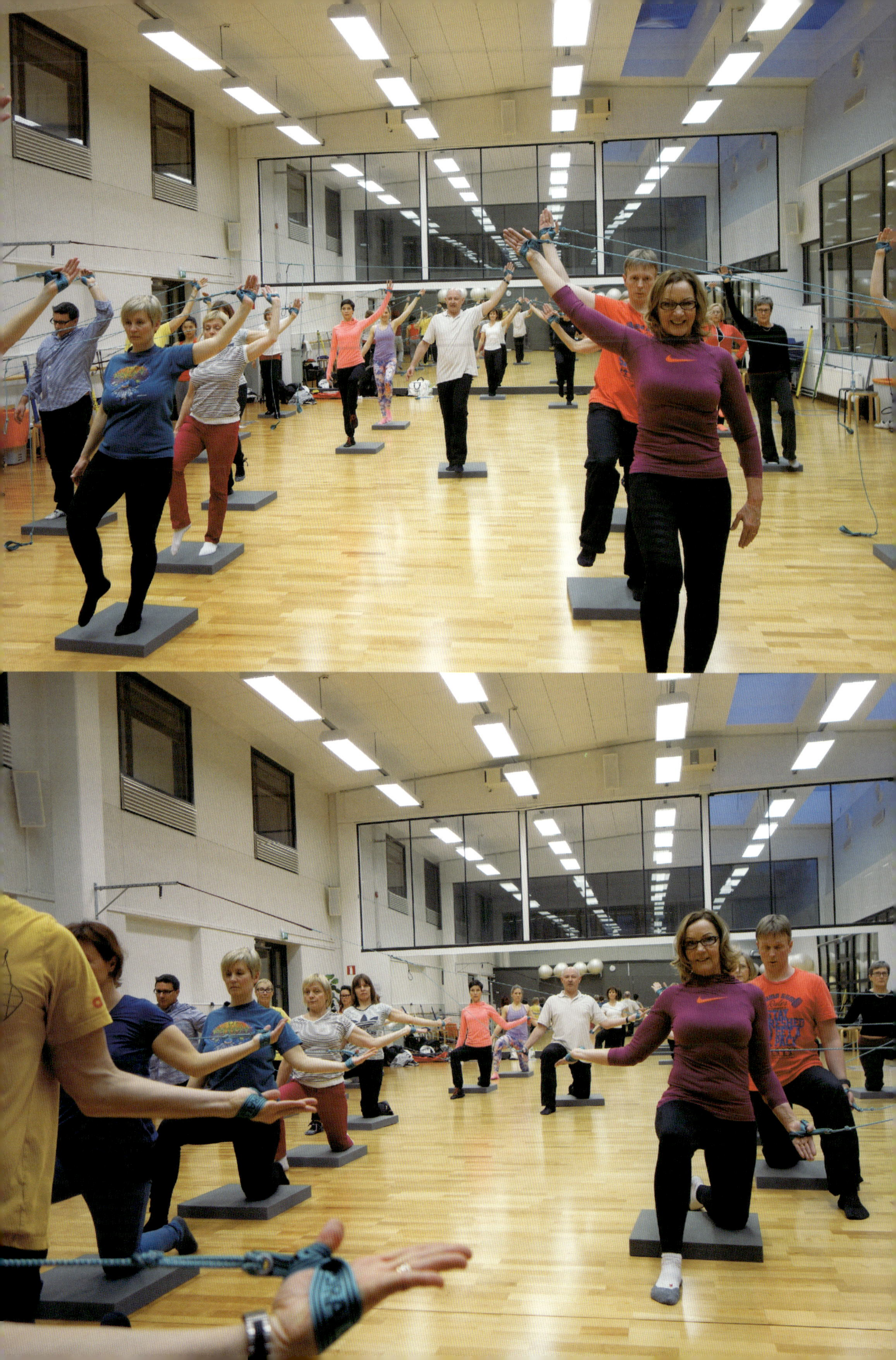

2.
Einige Beispiele von erfolgreichen Behandlungen des Bandscheibenvorfalls.

Ein Beispiel über die erfolgreiche Behandlung des Bandscheibenvorfalls L3/4

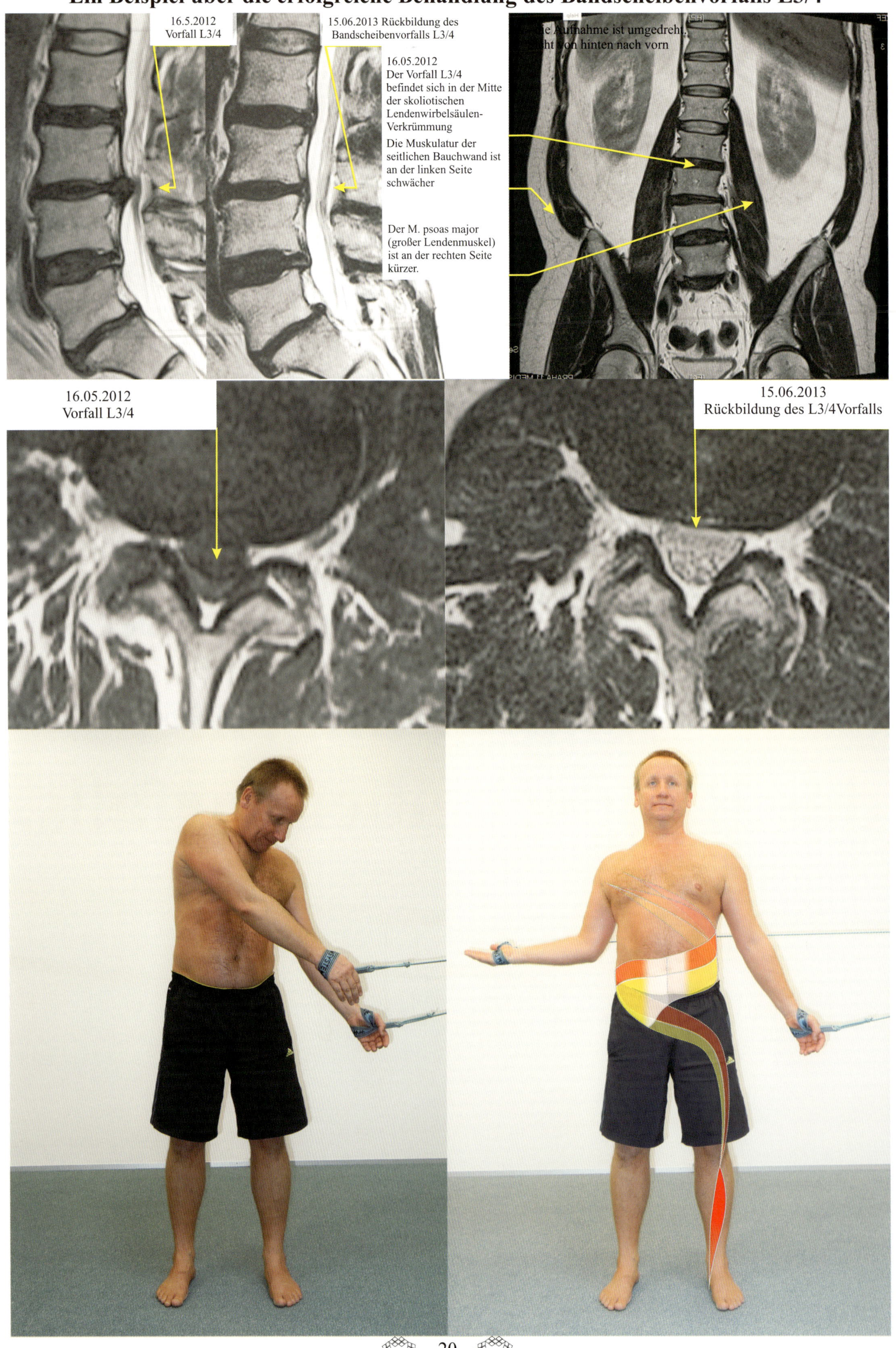

Beispiel einer erfolgreichen Behandlung des Bandscheibenvorfalls L4/5

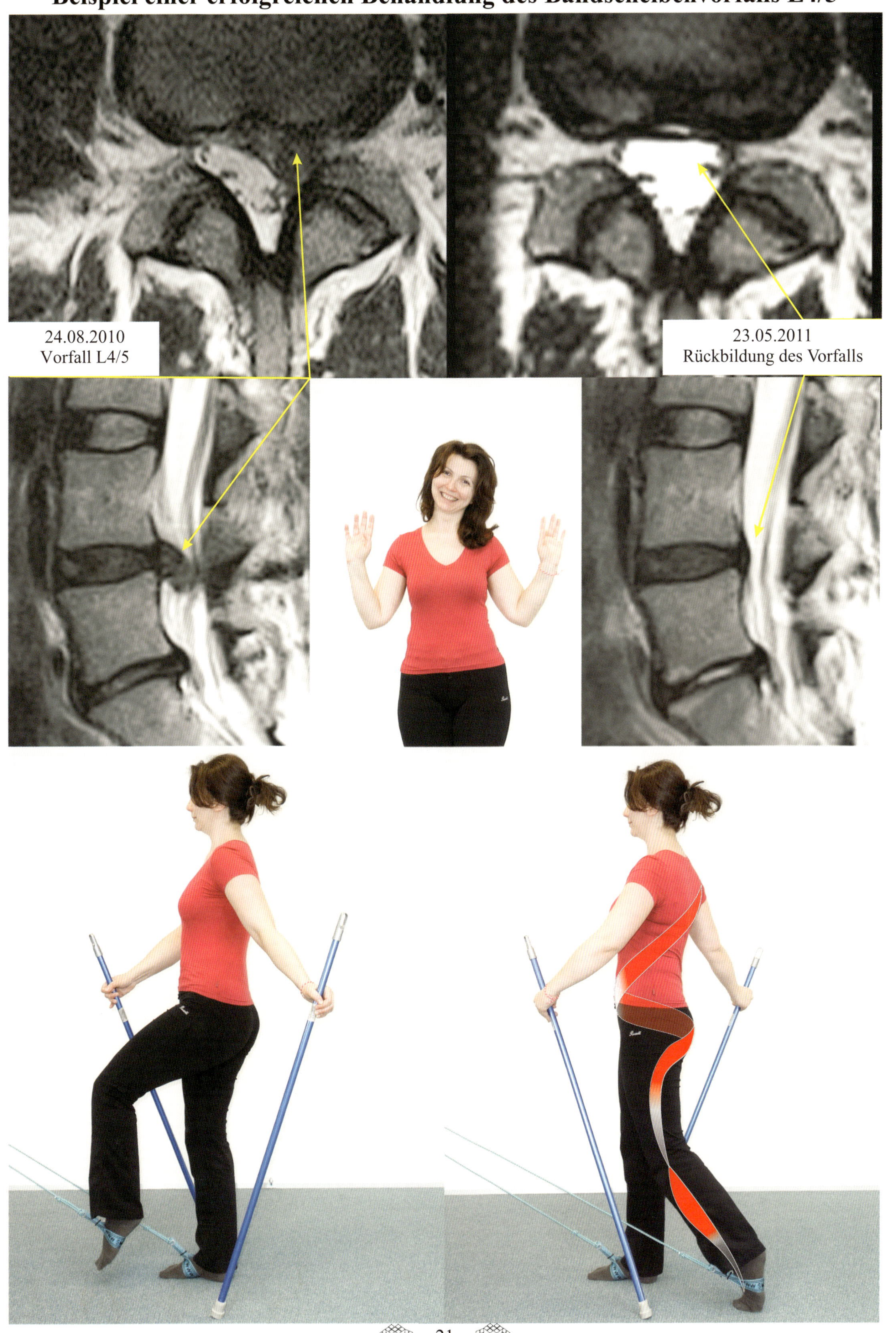

Beispiel einer erfolgreichen Behandlung des Bandscheibenvorfalls L5/S1

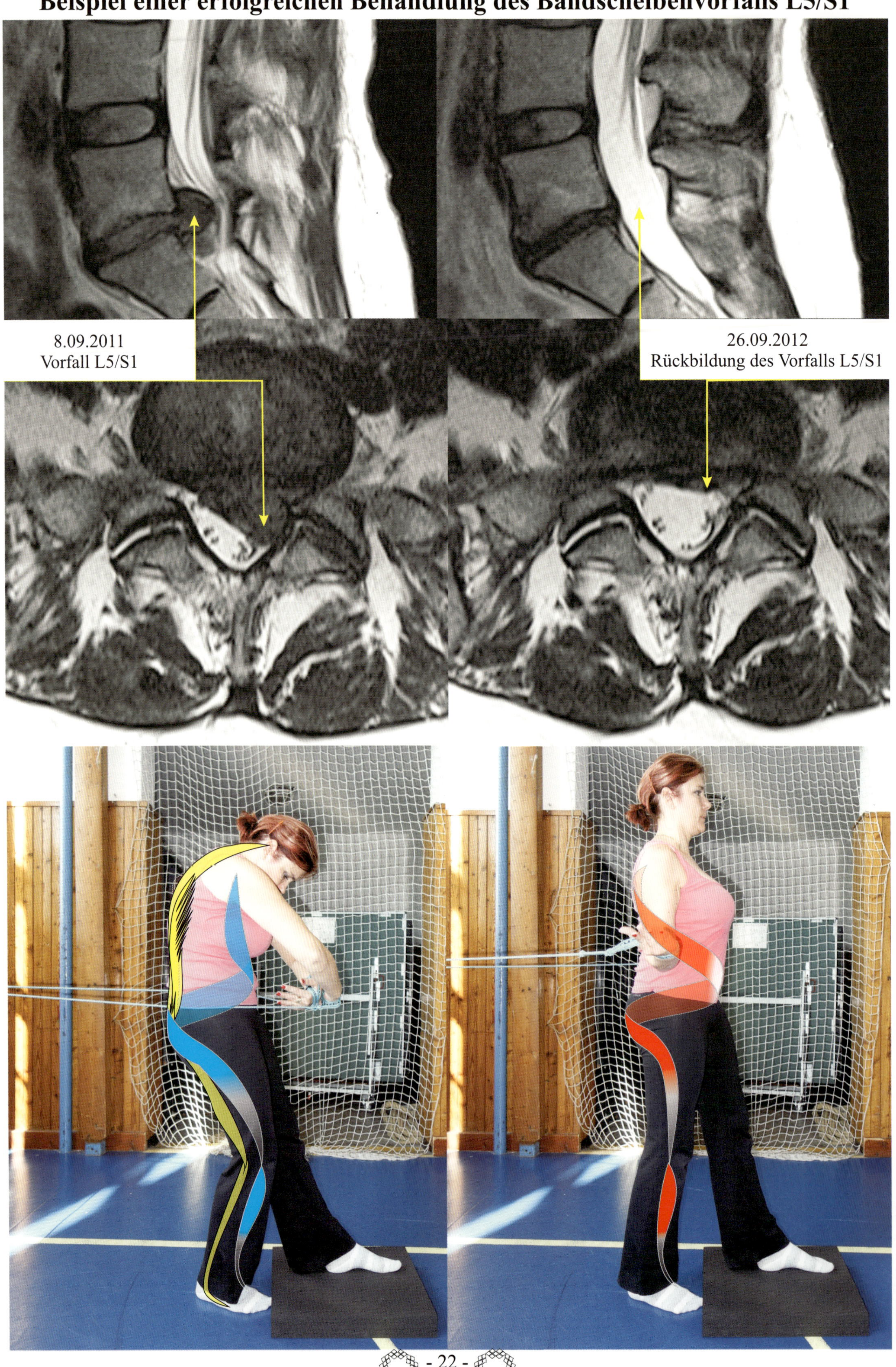

Eine intensive, ganzheitlich und zielorientierte aktive Behandlung des Bandscheibenvorfalls L5/S1 durch die SPS Methode. Die Behandlung besteht aus der Kombination von Übungen, Massagen und Techniken der manuellen Therapie.
T chechischer Skirennläufer Ondřej Bank

Durch die Aktivität der spiralen Muskelketten entsteht eine nach oben ziehende Kraft die den Druck auf die Bandscheiben vermindert, deren Versorgung, Regeneration und Heilung ermöglicht. Gleichzeitig geben die Muskelspiralen der Wirbelsäule eine optimale Beweglichkeit und somit können die Bandscheiben regeneriert werden. Eine Störung dieser Aktivität führt zur Degeneration der Bandscheibe und zum Vorfall. Mit hilfe der SPS Übungen kann die Aktivität der spiralen Muskelketten wieder hergestellt werden und damit die Behandlung noch effektiver machen. Hier zeigen wir Ihnen eine intensive Behandlung der Bandscheiben, die durch die Aktivität der spiralen Muskelketten regeneriert werden. Ein gewöhnlicher Behandlungsvorgang, der nur mit Hilfe der Übungen durchgeführt wird, ist zwar sehr effektvoll, aber eine vollständige Rückbildung des Vorfalls wird erst nach etwa 6-12 Monaten erreicht. Um eine vollständige Absorption des Bandscheibenvorfalls und Festigung des Bandscheiben-Faserrings in nur 3 Monaten erreichen zu können, empfehlen wir eine einwöchige intensive stationäre Behandlung und später 2x monatlich einen Aufenthalt von 4 Tagen in unserem Rehazentrum. Unter Berücksichtigung Ihrer Verfassung wird die Behandlung ca. 3 Std. täglich durchgeführt.
Um die Wirbelsäule richtig dehnen zu können, nutzen wir spezielle Manuellen Techniken und Massagen gefolgt von Stabilisationübungen, die nach Abschluss der Behandlung für einen fließenden Übergang zum Fitnesstraining sorgen.

Die Ursache des Bandscheibenvorfalls liegt in der gestörten Spiralstabilisation der Wirbelsäule. Die schrägen Bauchmuskeln und der quere Bauchmusel sind nicht ausreichend durch die Bewegung der Gliedmaßen aktiviert und demzufolge können die funktionellen Muskelketten nicht gebildet werden. Durch die Spiralstabilisation entsteht eine Traktionskraft im Lendenbereich, die auf natürliche Weise für die Regeneration der Bandscheiben sorgt.
Abb.1 Bei den Patienten, die unter eine Diskopathie leiden, fehlt sowohl die Traktionskraft als auch reziproke Hemmung, d.h.Entspannung der paravertebrale Muskulatur die die Wirbelsäule zusammendrückt durch die Aktivierung der schrägen gegenwirkenden Bauchmuskeln. Die wachsende Spannung der paravertebralen Muskeln ist auf die fehlende Wirkung der reziproken Hemmung zurückzuführen. Der Druck auf die Bandscheibe verursacht ihre unzureichende Ernährung und demzufolge auch eine degenerative Erkrankung. Der Höhepunkt der Degeneration ist der Bruch des Faserrings und der Bandscheibenvorfall (Prolaps des Nucleus pulposus). Dies ist eine Erkrankung der Wirbelsäule bei der Teile der Bandscheiben in den Wirbelkanal, in dem das Rückenmark liegt, vortreten. Im Gegensatz zur Bandscheibenprotrusion (Vorwölbung) wird beim Prolaps der Faserknorpelring der Bandscheibe (Anulus fibrosus) ganz oder teilweise durchgerissen. Die Symptome des Bandscheibenvorfalls sind starke, häufig in die Extremitäten ausstrahlende Schmerzen, oft mit einem Taubheitsgefühl im Versorgungsgebiet der eingeklemmten Nervenwurzel, gelegentlich auch Lähmungserscheinungen.
Bei unserem Patienten wurde ein großer, rechtsseitiger dorsolateraler Bandscheibenprolaps sowie Kompression der Nervenwurzel L5 festgestellt. Die Unfähigkeit des Patienten die rechte Fußsohle vom Boden abzuheben sowie die eingeschränkte Extension des Beins, sind verlässliche Hinweise für das Vorliegen eines Bandscheibenprolapses. Mit Hilfe der MR konnten wir die komplette Rückbildung des Vorfalls innerhalb von 3 Monaten der intensiven und aktiven Rehabilitation nachweisen. Abb. 2. Die Behandlung wird exakt nach einem Rehabilitationsplan durchgeführt.
1/ Hierbei wird die Muskelspannung die das Zusammendrücken der Bandscheibe verursacht durch eine gezielte Massage beseitigt, wodurch den Muskeln eine Dehnung ermöglicht wird und gleichzeitig kann auch die betroffene Bandscheibe durch die manuelle Traktion auseinander gezogen werden. Abb.3. 2/ Durch das Training der spiralen Muskelketten bleibt das betroffene Segment offen und die paravertebralen Muskeln können sich unter Ausnutzung der reziproken Hemmung immer weiter entspannen. 3/ Mit Hilfe von Massagen und Übungen werden auch die Muskel an dem vorderen und oberenTeil des Schultergürtels, die die Aktivierung der spiralen Muskelketten hindern, entspannt und gedehnt.

Abb.1. Kräftigung der Bauchmuskeln in der LD Muskelkette

Dehnung des Rückens

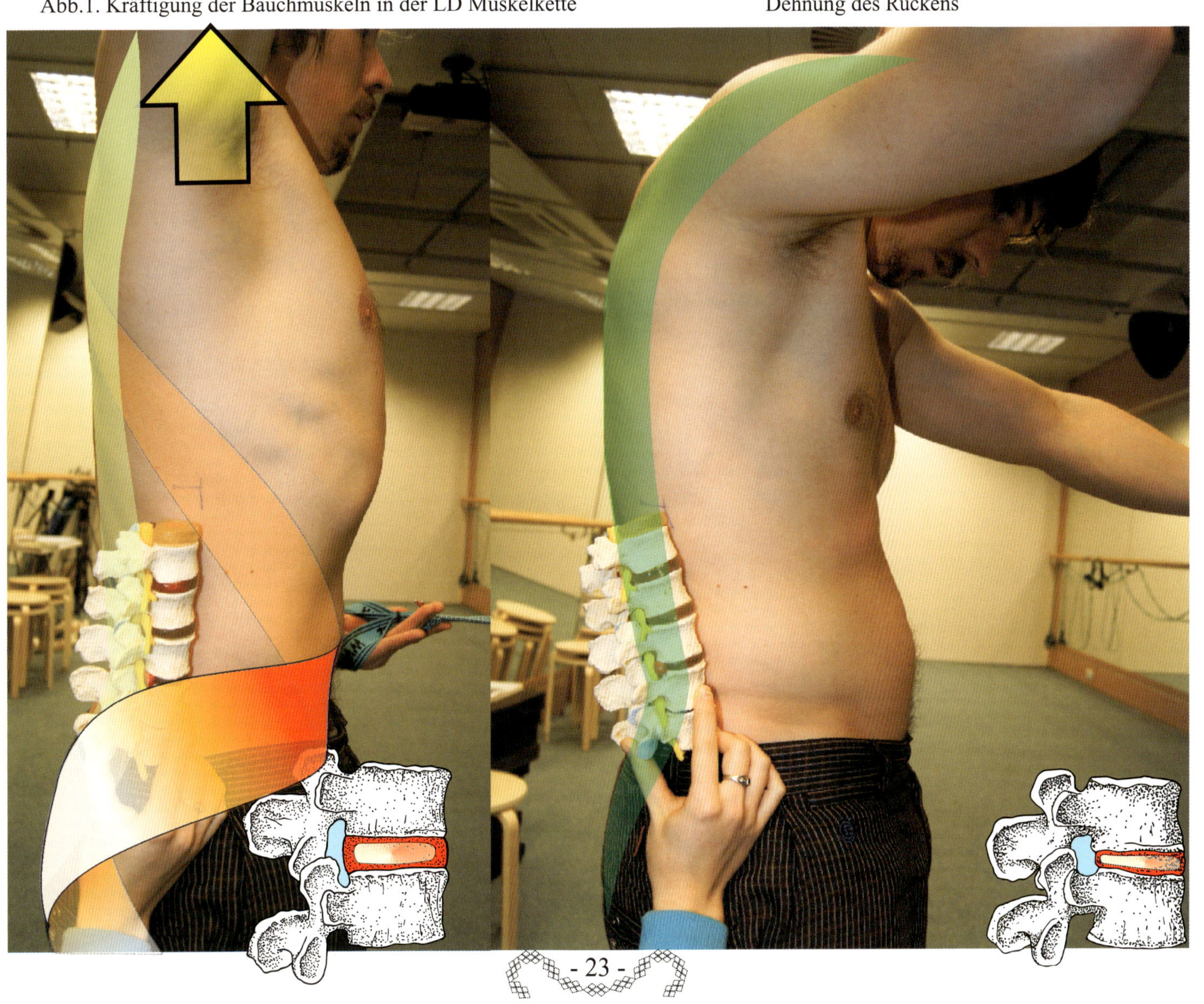

4/ Die Hüftflexoren werden in der stabilisierten Position gedehnt. Die verkürzten Hüftflexoren drücken die Wirbelsäule bei jedem Schritt zusammen und dies führt zum Wiederauftreten von Beschwerden. Abb. 4.
5/ Durch die Dehnungsübungen werden die Dysbalancen im Bereich der Fußsohle und des Unterschenkels beseitigt. Abb. 5.
6/ Durch die Übungen auf einem Bein aktivieren wir die Fußsohle und üben sowohl die sensomotorische Koordination als auch das Gleichgewicht ein. Abb. 6.
7/ Nachdem wir die gute Aktivierung der Bauchmuskeln, die reziproke Inhibition der paravertebralen Muskeln und Traktion der Wirbelsäule erreicht haben, können wir mit dem Üben der unteren Gliedmaßen sowie der Gegenrotation des Rumpfs anfangen. Mäßige und wiederholte Rotation der Lendenwirbelsäule mit gleichzeitiger Traktion ermöglichen eine vollständige Rückbildung des Sequesters. Abb. 7.
8/ Um eine Rezidive zu vermeiden, sollte der Patient auch nach der abgeschlossenen Behandlung weiterhin ca.10 min. täglich die geeigneten Übungen durchführen.

Bei einem Bandscheibenvorfall steht am Anfang die ausreichend intensive konservative Therapie. Ihr Ziel besteht darin, das Wohlbefinden und die Beweglichkeit ohne operativen Eingriff wiederherzustellen.Nach einer Operation kann es u.a. zu einem erneuten Bandscheibenvorfall oder zu wucherndem Narbengewebe kommen, das wiederum auf die Rückenmarksnerven drücken kann. Die konservative Behandlung ist die einzige wirksame Prävention von Entstehung des FB Syndroms (failed back surgery syndrome) - Entwicklung der postoperativen Beschwerden.

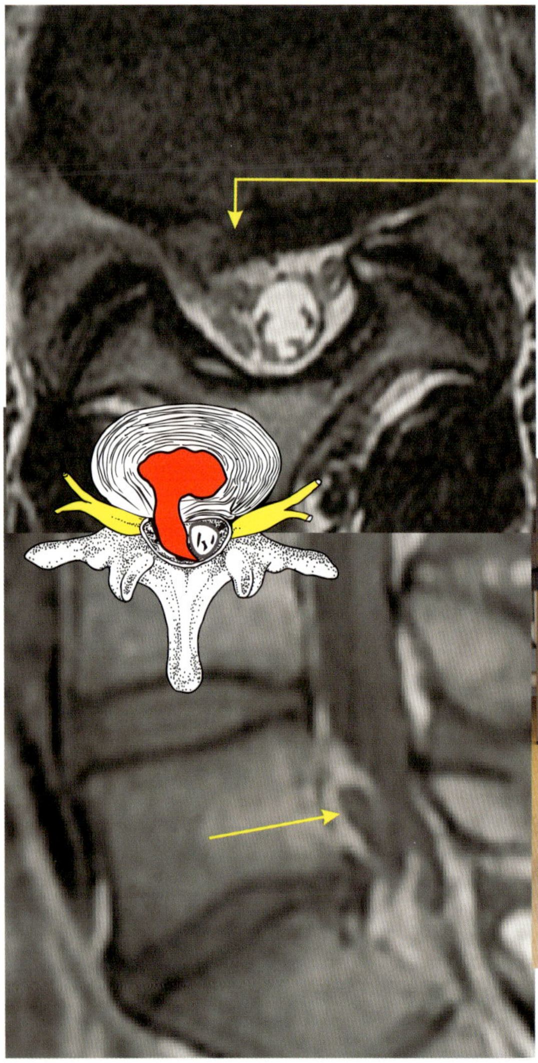

Abb. 2. Bilder zeigen einen rechtsseitigen dorsolateralen Bandscheibenvorfall in Höhe L5/S mit sichtbar verschobenem Duralsack.

Nach 3 Monaten hat sich der Bandscheibenvorfall L5/S1 zurückgebildet und der Duralsack befindet sich wieder in der mittleren Position.

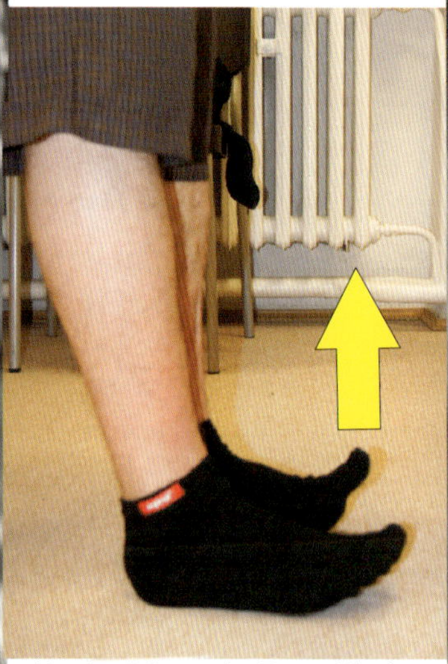

Abschwächung der Dorsalflexion der rechten Fußspitze. Ausfall der motorischen Funktion L5.

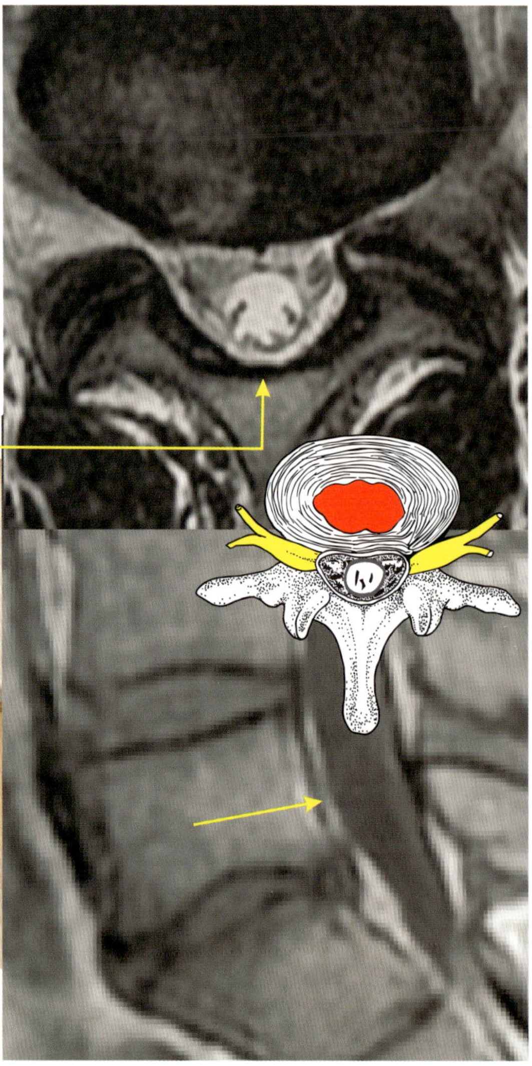

Abb. 3. Hierbei wird die Muskelspannung die das Zusammendrücken der Bandscheibe verursacht durch eine gezielte Massage beseitigt, wodurch den Muskeln eine Dehnung ermöglicht wird und gleichzeitig kann auch die betroffene Bandscheibe durch die manuelle Traktion auseinander gezogen werden. Die Massagen und Manuelle Techniken sind nur Hilfsmittel und können die Übungen, die zur Spiralstabilisation der Wirbelsäule führen, nicht ersetzen. Gerade bei Bandscheibenvorfällen ist bewiesen, dass für langfristige Erfolge aktive Übungsprogramme notwendig sind.

M. quadratus lumborum
(viereckiger Lendenmuskel)
M. iliocostalis lumborum
(Darmbeinrippen Muskel - Lendenteil)

M. multifidus
(vielgefiederter
Muskel)

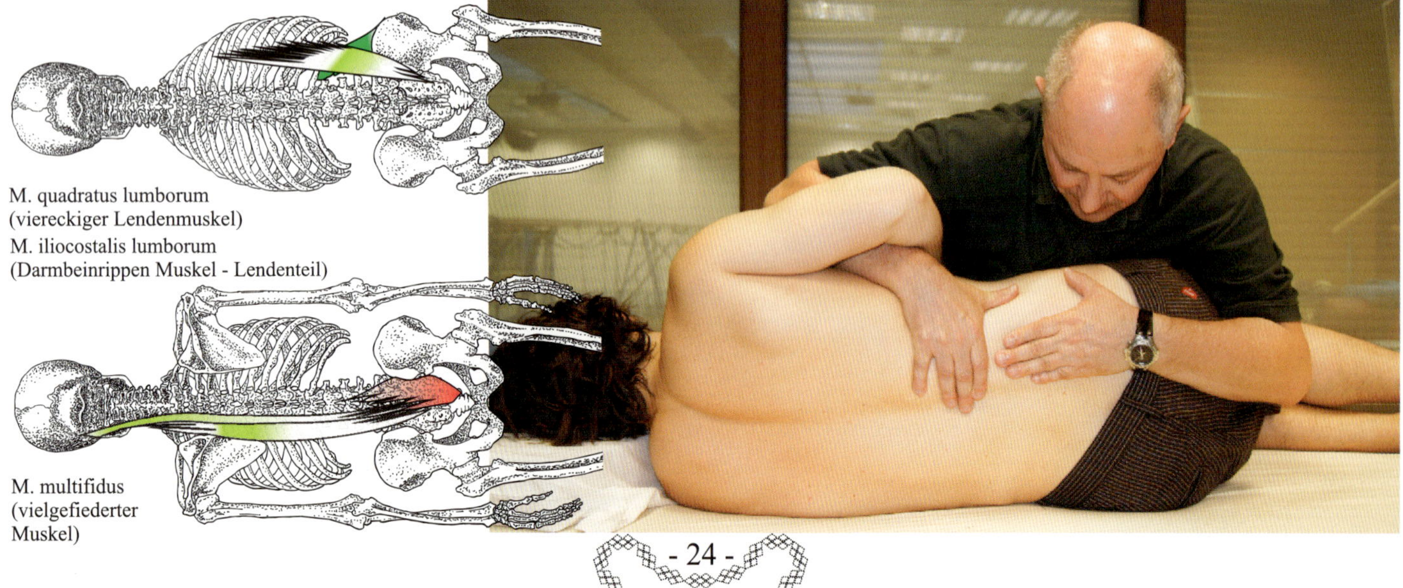

Abb. 4. Dehnung der Hüftflexoren in der stabilisierten Position. Die Bandscheiben werden im Lendenbereich durch die verkürzten Hüftflexoren zusammengedrückt und dies führt zum Wiederauftreten von Beschwerden.
Hüftflexoren sind: M. iliopsoas, M. rectus femoris, M. tensor fasciae latae, M. adductor brevis und longus, M. pectineus.

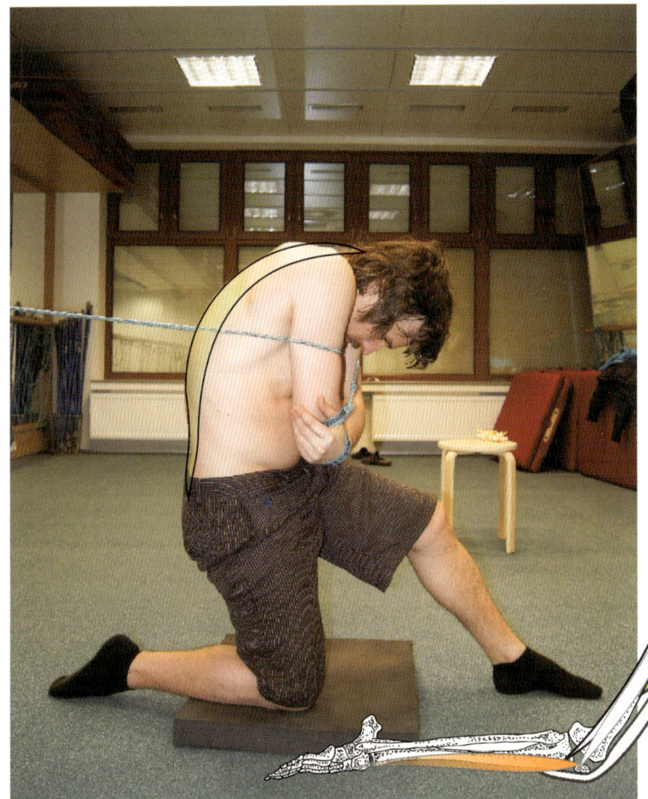

Dehnung der paravertebralen Muskeln.

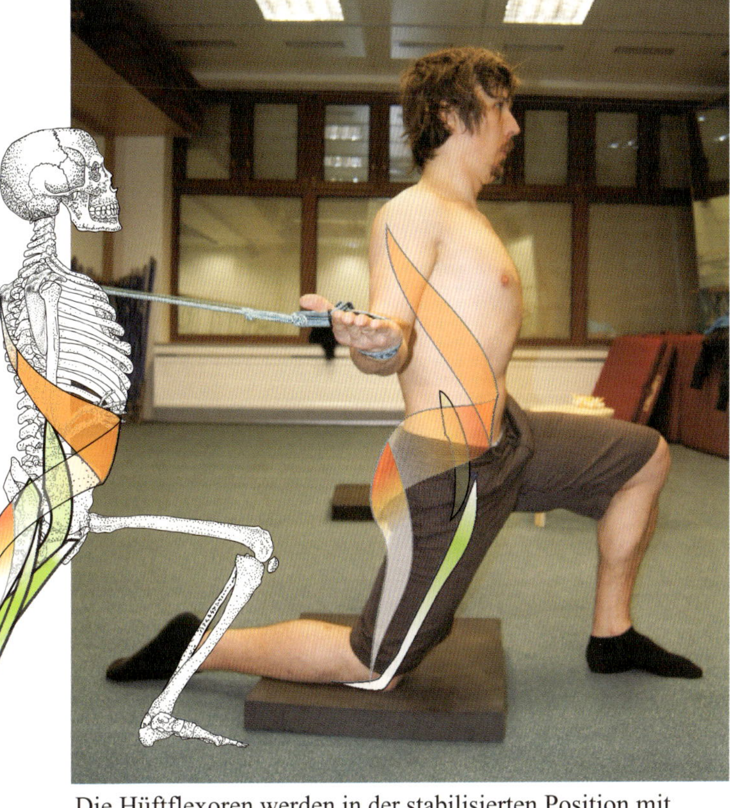

Die Hüftflexoren werden in der stabilisierten Position mit Hilfe der aktivierten LD Muskelkette gedehnt und die aktivierten schrägen Bauchmuskeln strecken die Wirbelsäule nach oben.

Abb. 6. Mit den Übungen im Einbeinstand wird das Gleichgewicht und ein optimal koordinierter Bewegungsablauf trainiert. Gleichzeitig kommt auch zur Aktivierung der Fußsohle. Die LD Muskelkette aktiviert M. tibialis anterior und dieser bildet das Fußgewölbe.

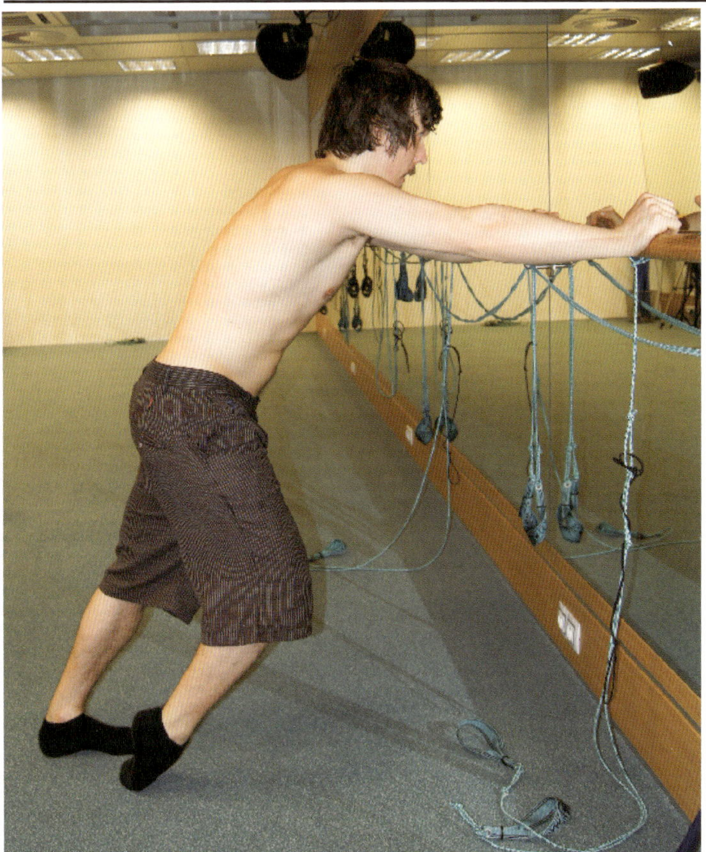

Abb. 5. Mit den Dehnungsübungen wird die Dysbalance im Bereich der Fußsohle und des Unterschenkels beseitigt und die Extensoren sowie Flexoren des Beins gedehnt.

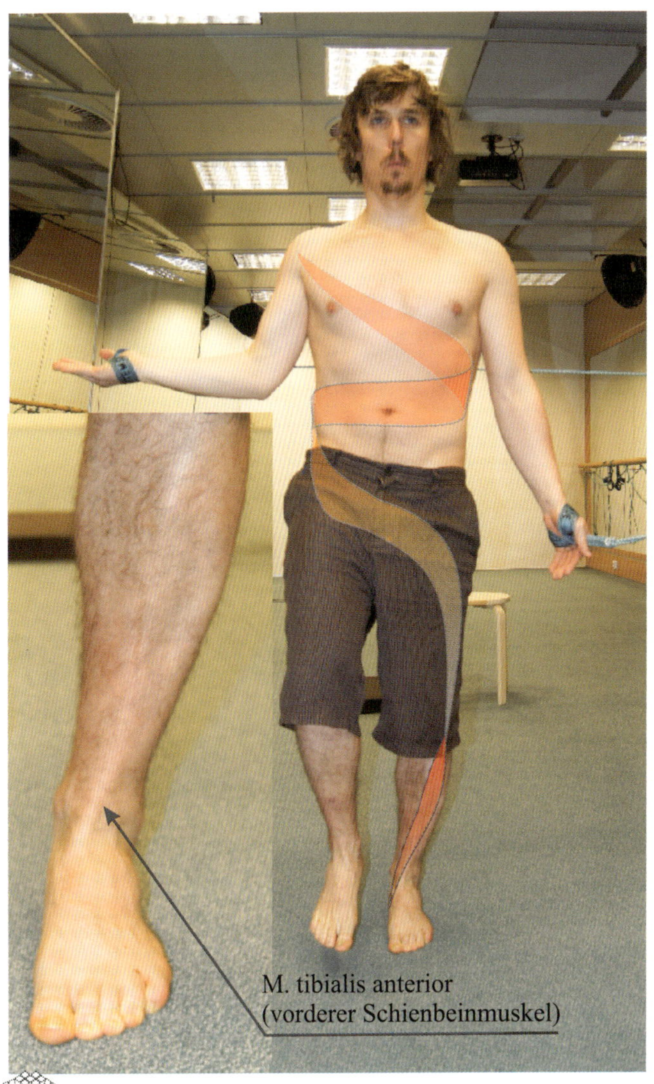

Abb. 7. Nachdem wir eine gute Aktivierung der Bauchmuskeln, die reziproke Inhibition der paravertebralen Muskeln und Traktion der Wirbelsäule erreicht haben, können wir mit dem Üben der unteren Gliedmaßen sowie der Gegenrotation des Rumpfs anfangen. Mäßige und wiederholte Rotation der Lendenwirbelsäule mit gleichzeitiger Traktion ermöglichen eine vollständige Rückbildung des Sequesters.

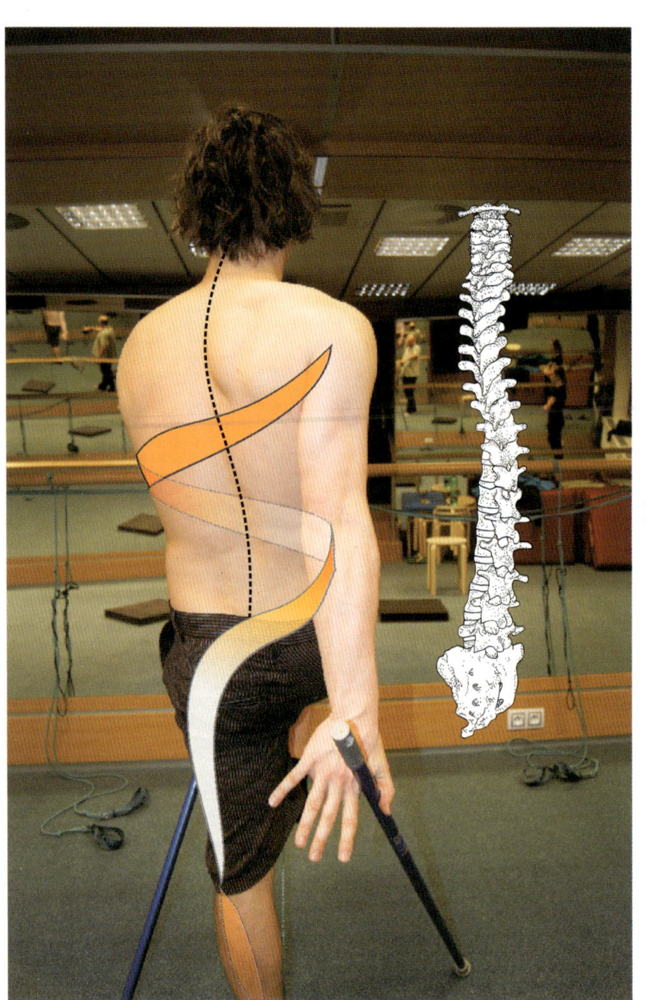

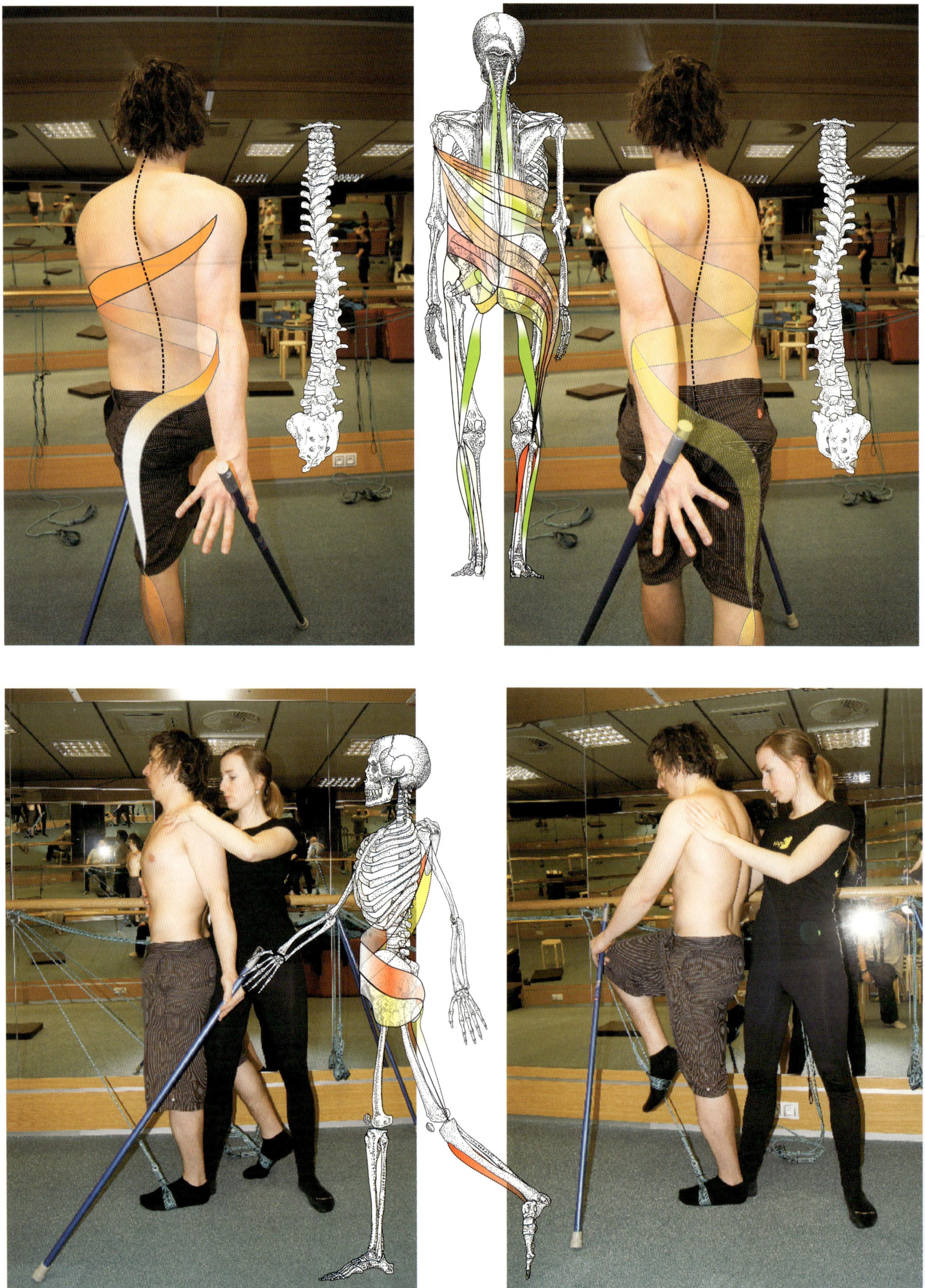

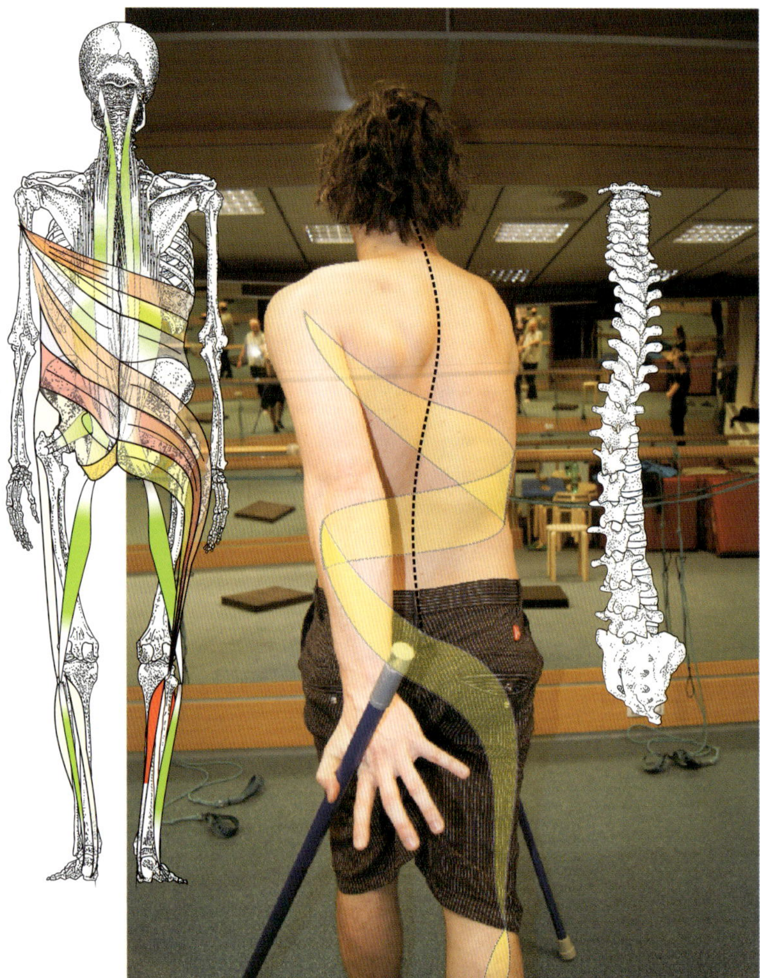

Die Behandlung kann fließend ins Konditionstraining übergehen. Es hat die gleichen Prinzipien wie die Behandlung und die Regeneration, aber ist intensiver und anspruchsvoller was die Koordination der Übungen betrifft. Das intensive Konditionstraining darf erst dann beginnen, wenn die MR Untersuchung eine vollständige Rückbildung des Sequesters bestätigt hat. Ondřej Bank gehört zur Weltspitze. Er fuhr in fünf Weltcuprennen (drei Super-Kombinationen und jeweils ein Slalom und Riesenslalom) unter die schnellsten zehn und erreichte als bestes Resultat den fünften Platz im Riesenslalom von Alta Badia. Fünf Monate nach der Feststellung des Bandscheibenvorfalls hat er wieder angefangen zu trainieren und konnte eine volle Leistung erreichen. Eineinhalb Jahre nach der Behandlung wurde er bei der Winterolympiade Fünfter.

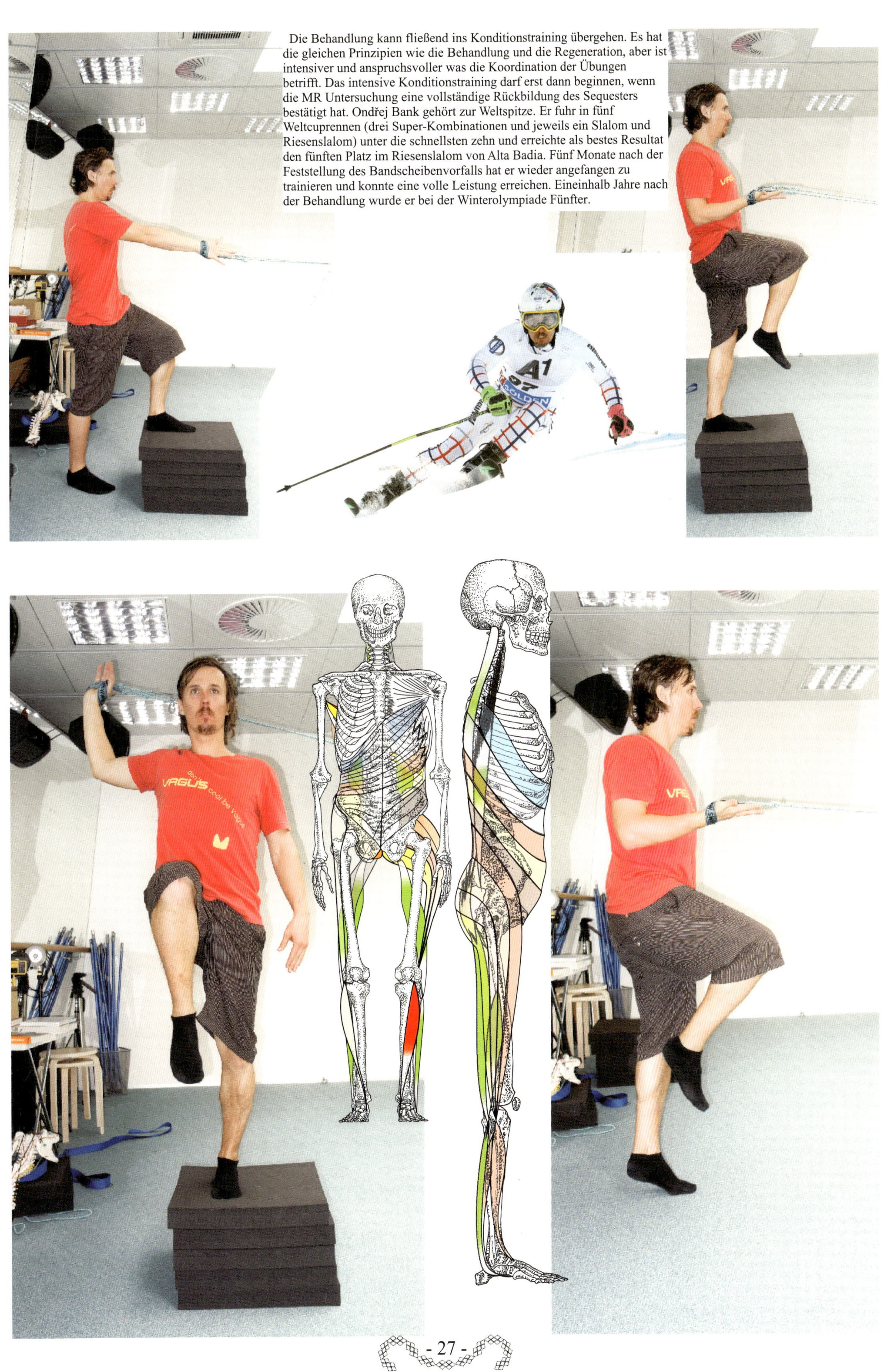

Manuelle Techniken die zur Behandlung des Bandscheibenvorfalls im Lendenbereich geeignet sind

Manuelle Therapie - MT des Bandscheibenvorfalls im Lendenbereich.

In der Fachliteratur, vor allem im Bereich der Neurologie lesen wir, dass die Manuellen Techniken für die Behandlung von Bandscheibenvorfällen ungeeignet sind. Diese Behauptung beruht auf den Kenntnissen der Manuellen Techniken, die bis jetzt immer noch in Kursen auf der ganzen Welt gelehrt werden. Ein Therapeut der die geläufigen chiropraktischen Techniken praktiziert geht davon aus, dass es sich um eine Blockade der Bandscheiben handelt, die man durch eine Behandlung beseitigen kann. Die chiropraktische Therapie besteht im wesentlichen aus der Manipulation oder Mobilisation (in Bewegung bringen) Flexion (Beugung), Extension (Rückbeuge) oder Rotation. Diese Techniken sind risikoreich und es ist nicht empfehlenswert, sie bei der Behandlung zu praktizieren. Uns ist es gelungen, eine völlig andere Technik für die Behandlung der Bandscheibenstörungen zu entwickeln. Mithilfe dieser Technik wird die Banscheibe zur Wirbelsäulenachse ausgeglichen und ohne jeweilige Flexion, Extension oder Rotation kann gedehnt werden. Die beschädigte Bandscheibe wird durch die angespannten Muskeln zusammengedrückt. Diese Anspannung muß erst gelockert werden. Erst dann können wir die Bandscheibe mit der langsam und exakt durchgeführten Bewegung in die Länge ziehen. Diese Technik muss sehr langsam und sanft durchgeführt werden. Sollte aber trotzdem ein Schmerz entstehen, muss die Behandlung sofort beendet werden. Später kann die Technik im schmerzfreien Bereich wiederholt werden.

Durch Anwendung dieser Techniken treten die zusammengedrückten Bandscheiben und die Zwischenwirbelgelenke auseinander und werden wieder aufgerichtet. Das Foramen (kleines Fensterchen zwischen den Wirbelkörpern) wird erweitert und dies ermöglicht den Nerven einen freien Durchgang ohne mechanische Reizung.
Ein Patient, der gekrümmt in die Praxis kommt, kann dann gleich in der aufrechten Position mit den Stabilisationsübungen beginnen. Die aufgerichtete und nach oben gestreckte Bandscheibe bleibt mit Hilfe der aktivierten spiralen Muskelkette in der richtigen Position.

Für den Therapieanfang empfehlen wir eine einwöchige stationäre Behandlung, bei der sich der Patient 3x täglich jeweils 1 Std. der Kombinationstherapie, die aus den Manuellen Techniken und Übungen besteht, unterzieht. Die ambulante Behandlung ist am Therapieanfang nicht geeignet, weil der Patiententransfer die Behandlungsergebnisse negativ beeinflussen könnte. Erst wenn sich der gesundheitliche Zustand des Patienten wesentlich verbessert hat, kann er weiterhin ambulant behandelt werden. Wir haben festgestellt, dass sich der Gesundheitszustand der Patienten durch die einwöchige stationäre Behandlung mit der Anwendung der Kombinationstherapie schneller verbessert hat, als wenn sich die Patienten 3 Monate lang ambulant mit Hilfe der gleichen Therapie behandeln lassen würden.

Die Behandlung hat ganz genaue Regeln sowohl für die MT (Manuelle Techniken) als auch für die Übungen und heilende Körpererziehung.
Gezielte manuelle Muskeltechniken und Techniken, die zur Dehnung der Bandscheibe führen:
-werden ausschließlich in der Seitenlage mit gebeugten oberen und unteren Extremtäten bis zu 90° durchgeführt. Das Becken und der Rumpf müssen exakt zur geraden Wirbelsäule ausgeglichen werden.
- Beseitigung der Muskelspannung (PIR) die postisometrische Muskelrelaxation ist eine spezifische Therapie bei Funktionsstörungen des Bewegungssystems sowohl für die Gelenke als auch für die Muskulatur.
- Streckung der Muskeln
- Streckung der Wirbelsäule (Traktion), eine exakte gerade Traktion, ohne jede Flexion, Extension und Rotation, sowie eine langsame und voll kontrollierte Technik.
- die Wirbelsäule darf erst nach der Heilung der Bandscheibenruptur (d.h. ca. 3 Monate nach Therapiebeginn) mobilisiert werden, allerdings muss die Mobilisation immer mit der Traktion verbunden sein.

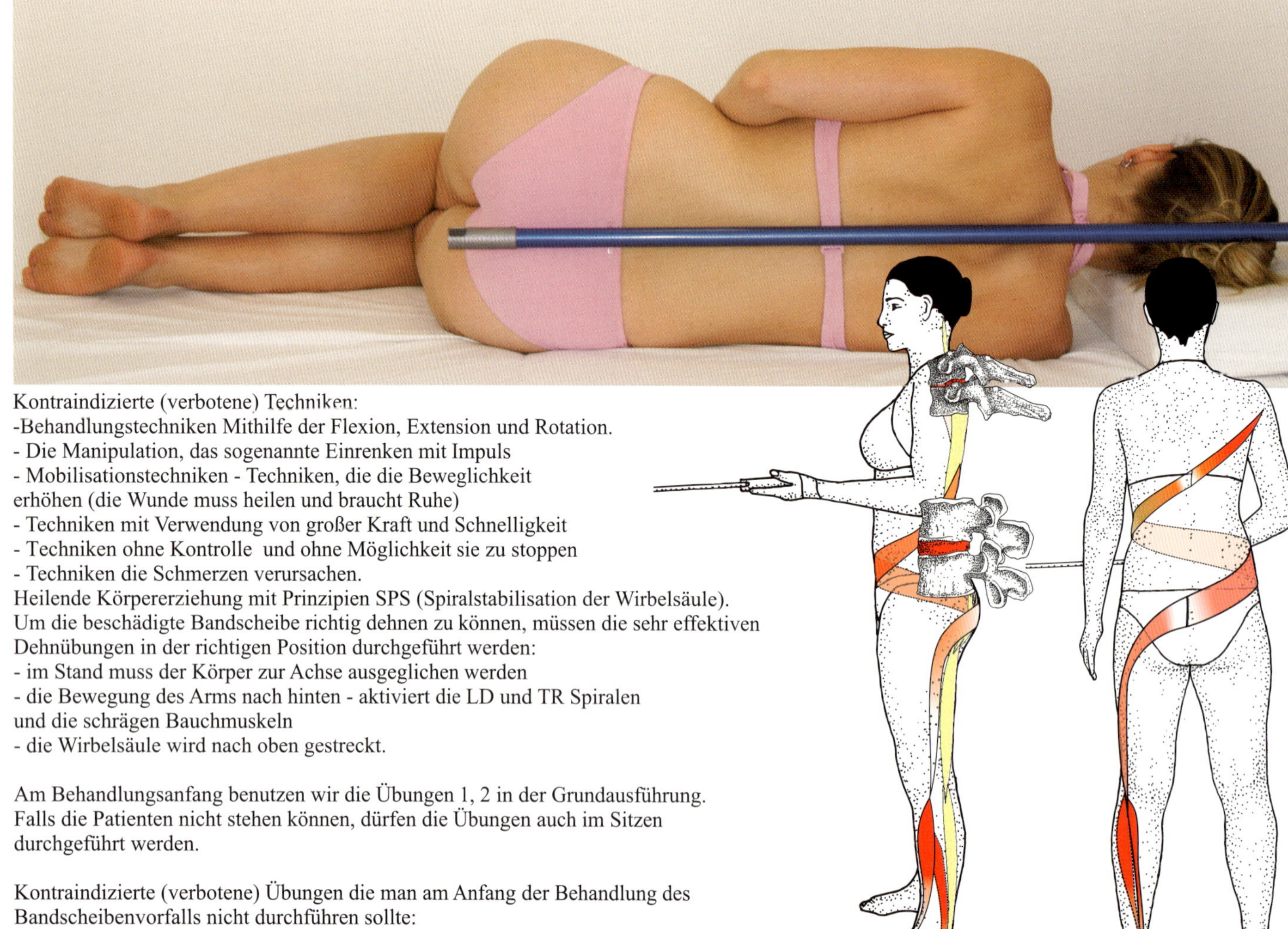

Kontraindizierte (verbotene) Techniken:
-Behandlungstechniken Mithilfe der Flexion, Extension und Rotation.
- Die Manipulation, das sogenannte Einrenken mit Impuls
- Mobilisationstechniken - Techniken, die die Beweglichkeit erhöhen (die Wunde muss heilen und braucht Ruhe)
- Techniken mit Verwendung von großer Kraft und Schnelligkeit
- Techniken ohne Kontrolle und ohne Möglichkeit sie zu stoppen
- Techniken die Schmerzen verursachen.

Heilende Körpererziehung mit Prinzipien SPS (Spiralstabilisation der Wirbelsäule).
Um die beschädigte Bandscheibe richtig dehnen zu können, müssen die sehr effektiven Dehnübungen in der richtigen Position durchgeführt werden:
- im Stand muss der Körper zur Achse ausgeglichen werden
- die Bewegung des Arms nach hinten - aktiviert die LD und TR Spiralen und die schrägen Bauchmuskeln
- die Wirbelsäule wird nach oben gestreckt.

Am Behandlungsanfang benutzen wir die Übungen 1, 2 in der Grundausführung.
Falls die Patienten nicht stehen können, dürfen die Übungen auch im Sitzen durchgeführt werden.

Kontraindizierte (verbotene) Übungen die man am Anfang der Behandlung des Bandscheibenvorfalls nicht durchführen sollte:
- Übungen in Rückenlage, die meistens mit der Kräftigung des Bauchs verbunden sind
- Übungen in Bauchlage mit dem Druck auf die Unterlage oder mit der Rückbeuge
- Üben in der schrägen Körperachse

Ein Therapeut, der unsere Techniken durchführen will, muss mindestens die Kurse 1 und 2 d.h. 64 UE absolviert haben. Der Patient kann die Fachausbildung und die Befähigung des Physiotherapeuten in unserer Abteilung für Physiotherapeuten auf www.spirlastabilization.com Seiten kontrollieren.

Beispiele für eine Behandlung mit manueller Therapie: Bandscheibenvorfall im Lendenbereich

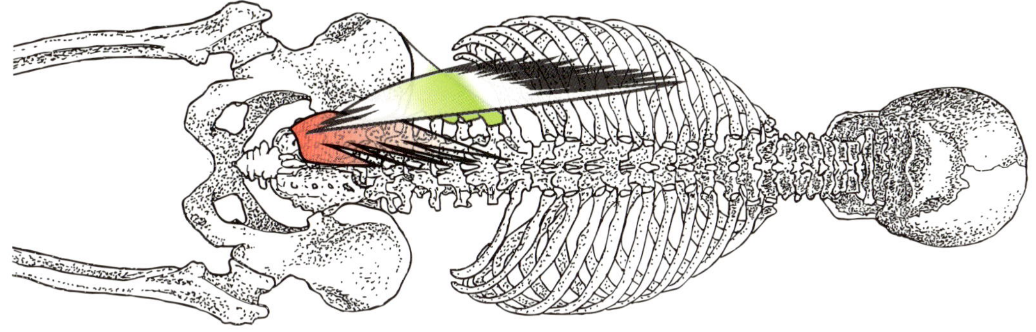

Technik mit Dehnung des M. iliocostalis (Darmbein-Rippen Muskel) **und Streckung der gesamten Wirbelsäule.**

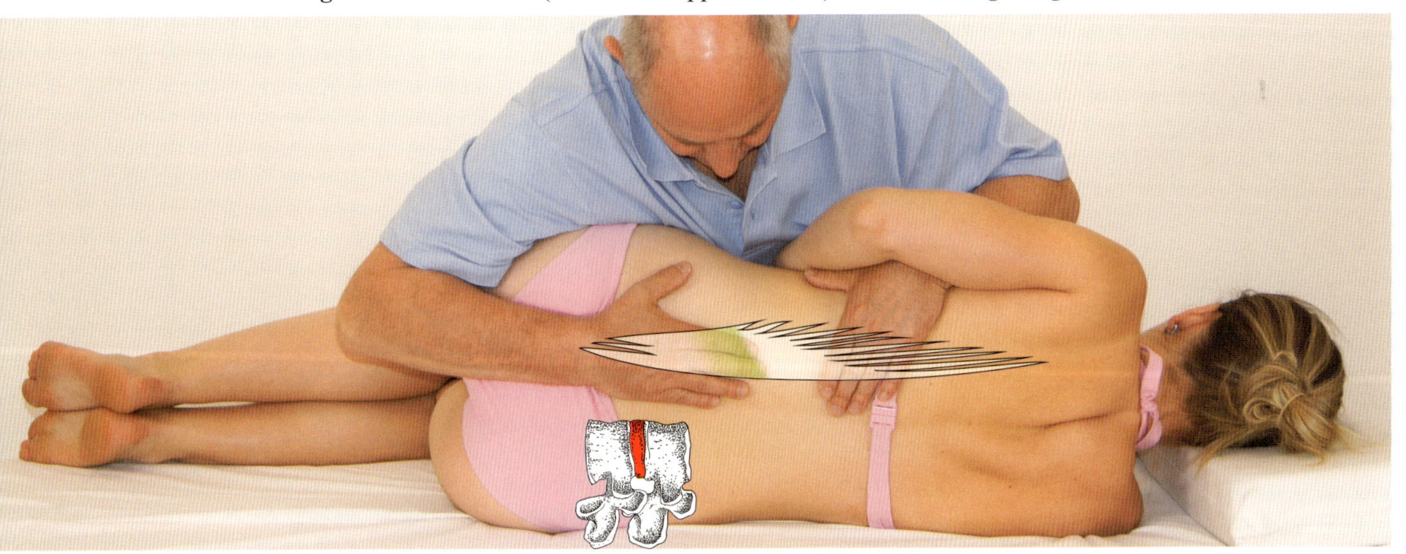

Technik mit Dehnung des M. quadratus lumborum (viereckiger Lendenmuskel) **und Streckung der gesamten Wirbelsäule.**

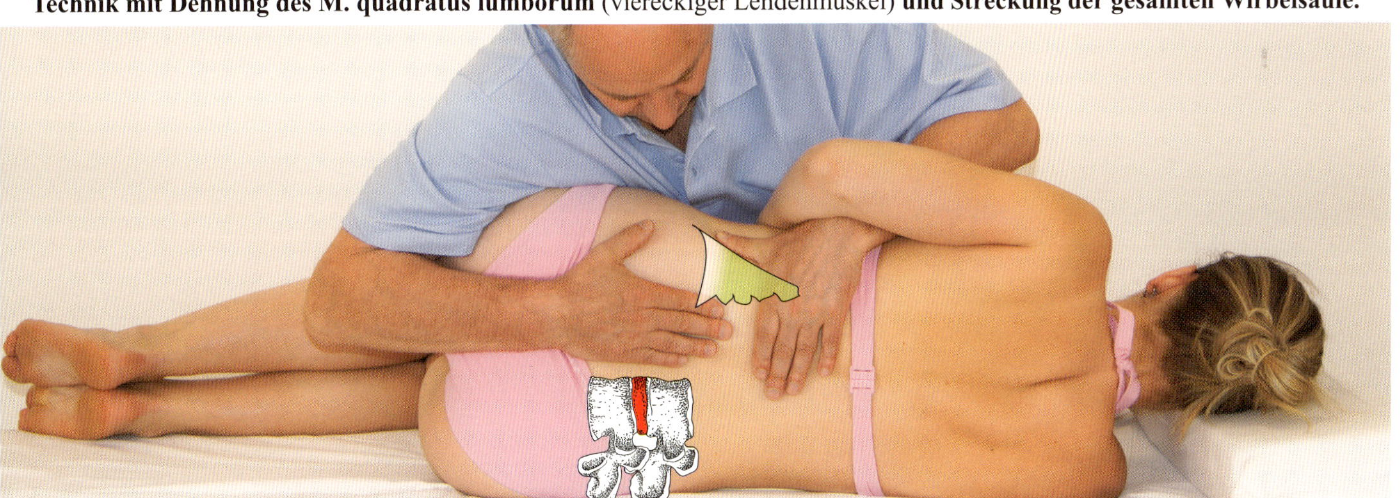

Technik mit Dehnung des M. multifidus (mehrfach gefiederter Muskel) **und Streckung der gesamten Wirbelsäule.**

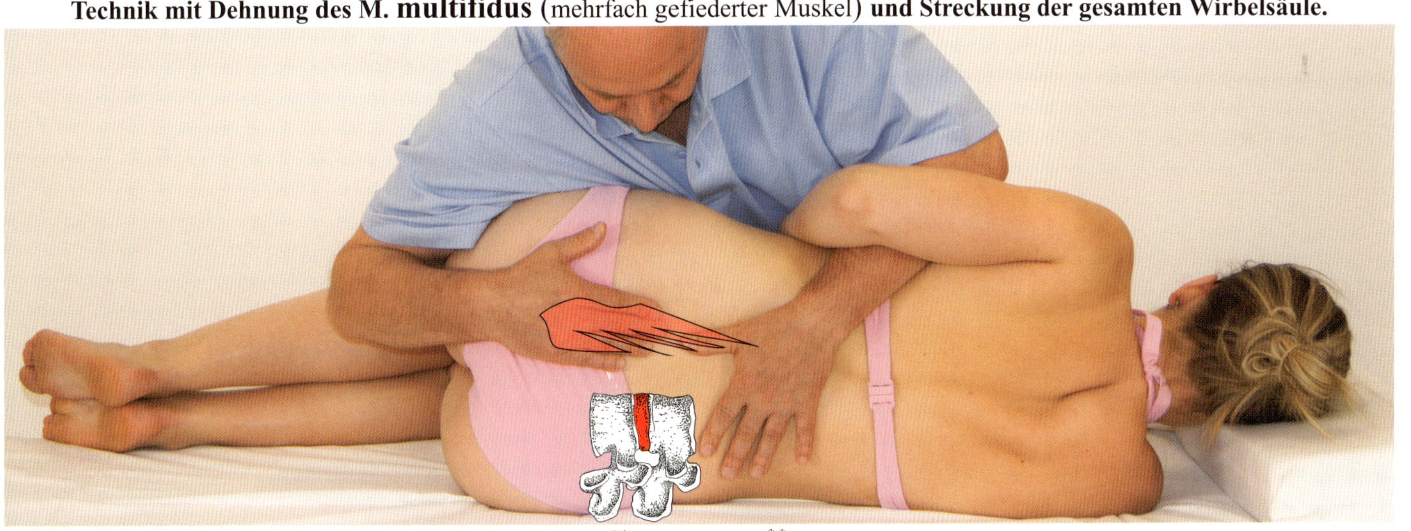

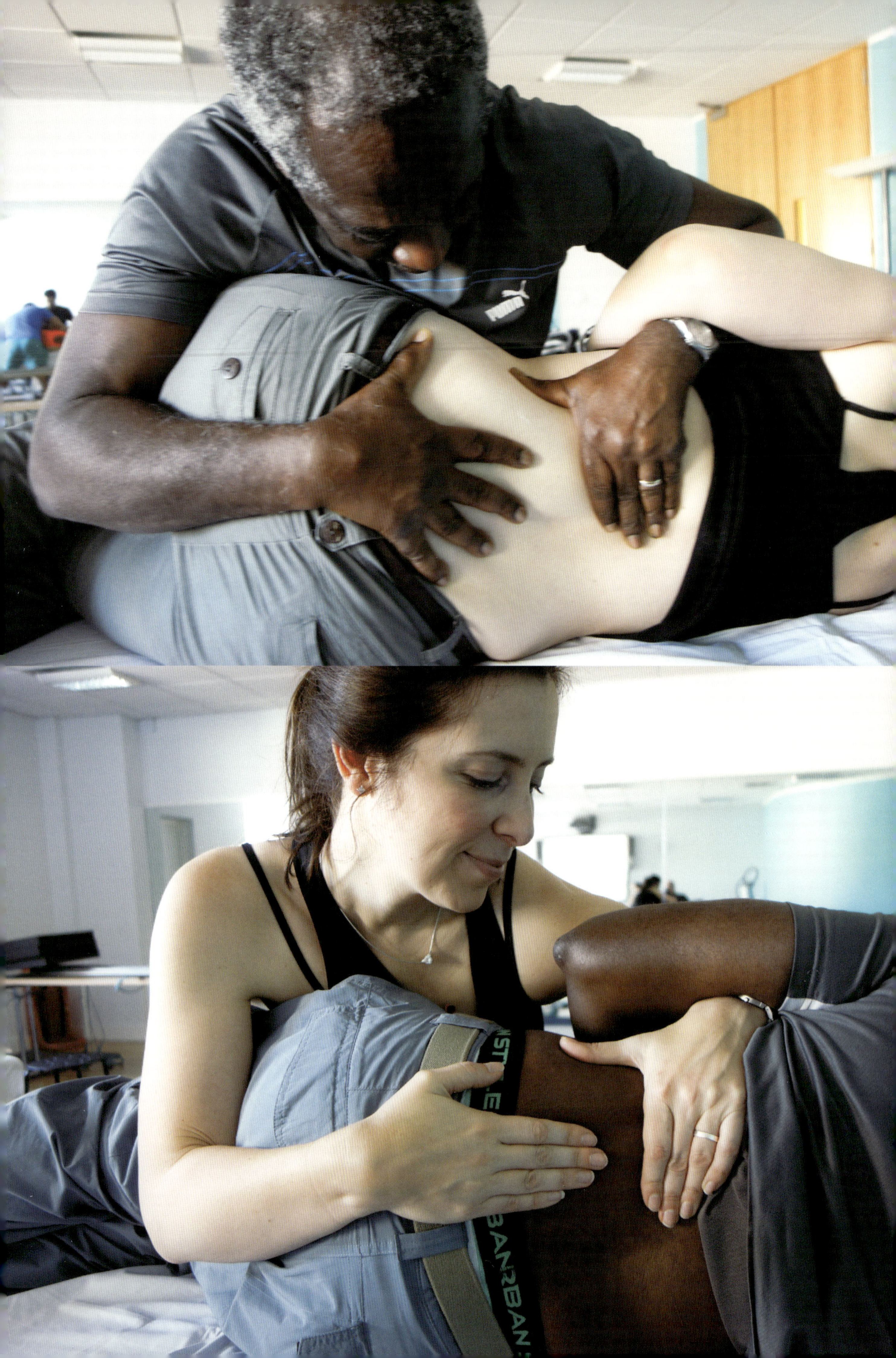
PUMA

3.
Die Behandlung eines Bandscheibenvorfalls mit den SPS Übungen.

Haupteigenschaften des Seils und seine Befestigung

Das Seil muss vor dem Üben richtig befestigt und über die Hand gezogen werden.

Vor dem Üben müssen wir das elastische Seil mit dem Durchziehen der Schlaufe am Ende des Seils um einen festen Gegenstand wie z. B. Heizungsrohr oder Tischbein befestigen. An der anderen Seite wird die Schlaufe über die Hand gezogen, und nur locker gehalten. Die Halterung des elastischen Seils ist bei allen Übungen gleich.

Beim Fuß ziehen wir die Schlaufe des elastischen Seils über den Fuß auf die gleiche Art wie bei der Hand.

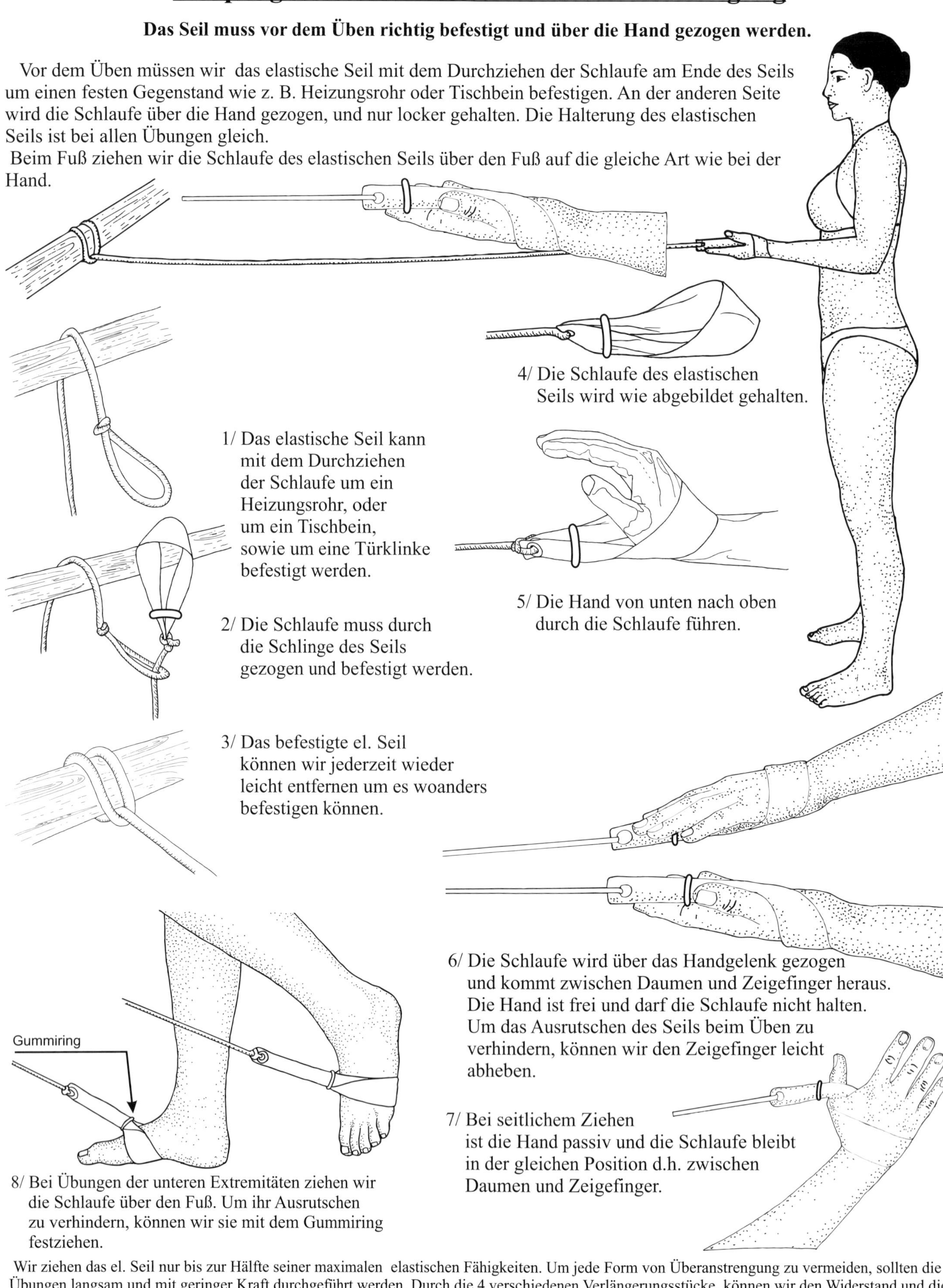

1/ Das elastische Seil kann mit dem Durchziehen der Schlaufe um ein Heizungsrohr, oder um ein Tischbein, sowie um eine Türklinke befestigt werden.

2/ Die Schlaufe muss durch die Schlinge des Seils gezogen und befestigt werden.

3/ Das befestigte el. Seil können wir jederzeit wieder leicht entfernen um es woanders befestigen können.

4/ Die Schlaufe des elastischen Seils wird wie abgebildet gehalten.

5/ Die Hand von unten nach oben durch die Schlaufe führen.

6/ Die Schlaufe wird über das Handgelenk gezogen und kommt zwischen Daumen und Zeigefinger heraus. Die Hand ist frei und darf die Schlaufe nicht halten. Um das Ausrutschen des Seils beim Üben zu verhindern, können wir den Zeigefinger leicht abheben.

7/ Bei seitlichem Ziehen ist die Hand passiv und die Schlaufe bleibt in der gleichen Position d.h. zwischen Daumen und Zeigefinger.

8/ Bei Übungen der unteren Extremitäten ziehen wir die Schlaufe über den Fuß. Um ihr Ausrutschen zu verhindern, können wir sie mit dem Gummiring festziehen.

Wir ziehen das el. Seil nur bis zur Hälfte seiner maximalen elastischen Fähigkeiten. Um jede Form von Überanstrengung zu vermeiden, sollten die Übungen langsam und mit geringer Kraft durchgeführt werden. Durch die 4 verschiedenen Verlängerungsstücke, können wir den Widerstand und die gewünschte Zugkraft individuell wählen. Wenn wir das Seil mit schwarzem Verlängerungsstück befestigen, bekommen wir eine Widerstandskraft von 1Kp., die sich auf den Körper genauso auswirkt, wie das Heben von einer mit Wasser gefüllten 1 Lt. Flasche. Bei der Verwendung des grünen Verlängerungsstücks üben wir mit der Kraft von 1-3 Kp. Ohne jeweilige Verlängerung leistet das Seil eine Widerstandskraft von 3-5 Kp. Wenn wir das Seil verdoppeln und die beiden Schlaufen über nur ein Handgelenk ziehen, üben wir mit der Kraft von 7 Kp. Widerstandskraft des Seils lässt sich noch zusätzlich durch einen Schritt nach vorn oder nach hinten auf individuelle Ansprüche anpassen.

Spiral Stabilization
Spiralstabilisation
Spirální stabilizace

Praha 8, Na Úbočí 10
e-mail: sm@smsystem.cz
tel: 00420-284810231

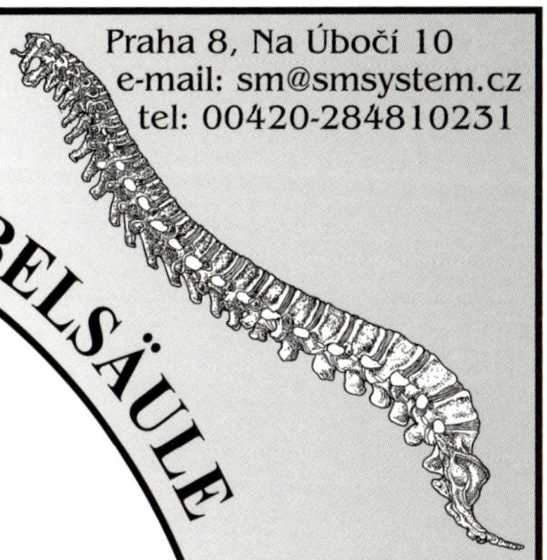

AKTIVE REHABILITATION DER WIRBELSÄULE

www.spiralstabilization.com

Bandscheibenvorfall in der akuten und schmerzhaften Phase. Behandlung der Schmerzen und der neurologischen Ausfallerscheinungen. Die Nervenwurzeldekompression. Stabilisation und Traktion.

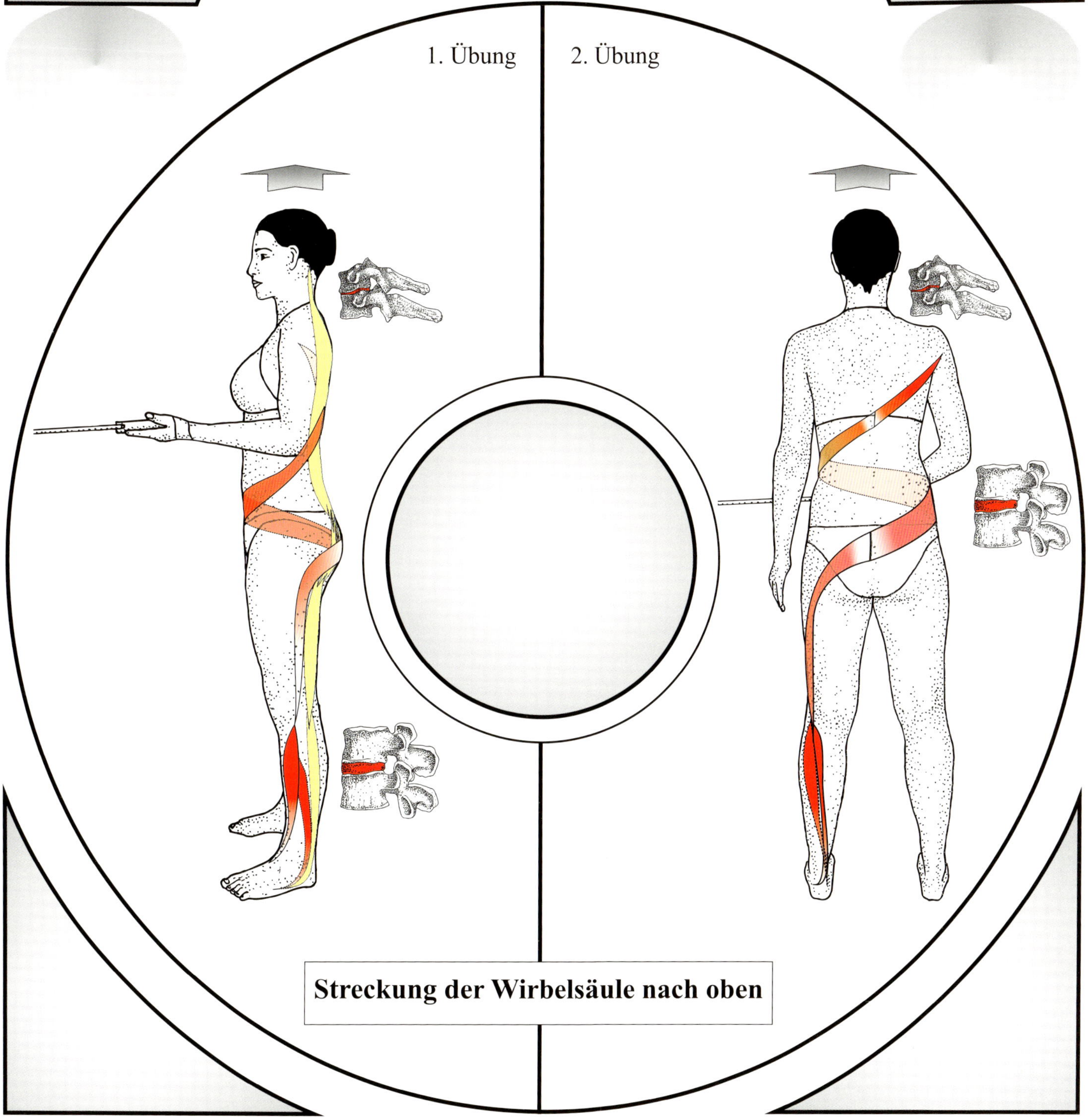

1. Übung

2. Übung

Streckung der Wirbelsäule nach oben

Die Übungen 1 und 2 aktivieren die spiralen Muskelketten LD - latissimus dorsi (breiter Rückenmuskel) und TR - trapezius (Trapezmuskel), die den Körper stabilisieren. Sie umkreisen den Körper auf seiner Oberfläche, ziehen den Körperumfang zusammen und bilden eine Kraft, die den Körper nach oben streckt und die Heilung der beschädigten Bandscheiben damit ermöglicht.

Wir sollten stets im schmerzfreien Bereich üben und deshalb muss bei plötzlich auftretenden Schmerzen, die Kraft und das Ausmaß der Bewegung reduziert werden. Falls die Übung immer noch Schmerzen verursacht, überspringen wir sie und fangen mit der Ausführung der folgenden Übungen an. Nach einer Woche können wir zu der Übung zurückzukommen und nochmal versuchen, sie durchzuführen.

Erst bei guter Beherrschung der Übungen können wir anfangen, die grüne Verlängerung des elastisches Seils und deren Widerstandskraft von 1-3 Kp. zum Üben zu verwenden.

Stand auf beiden Beinen, beide Arme nach hinten ziehen.

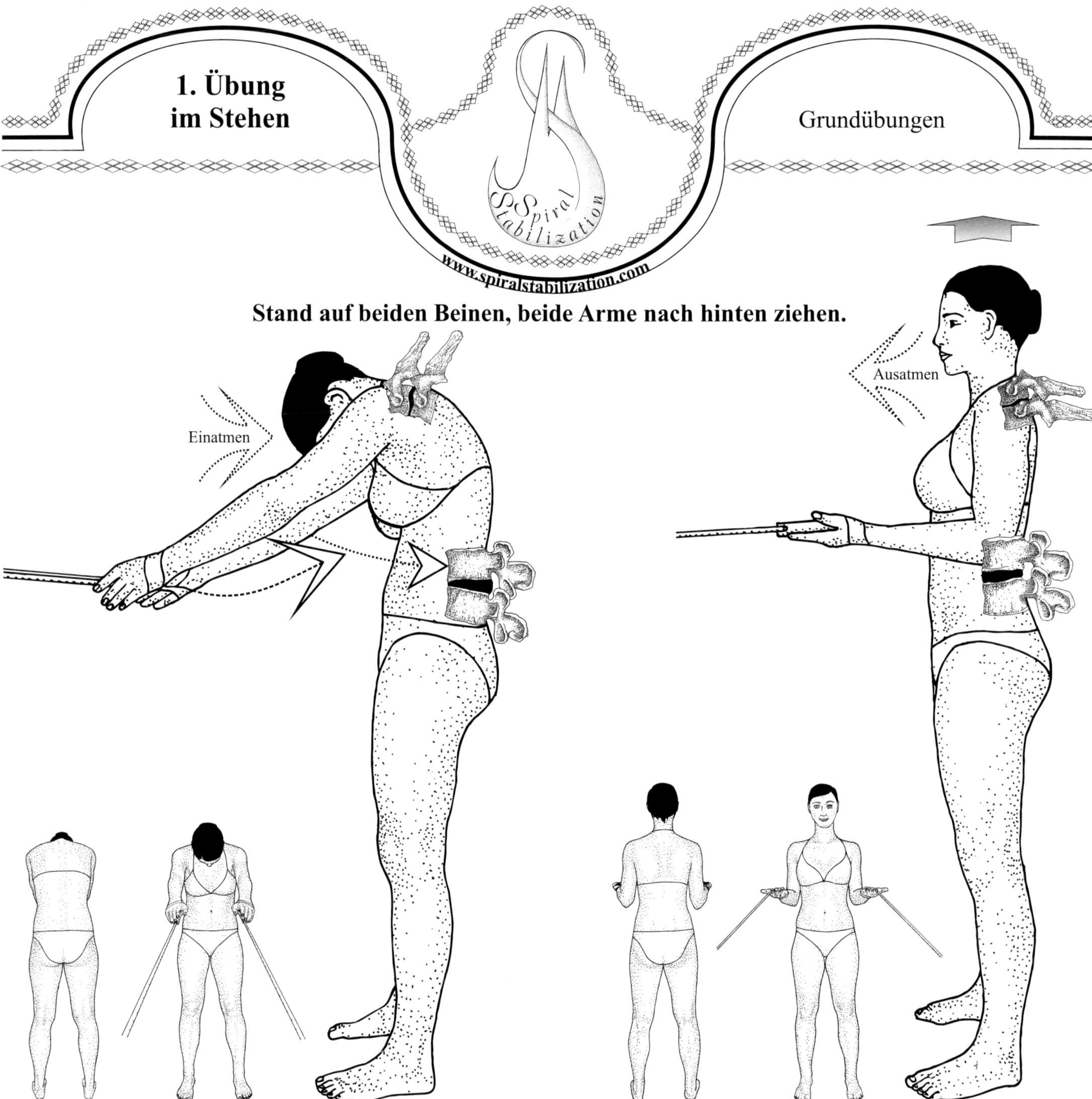

Ausgangsposition - passiver Übungsteil

- Entspannter Stand, mit der Stirn zur Seilbefestigung.
- Die Wirbelsäule nach oben drücken und einen langen kyphotischen Bogen (Katzenbuckel) bilden.
- Der Oberkörper bleibt oberhalb des Beckens d.h.zur vorderen Achse ausgeglichen und darf nicht vorgeschoben werden (Brustbein bleibt oberhalb der Symphyse).
- Die beiden Arme sind vorgestreckt und mit der Kraft des el. Seils passiv nach vorne gezogen.
- Die Handflächen zeigen nach unten.
- Der ganze Rücken ist entspannt, d.h. im Bereich des Hinterkopfes, des Nackens, der Schulterblätter, des Oberkörpers sowie im Lendenbereich.
- Das Einatmen erfolgt in der passiven Position.

Die Wirbelsäule wird passiv nach vor gestreckt.
Die Segmente der Lenden- und Halswirbelsäule treten auseinander und öffnen sich mehr am hinteren als am vorderen Pol der Bandscheibe, wo sich jedoch ein leichter Druck bildet.

Die Ausgangposition wird durch die ES, QL Vertikale stabilisiert.

Ausführung - aktiver Übungsteil

- Die Übung beginnt mit der Anspannung der Gesäßmuskulatur, dem Ausgleichen des Beckens,und der Lendenlordose.
- Nachdem die ausgeglichene Stehposition allmählich erreicht wird, kräftigen wir den Rumpf vom Becken nach oben, bis zum mittleren Bereich der Schulterblätter.
- Jetzt ziehen wir die Ellbogen nach hinten und horizontal zur hinteren Rumpfebene, aber nicht weiter!
- Die Hand und der Unterarm sind entspannt.
- Die Unterarme rotieren entlang der Längsachse der Hand, sodass die Handfläche am Ende der Bewegung nach oben zeigt (Supination).
- Die Schulter dehnen sich im oberen Bereich leicht aus.
- Der untere Teil der Schulterblätter nähert sich der Wirbelsäule und sinkt leicht nach unten.
- Der Kopf erreicht die Achsestellung und der Hinterkopf wird angehoben.
- Der Nacken ist ganz entspannt.
- In der aktiven Position erfolgt die Ausatmung in den Unterleib.

Die Lendenwirbelsäule wird durch die Spirale LD aktiv nach oben gestreckt.
Die Segmente der Lenden- und Halswirbelsäule treten auseinander und öffnen sich.

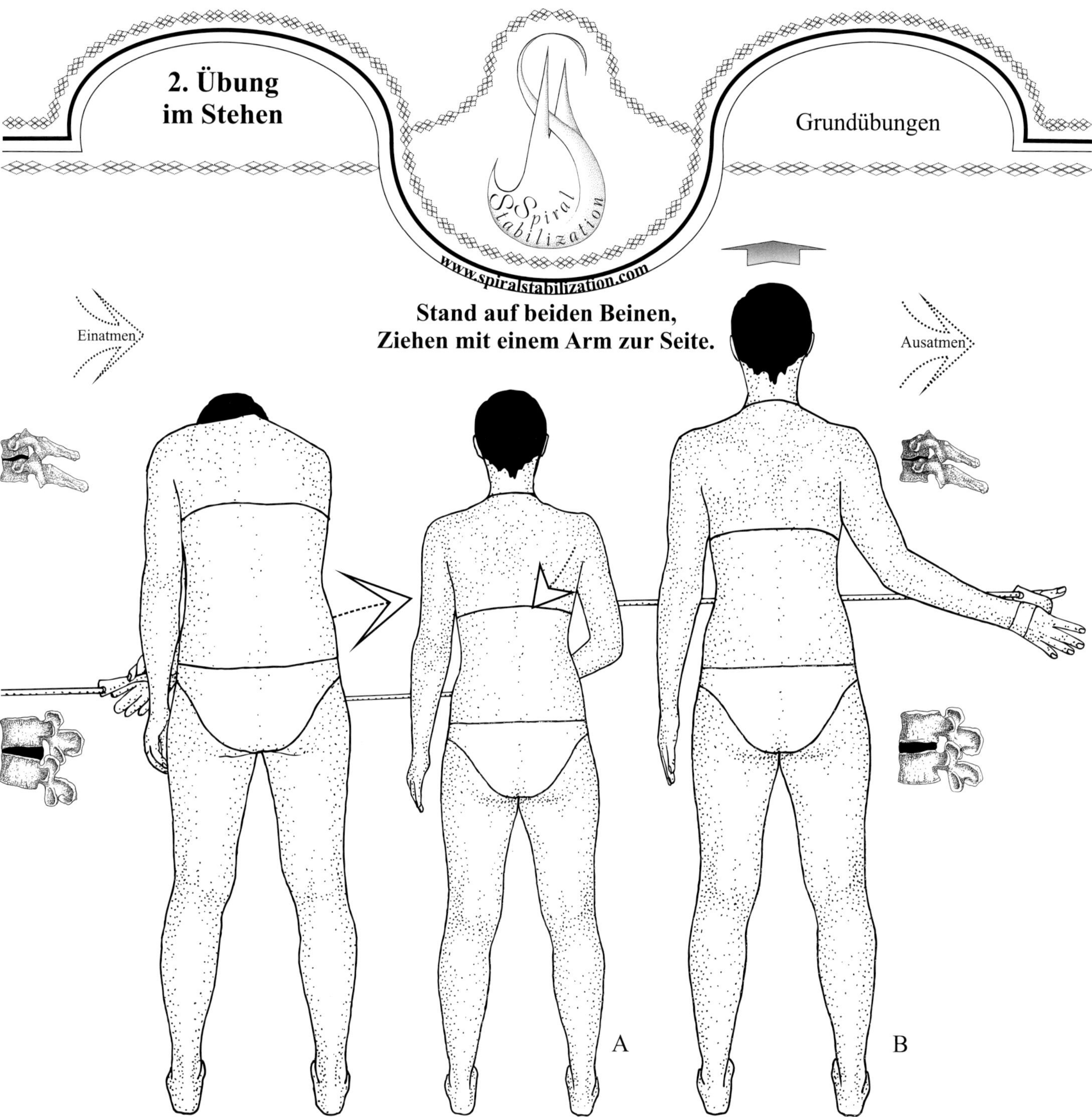

Stand auf beiden Beinen, Ziehen mit einem Arm zur Seite.

Ausgangsposition - passiver Übungsteil

- Entspannter Stand, seitlich zur Seilbefestigung.
- Die Wirbelsäule nach oben drücken und einen langen kyphotischen Bogen (Katzenbuckel) bilden.
- Der Oberkörper bleibt oberhalb des Beckens d.h. zur vorderen Achse ausgeglichen und darf nicht vorgeschoben werden (Brustbein bleibt oberhalb der Symphyse).
- Der rechte Arm ist diagonal vor dem Rumpf und wird durch die Kraft des el. Seils passiv zur Seite gezogen.
Die Handfläche zeigt zum Körper.
- Der ganze Rücken ist entspannt, d.h. im Bereich des Hinterkopfs, des Nackens, der Schulterblätter, des Oberkörpers sowie im Lendenbereich.
- Das Einatmen erfolgt in der passiven Position.
Die Wirbelsäule wird passiv nach vorn gestreckt und rotiert.
Die Segmente der Lenden- und Halswirbelsäule treten auseinander und öffnen sich mehr am hinteren als am vorderen Pol der Bandscheibe, wo sich jedoch ein leichter Druck bildet.

Es kommt zur koordinierten Bewegung zwischen Arm, Schulterblatt und Brustkorb. Der rechte Arm bewegt sich nach vorn und das Schulterblatt gleitet am Brustkorb entlang in die gleiche Richtung gefolgt vom Arm bei der gleichzeitigen Rotation des Brustkorbs. Die Dornfortsätze der Wirbelsäule folgen der Schulterblattbewegung und dies führt zur Entstehung der funktionellen skoliotischen Verkrümmung.

Die Ausgangposition wird durch die ES, QL Vertikale stabilisiert.

Durchführung - aktiver Übungsteil

- Die Übung beginnt mit der Anspannung der Gesäßmuskulatur, dem ausgleichen des Beckens, sowie der Lendenlordose.
- Nachdem die ausgeglichene Stehposition allmählich erreicht wird, kräftigen wir den Rumpf vom Becken nach oben, bis zum mittleren Bereich der Schulterblätter.
- Jetzt ziehen wir den rechten Ellenbogen nach hinten und horizontal zur hinteren Rumpfebene, aber nicht weiter!
Position A
- Das rechte Schulterblatt nähert sich der Wirbelsäule und sinkt leicht nach unten. An der aktiven Körperseite ist die Schulter weiter nach unten gesenkt als an der passiven.
- Der Kopf ist in Achsstellung und der Hinterkopf wird aufgehoben.
- Der Nacken ist ganz entspannt.
- In der aktiven Position wird im Unterbauch ausgeatmet.
Position B (sollte erst nach Beherrschung der Übung in Position A durchgeführt werden).
- Aus der A Position ziehen wir den Arm horizontal zur Seite und drehen den Daumen nach oben.

Die Wirbelsäule ist durch die Aktivität der LD, TR Spirale aktiv nach oben gestreckt.
Die Segmente der Lenden- und Halswirbelsäule treten auseinander und öffnen sich. Die Wirbelsäule wird zur mittleren Körperachse ausgeglichen - Zentrierung.

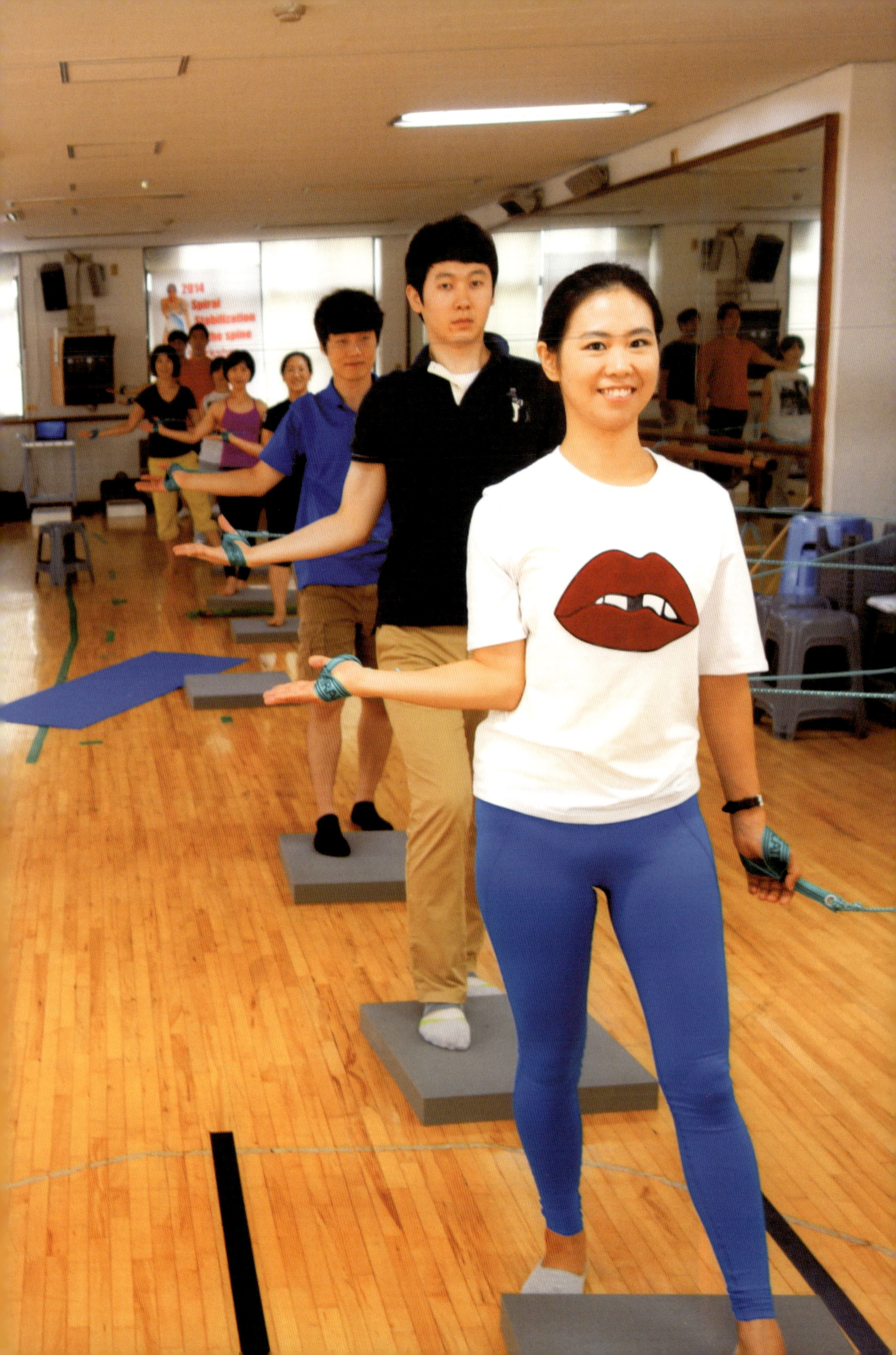

Spiral Stabilization
Spiralstabilisation
Spirální stabilizace

Praha 8, Na Úbočí 10
e-mail: sm@smsystem.cz
tel: 00420-284810231

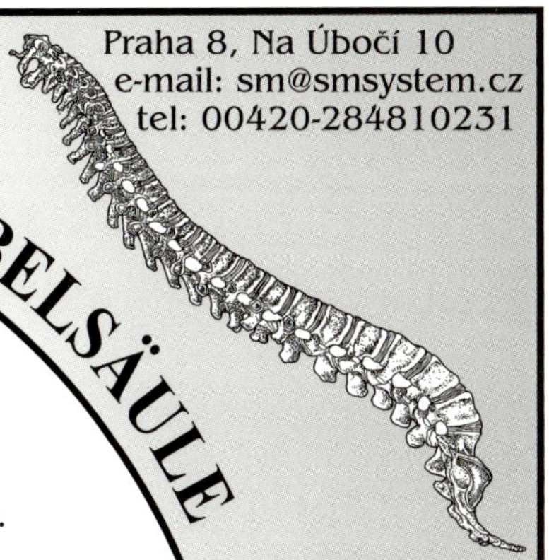

AKTIVE REHABILITATION DER WIRBELSÄULE

www.spiralstabilization.com

Subakute schmerzfreie Phase
des Bandscheibenvorfalls.
Entspannung und Dehnung der Muskeln,
die die Bandscheibe zusammendrücken.
Stabilisation, Traktion, Entspannung und Dehnung.

3. Übung

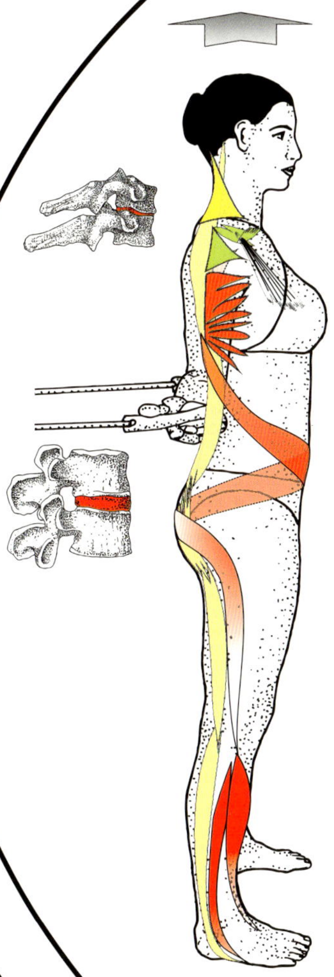

4. Übung

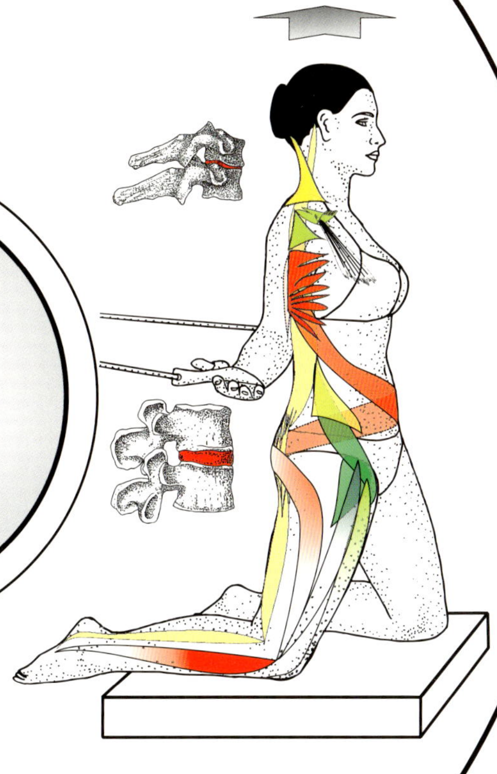

Die Muskeln entlang der Wirbelsäule werden gedehnt.

Die Muskelketten LD - latissimus dorsi (breiter Rückenmuskel) und TR - trapezius (Kappenmuskel) werden Mithilfe der 3. und 4. Übungen aktiviert und können somit für die Stabilisation des Körpers sorgen. Auf dem durch die Spiralen stabilisierten Körper werden dann die Muskeln an der vorderen Seite des Schulter- und Beckengürtels gedehnt.

Wir üben langsam und mit geringer Kraft.

Bei der 3. Übung werden wir die Arme langsam immer mehr öffnen aber nicht zu weit nach hinten neigen. Bei der Übung 4. sollten die Knie zuerst auf der gleichen Ebene bleiben. Später folgt ein kleiner Schritt nach vorne der allmählich immer vergrößert wird.

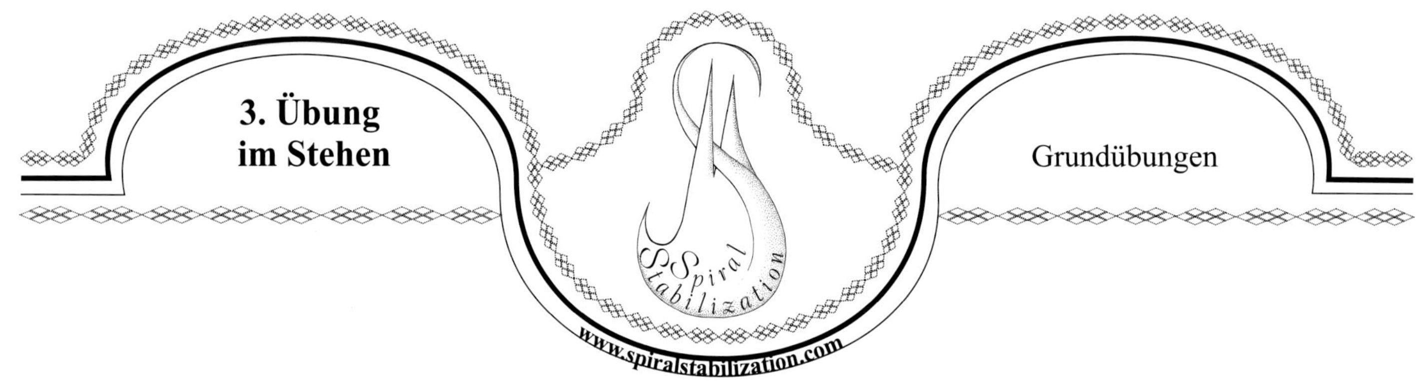

Stand auf beiden Beinen, die Arme nach hinten öffnen, die Schulterblätter zueinander ziehen.

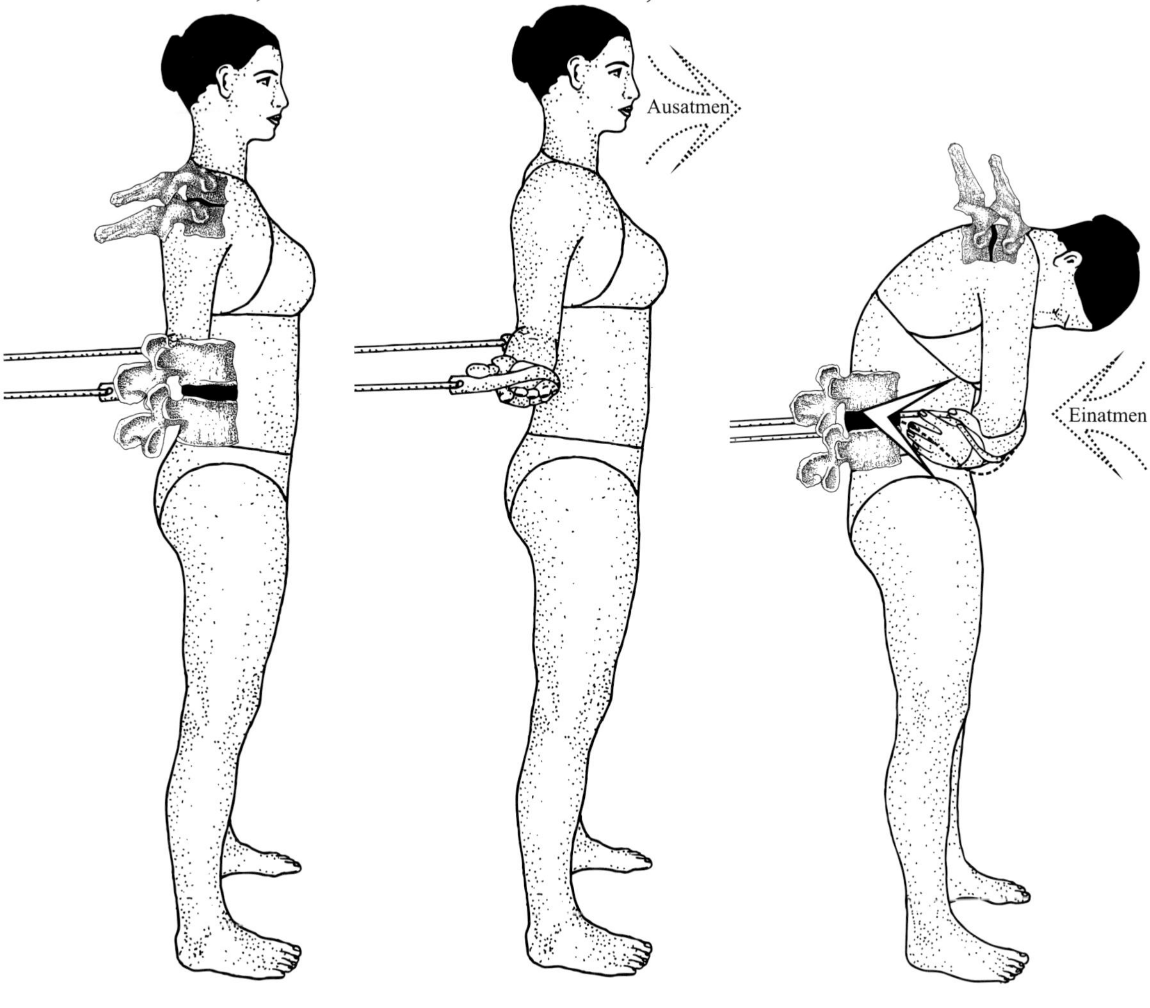

Ausatmen

Einatmen

Ausführung - aktiver Übungsteil

- Die Übung beginnt mit Anspannung der Gesäßmuskeln, Ausgleichen des Beckens und der Lendenlordose!
- Nach und nach nehmen wir einen ausgeglichenen Stand ein, kräftigen den Rumpf vom Becken nach oben bis auf die Ebene der mitte der Schulterblätter Th 5 (5. Brustwirbel).
- Die Unterarme werden nach außen und unten horizontal zur Achse des Armknochens rotiert.
- Die Handflächen zeigen nach oben (Supination). Wir heben den Kleinfinger leicht an, so dass das Seil zwischen Daumen und Zeigefinger bleibt.
- Die Schulterblätter bewegen sich zueinander und leicht nach unten.
- Der Brustborb öffnet sich oben an der Vorderseite, die unteren Rippen bleiben weiterhin nach unten gezogen und das Ausatmen wird dadurch erleichtert.
- Die Ellbogen bewegen sich nach hinten, dürfen aber die Körpermitte nicht überschreiten, am Ende der Übung ziehen wir sie ganz kräftig zueinander.
- Der Kopf ist in Achsstellung und der Hinterkopf wird nach oben gestreckt.
- Der Nacken ist ganz entspannt.
- In der aktiven Position wird im Unterbauch ausgeatmet.

Die Wirbelsäule ist durch die Aktivität der LD, TR. Spirale aktiv nach oben gestreckt.
Die Segmente der Lenden- und Halswirbelsäule treten auseinander und öffnen sich.

Ausgangsposition - aktiver Übungsteil

- Wir stehen mit dem Rücken zur Befestigung des Seils.
- Der Rücken bildet eine lange Kyphose (Katzenbuckel). Der Oberkörper ist nach vorn eingerollt.
- Wichtig: Der Oberkörper darf nicht über das Becken vorgeschoben werden. (Brustbein bleibt oberhalb der Symphyse)
- Die Arme vor dem Körper kreuzen.
- Die Handflächen zeigen zum Körper.
- Der ganze Rücken ist entspannt. d.h. im Bereich des Hinterkopfs, des Nackens, der Schulterblätter, des Oberkörpers und im Lendenbereich.
- In dieser Position erfolgt die Einatmung.

Die Wirbelsäule ist durch die Aktivität der PM. Spirale aktiv nach oben gestreckt.
Die Segmente der Lenden- und Halswirbelsäule treten auseinander und öffnen sich jedoch mehr am hinteren Pol.
Am vorderen, sowie auch am hinteren Pol, wird die Bandscheibe einer Auftriebskraft ausgesetzt.

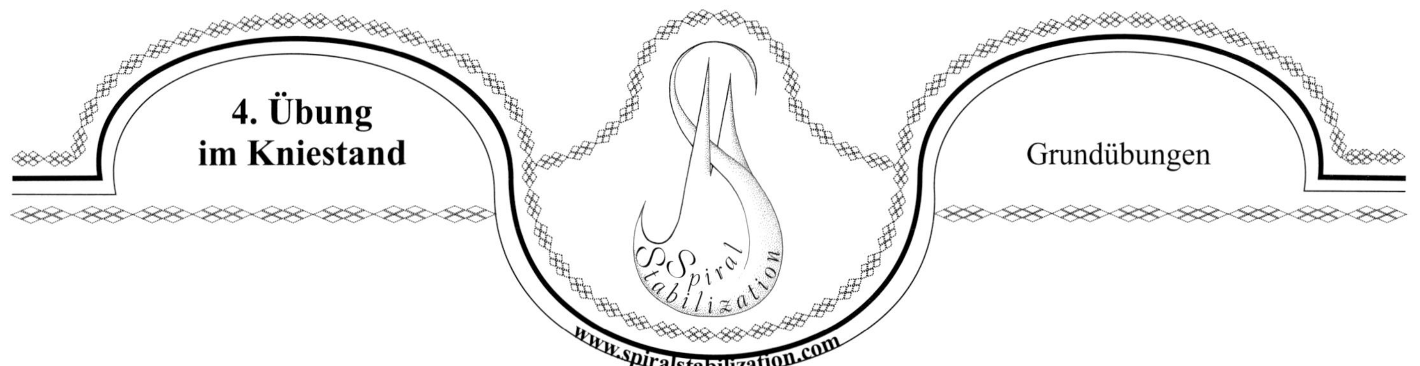

Auf beiden Knien die Arme nach hinten öffnen, die Schulterblätter zusammenziehen und das Becken nach vorn drücken.

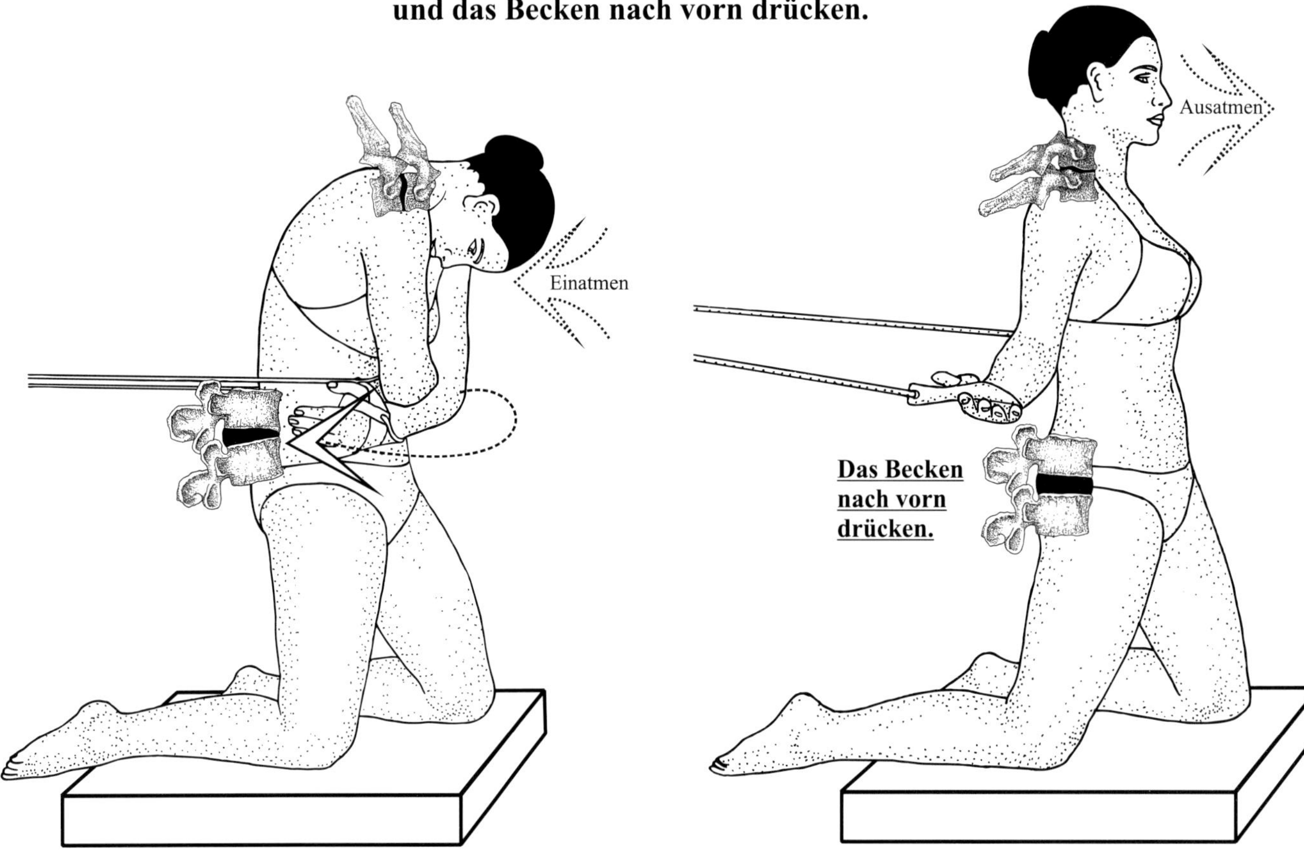

Ausgangsposition - passiver Übungsteil

- Wir knien auf beiden Knie mit dem Rücken zur Befestigung des Seils.

Der Rücken bildet eine lange Kyphose (Katzenbuckel). Der Oberkörper ist nach vorn eingerollt (lange gelockerte Kyphose).

Wichtig: Der Oberkörper darf nicht über das Becken vorgeschoben werden.

(Brustbein bleibt oberhalb der Symphyse)

- Die Arme vor dem Körper kreuzen.
- Das linke Bein 10 bis 20 cm. nach vorn schieben. Die Fußspitzen sind gestreckt und liegen mit dem Fußrücken auf der Unterlage. Die Unterschenkel liegen parallel.
- Der ganze Rücken, Lendenbereich, Schulterblätter, Nacken und Hinterkopf sind entspannt.
- in dieser Position erfolgt die Einatmung.
- Ausgangsposition ist durch die Spirale PM stabilisiert.
- Die Segmente der Lenden- und Halswirbelsäule treten auseinander und öffnen sich, jedoch mehr am hinteren Pol. Am vorderen und am hinteren Pol wird die Bandscheibe einer Auftriebskraft ausgesetzt.

Ausführung - aktiver Übungsteil

- Die Übung beginnt mit Anspannung der Gesäßmuskeln und dem Ausgleich des Beckens.

-Vorsicht: um die Entstehung einer Lordose im Bereich der Lendenwirbelsäule zu vermeiden, sollte der Übergang von Kyphose zur aufrechten Position langsam sein. Nach und nach nehmen wir den hohen Kniestand ein und kräftigen dabei den Rumpf vom Becken nach oben. Die Arme öffnen sich langsam und rotieren nach außen, die Unterarme bleiben auf der Ebene der Ellbogen und werden nach außen horizontal zur Achse des Armknochens rotiert. Die Hände ziehen wir nach hinten. Die Ellenbogen bewegen sich nach hinten zueinander und dürfen die Ebene des Körpers nicht überschreiten. Die Handflächen zeigen nach oben (Supination). Wir heben den Kleinen Finger leicht an, sodass das Seil zwischen Daumen und Zeigefinger bleibt. Der Brustborb öffnet sich oben an der Vorderseite, die unteren Rippen bleiben weiterhin nach unten gezogen.

Der Kopf ist in Achsstellung und der Hinterkopf wird angehoben.

- Der Nacken ist ganz entspannt. Wir erhöhen noch mehr die Anspannung des Gesäßmuskels oberhalb des hinteren Beins und drücken das Becken nach vorn. Dies führt zur intensiven Dehnung der Hüftbeuger.

-Jetzt wird im Unterbauch ausgeatmet.

Zurück in die Ausgangsposition.

-Wir heben den Hinterkopf an, und Wirbel für Wirbel rollen wir den Nacken nach vorn. Jetzt bringen wir den oberen Brustkorb in eine Bogenform und ziehen das Brustbein nach unten in Richtung Schambein. Wichtig: die Mitte des Brustkorbs muss sich nach hinten und nicht nach vorn bewegen. Auf diese Weise kann die vordere Bewegungsachse angehalten werden. Die vorgestreckten Arme sinken nach und nach bis zur Hüfthöhe ab.

- Die Endposition ist durch die LD, TR Spirale stabilisiert.
- Die Wirbelsäule ist aktiv nach oben gestreckt.
- Wir wechseln die Position der Beine und wiederholen die Übung auf die gleiche Weise.

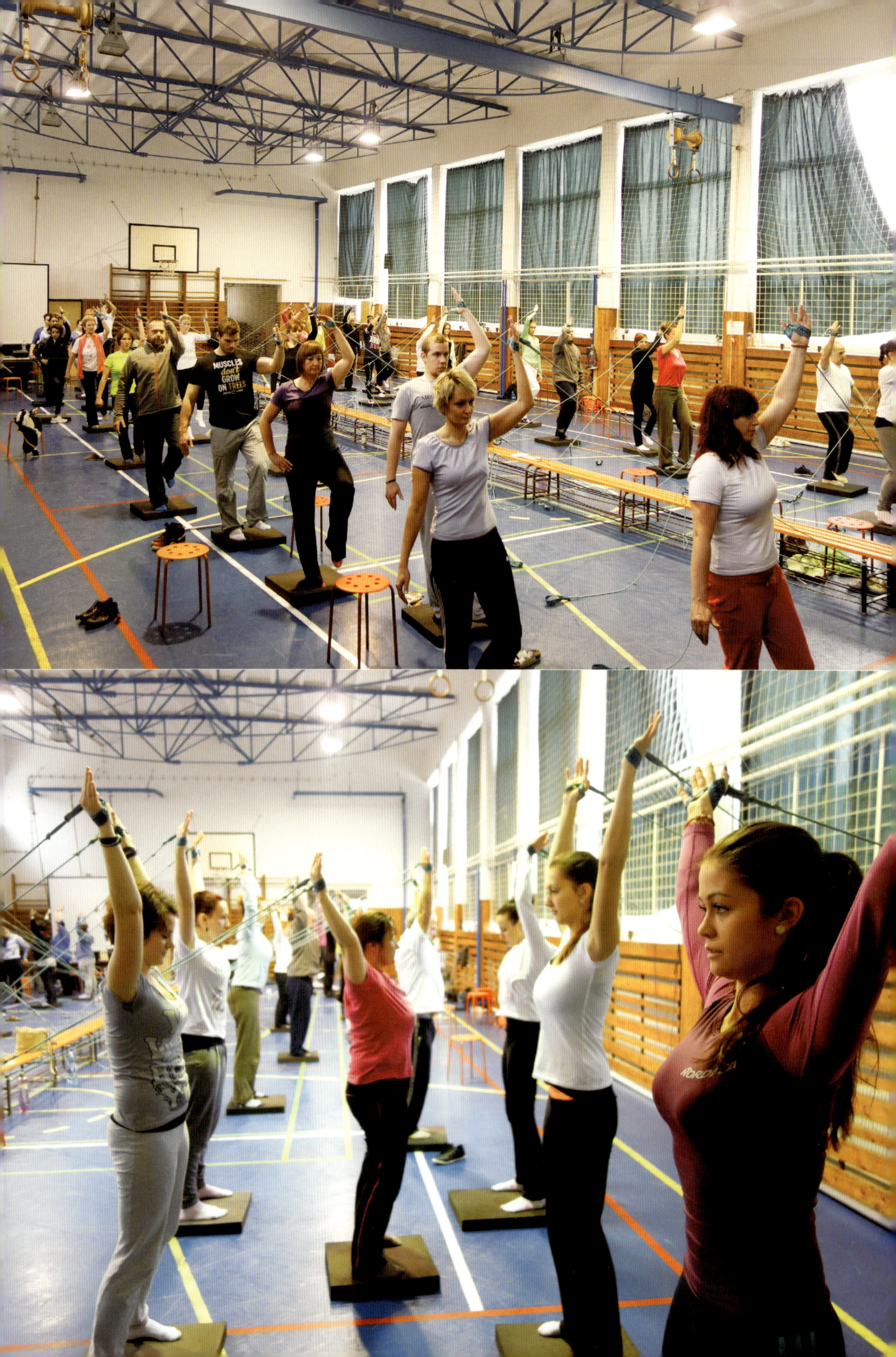
MUSCLES don't GROW ON TREES

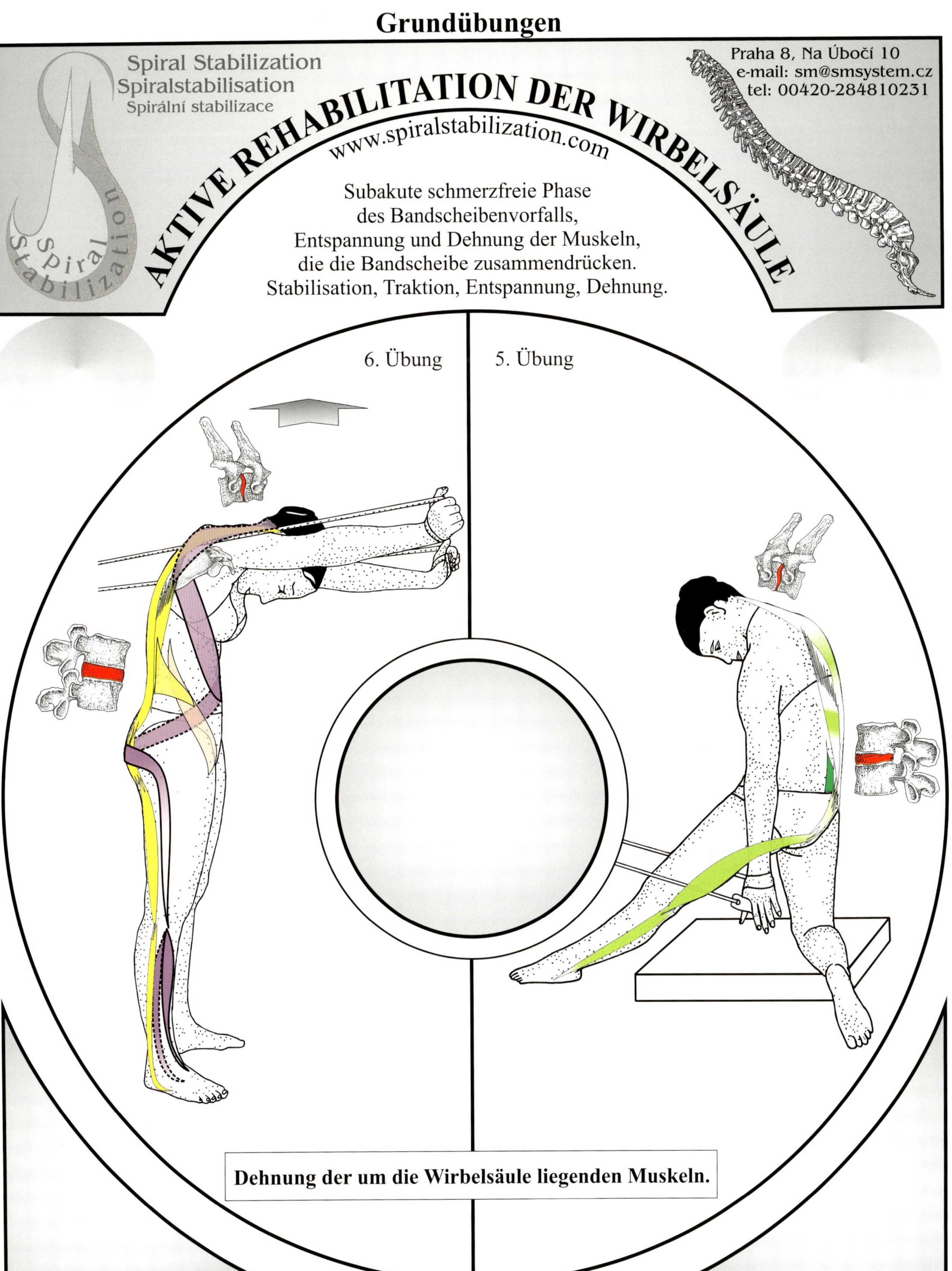

Die Koordination der Übung 5 ist, ähnlich wie die der Übung 1 und sie dient zur Dehnung der Rückenmuskeln. Die Übung 6 wird durch die Spiralmuskelkette SA - serratus anterior (vorderer Sägemuskel) stabilisiert. Mit Hilfe dieser Übung wird die Wirbelsäule sehr wirksam nach oben gedehnt, und gleichzeitig kommt es auch zur Dehnung der Rückenmuskeln. Bei größerer Verkürzung der Rückenmuskeln muss der Bewegungsumfang eingeschränkt werden. Im Fall einer funktionellen Störung im Schultergelenk ist es möglich, mit gebeugten Ellenbogen und ohne hochheben der Arme zu üben.

Wir üben langsam und mit geringer Kraft.

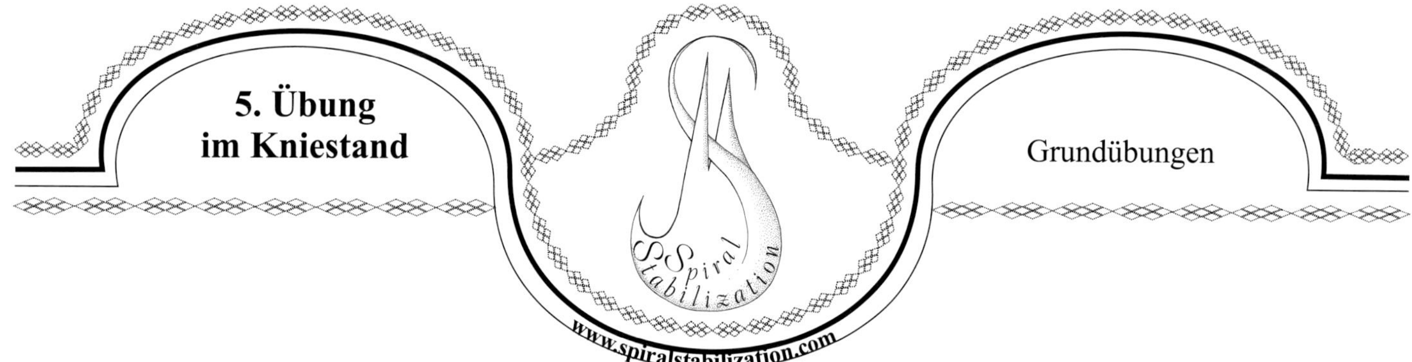

Kniend - Dehnung des Rückens, das Seil mit beiden Armen nach hinten ziehen.

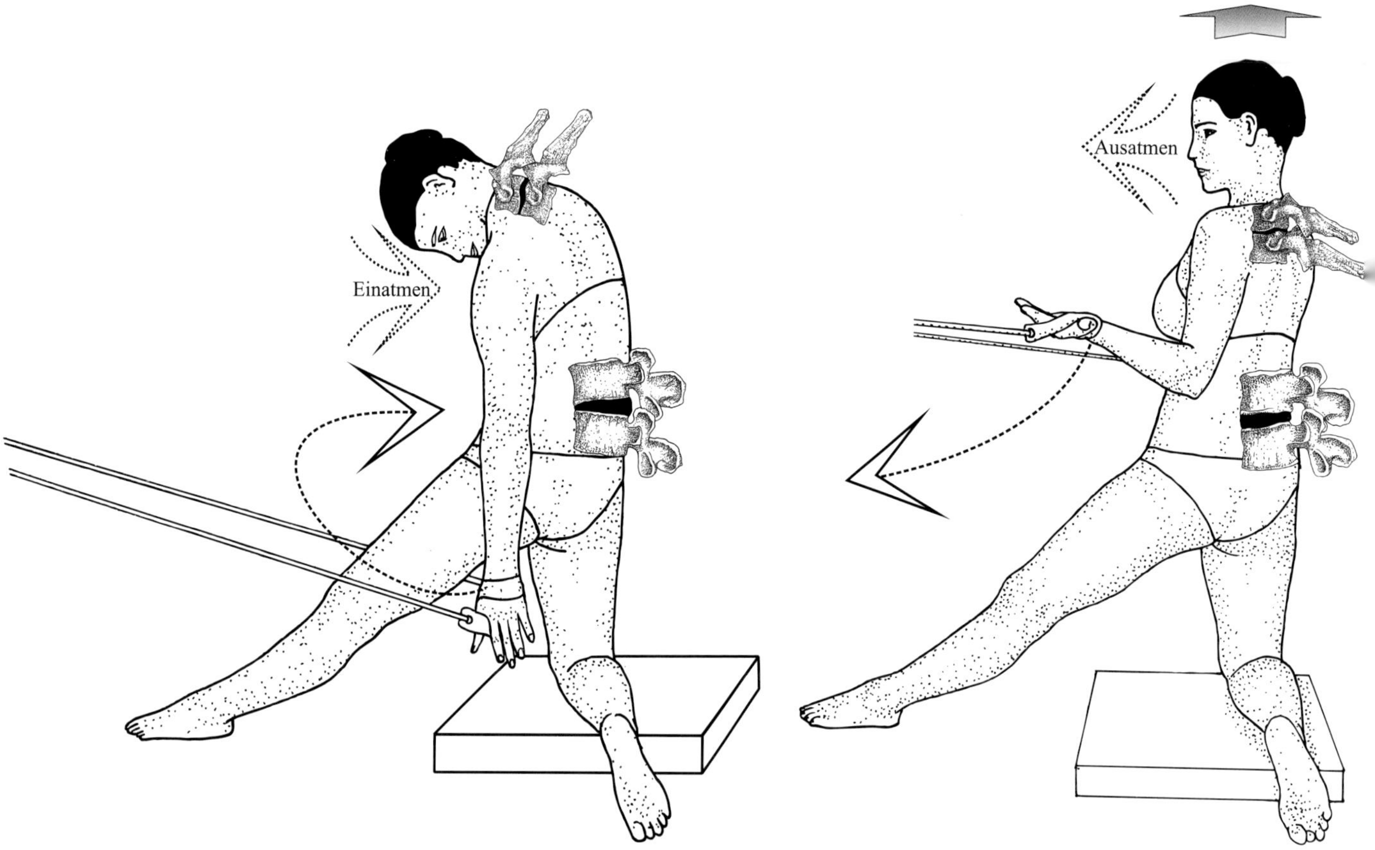

Einatmen

Ausatmen

Ausgangsposition - passiver Übungsteil

- Wir knien mit der Stirn zur Befestigung des Seils.
- Das linke Bein ist nach vorn gestreckt und im Knie durchgedrückt. Die Fußspitze ist nach vorn und unten gestreckt. Das rechte Bein mit gebeugtem Knie ist hinten, sodass es im rechten Winkel zum linken Bein steht. Dies verleiht der Übung Stabilität.
- Die Arme werden in Richtung Knie des hinteren gebeugten Beins geführt. Die Betonung liegt auf Dehnen des unteren Rückens.
- Der Oberkörper ist zu einer langen Kyphose (Katzenbuckel) gebeugt. Der Kopf hängt passiv an den Nackenbändern.
- In der Ausgangsposition atmen wir ein.

Durch diese Übung in der Ausgangposition werden sowohl die Rückenmuskeln als auch die hintere Muskelgruppe des Oberschenkels gedehnt.

Die Ausgangsposition ist durch die ES, QL Vertikale stabilisiert.

Ausführung - aktiver Übungsteil

- Die Übung beginnt mit Anspannung der Gesäßmuskeln und dem Ausgleich des Beckens und der Lendenwirbelsäule! Nach und nach nehmen wir eine knieende ausgeglichene Position ein und kräftigen dabei den Rumpf vom Becken nach oben.
- Die Schulterblätter werden nach hinten unten gezogen. Die Ellenbogen erreichen die Rumpfebene, die sie aber nicht überschreiten dürfen.
- Der Kopf ist in Achsstellung, der Hinterkopf ist hochgezogen und der Nacken ist völlig entspannt. Die Hände, deren Handflächen nach oben zeigen, können wir in äußerer Rotation öffnen. Die Ellenbogen bleiben am Körper.

In der Ausgangsposition atmen wir aus.
Die aktive Position ist durch die LD, TR Spirale stabilisiert.
Die Wirbelsäule wird aktiv nach oben gestreckt.

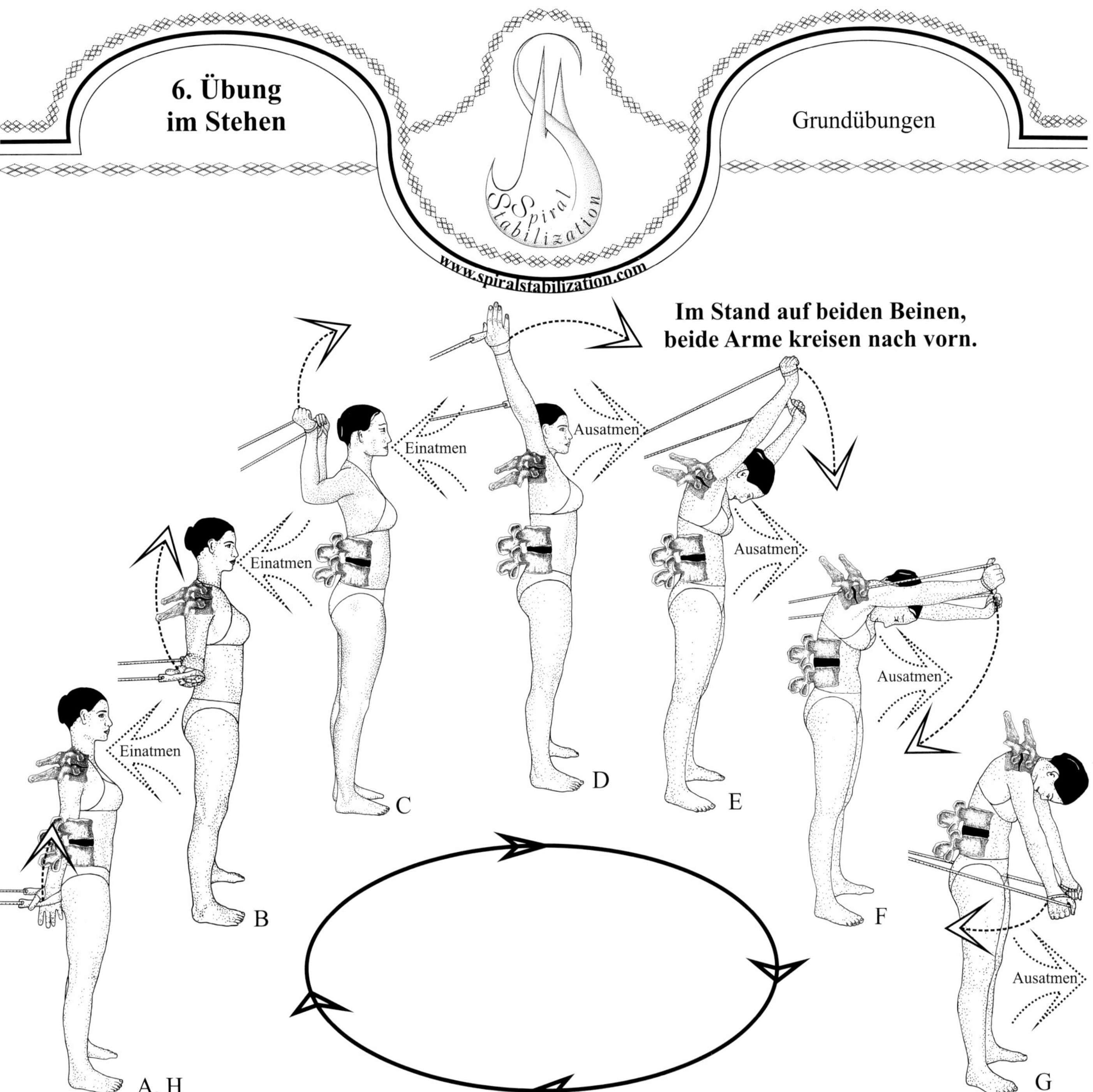

Ausgangsposition - passiver Übungsteil

- Wir stehen mit dem Rücken zur Befestigung des Seils.
- Der Rücken ist zur hinteren Körperachse ausgeglichen.
- Die Arme hängen seitlich neben dem Körper herunter, die Handflächen sind nach außen gedreht und der Daumen zeigt nach hinten.
- Der ganze Rücken ist entspannt d.h. im Bereich des Hinterkopfs, des Nackens, der Schulterblätter sowie im Lendenbereich.
- In dieser Position atmen wir ein.

Die Segmente der Hals- und Lendenwirbelsäule sind ausgeglichen.

Die Ausgangsposition ist durch die ES, QL Vertikale stabilisiert.

Ausführung - aktiver Übungsteil

Bei dieser Übung werden wir seitlich und etwa 30 cm. von der Schulter entfernt große Kreise mit den Armen beschreiben.

Phase A - die Übung beginnt mit Anspannung der Gesäßmuskeln, Ausgleichen des Beckens und der Lendenlordose.

- Nach und nach nehmen wir eine ausgeglichene Stehposition ein, kräftigen den Rumpf vom Becken nach oben bis auf die Ebene der Mitte der Schulterblätter Th 5 (5. Brustwirbel). Der Kopf ist in Achsstellung, der Hinterkopf ist hochgezogen.

Phase B - der Unterarm wird bis auf die Ebene der Ellenbogen hochgehoben, nach außen horizontal zur Achse des Armknochens rotiert. Die Hände ziehen wir nach hinten. Die Ellenbogen bewegen sich nach hinten zueinander und dürfen die Ebene des Körpers nicht überschreiten. Die Handflächen zeigen nach oben (Supination). Wir heben den Zeigefinger leicht an, sodass das Seil zwischen Daumen und Zeigefinger bleibt. Der Brustborb öffnet sich oben an der Vorderseite, die unteren Rippen bleiben weiterhin nach unten gezogen. Der Kopf ist in Achsstellung und der Hinterkopf wird nach oben gestreckt. Der Nacken ist völlig entspannt.

Das Einatmen wird fortgesetzt.

Die Position B ist durch die LD, TR.Spirale stabilisiert.

Phase C - die Hände bewegen sich weiterhin nach oben und die maximale Streckung des Schultergelenks nach hinten wird eingehalten.

Phase D - die Bewegung nach oben beenden wir mit hochgestreckten und leicht in V- Form ausgebreiteten Armen.

- hier endet das Einatmen. Mit leichtem Ausatmen (ca. 20% der Kapazität) ziehen wir die Schulterblätter nach hinten unten und entspannen dabei ganz deutlich den Nacken.

Phase E - wir strecken den Hinterkopf kräftig nach oben und fangen an, die Halswirbelsäule Wirbel für Wirbel vom Hinterkopf nach unten abzurollen und das Kinn Richtung Brustbein zu ziehen. Das Ausatmen wird fortgesetzt.

Phase F - Das Abrollen der Wirbelsäule im Brustbereich wird fortgesetzt und das Brustbein wird in Richtung Schambein gezogen.

Phase G - Das Abrollen der Wirbelsäule erreicht den Höchststand im Bereich der Lendenwirbelsäule. Wir bilden hier eine maximale Kyphose, die sich nach hinten auswölbt. Das Becken bleibt stabil und der M. gluteus maximus aktiviert. Wichtig: die Mitte des Brustkorbs muss sich nach hinten und nicht nach vorn bewegen. Auf diese Weise kann die vordere Bewegungsachse angehalten werden. Hier endet das Ausatmen.

Phase H - Wir nehmen eine lockere Stehposition ein, entspannen alle Muskeln einschließlich der M. gluteus maximus.

In den E, F, G Positionen ist die Wirbelsäule durch die SA Spirale nach oben und nach vorn aktiv gestreckt.
Die Segmente der Lenden- und Halswirbelsäule treten auseinander und öffnen sich sowohl am vorderen als auch am hinteren Pol der Bandscheibe.

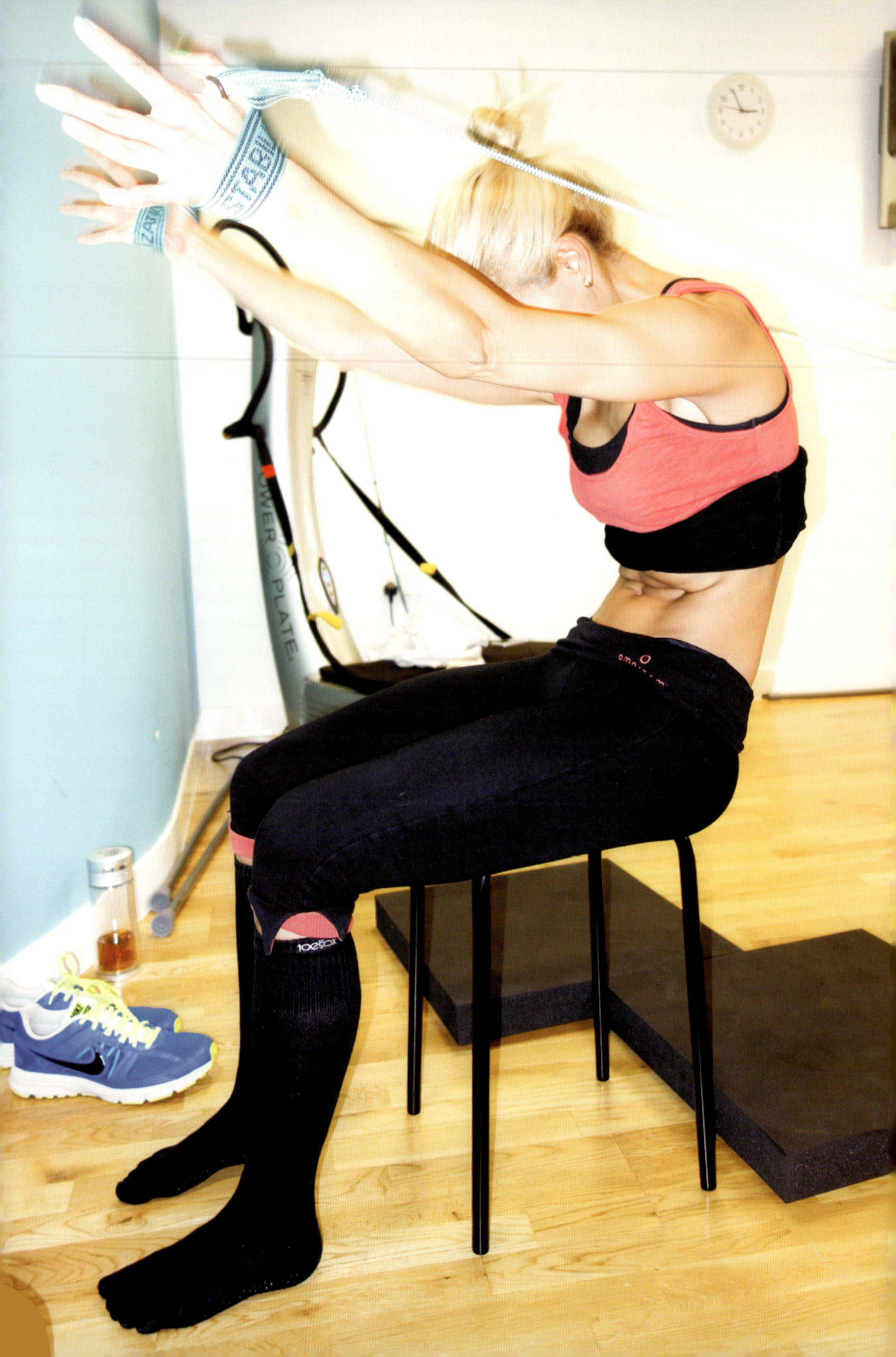
toesox

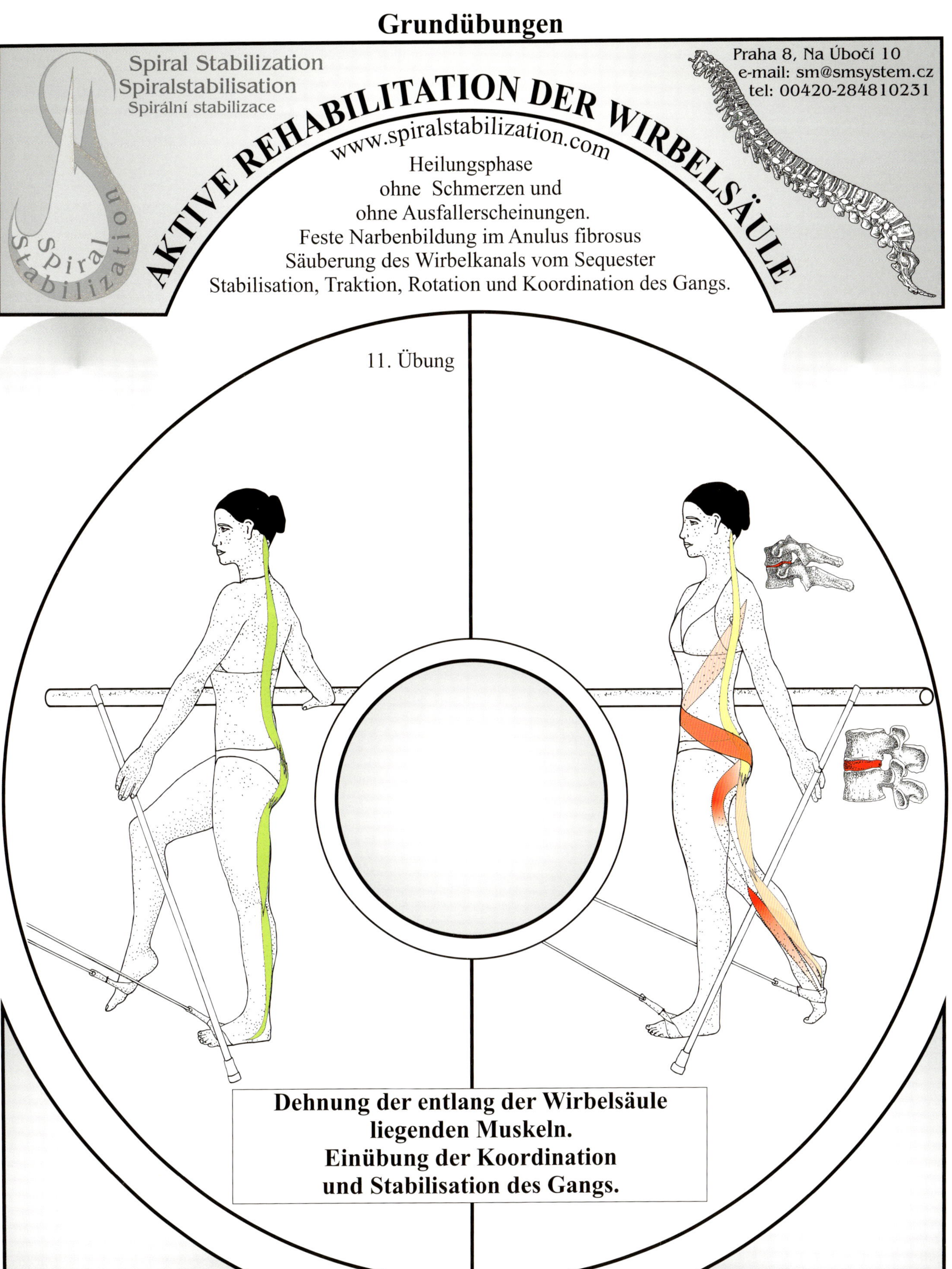

Die Übung 11 verbindet die Koordination der vorangehenden Übungen und ist wieder durch die LD und TR Muskelkette spiral stabilisiert. Der Bewegungsumfang des Arms und des Beins darf nicht eine Krümmung der Wirbelsäule nach vorne - Hyperlordose auslösen. Diese Übung trainiert die Gegenbewegung des Schultergürtels und des Beckengürtels und dadurch unterstützt sie den richtigen Gang. Bei dieser Übung kräftigen wir außerdem sehr effektiv den großen Gesäßmuskel und dehnen die Hüftbeuger.

Wir üben langsam und mit geringer Kraft.

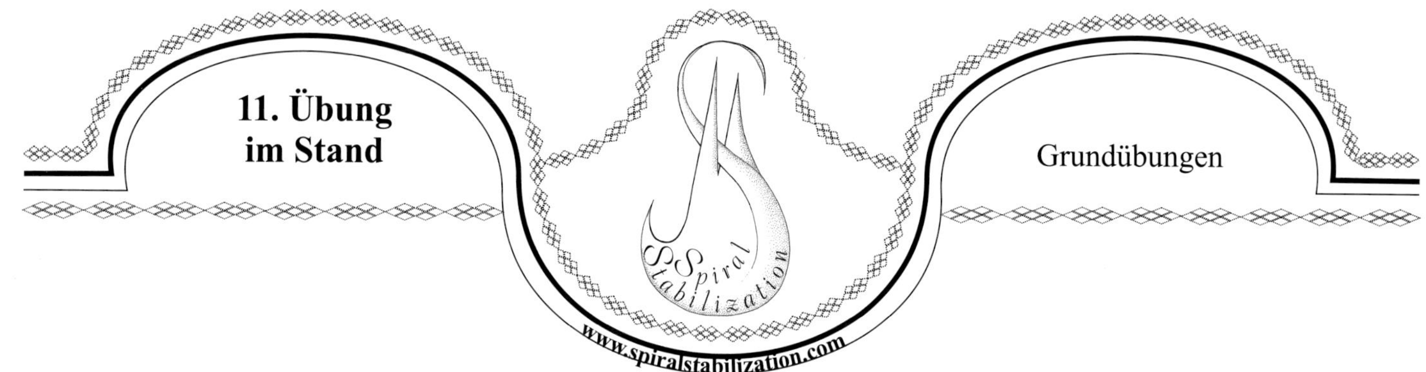

Doppelte Extension - Dehnung des Arms im Bereich des Schultergelenks und des Beins im Bereich des Hüftgelenks. Die Übung wird in ausgeglichener, stabilisierter Position mit fester Stütze durchgeführt.

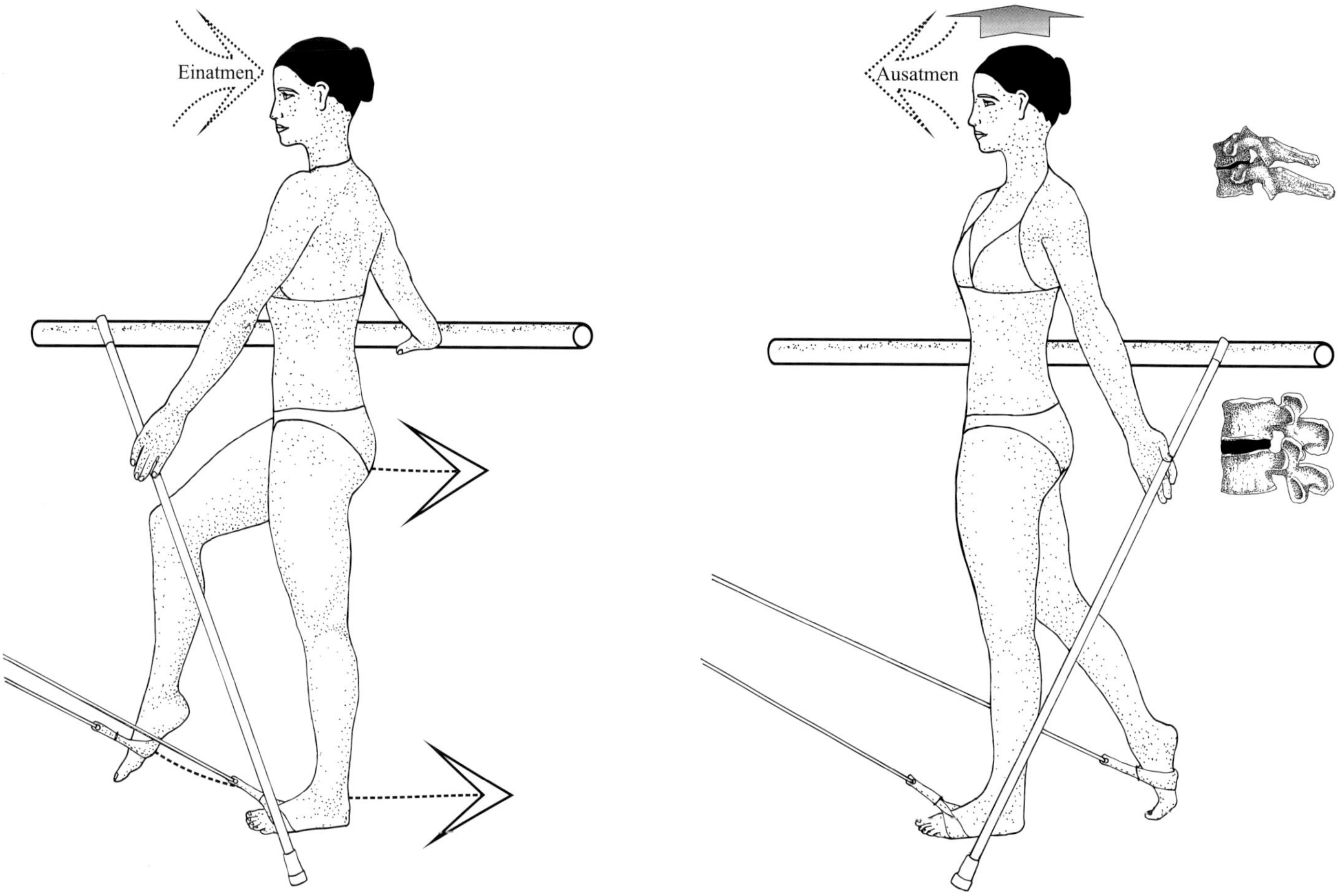

Einatmen

Ausatmen

Ausgangsposition - passiver Übungsteil

- Lockerer Stand zur hinteren Körperachse und mit der Stirn zur Befestigung des Seils.
- Linkes Bein ist Standbein.
- Rechtes Bein (Schwungbein) ist vorn und es ist in der Hüfte sowie im Knie gebeugt.
- Die rechte Hand stützt sich an der Stange oder Stuhllehne.
- Der linke Arm ist vorn.
- Die Wirbelsäule bleibt im Brust- und Lendenbereich in mittlerer Position und rotiert nicht.
- Das Einatmen erfolgt in der passiven Position.

Die Ausgansposition ist durch die PM, SA aktiv stabilisiert.

Ausführung - aktiver Übungsteil

- Die Übung beginnt mit Anspannung der Gesäßmuskeln oberhalb des linken Standbeins, Ausgleichen des Beckens und der Lendenlordose! Nach und nach nehmen wir einen ausgeglichenen Stand ein und kräftigen den Rumpf vom Becken nach oben bis zur Th 5.
- Das rechte Bein bewegt sich nach hinten (Extension in der Hüfte).

Die Fußspitze sollte am Bewegungsende den Boden berühren. Die Fußspitze zeigt nach unten, die Ferse nach oben (fehlerhaft ist die äußere Rotation der Fußspitze nach außen). Wichtig ist, dass die Bewegung nur in der Hüfte stattfindet, und der Lendenbereich zur mittleren Körperachse ausgeglichen bleibt (fehlerhaft ist die Vertiefung der Lordose).

Die Bewegung setzt sich aus 3 Komponenten zusammen:

1/ Extension im Hüftgelenk.

2/ Anteroposteriore Bewegung im Iliosakralgelenk (Kreuzdarmbeingelenk).

3/ Die Wirbelsäule bleibt in mittlerer Position, wird nach oben gedehnt und die Krümmungen gleichen sich dabei leicht aus.

- Der linke Arm bewegt sich gleichzeitig in Extension nach hinten.

Die Bewegung setzt sich aus 3 Komponenten zusammen:

1/ Extension im Schultergelenk.

2/ Bewegung im Thoracoscapulares Gelenk (Schulterblatt-Thorax-Gelenk) - das Schulterblatt bewegt sich nach hinten unten und gleitet am Oberkörper entlang.

3/ Die Wirbelsäule bleibt in mittlerer Position, wird nach oben gedehnt und die Krümmungen gleichen sich dabei leicht aus.

Der linke Arm führt die Gegenbewegung d.h. vom Hinterstrecken des Arms zur dessen Vorstreckung durch.

- Der Kopf rotiert nicht und bleibt in Achsstellung. Unterhalb des Kopfs rotiert dagegen der Rumpf. Der Hinterkopf wird angehoben.

Die aktive Position ist durch LD, TR Spirale stabilisiert und in dieser Position wird im Unterbauch ausgeatmet.

Spiral Stabilization
Spiralstabilisation
Spirální stabilizace

Praha 8, Na Úbočí 10
e-mail: sm@smsystem.cz
tel: 00420-284810231

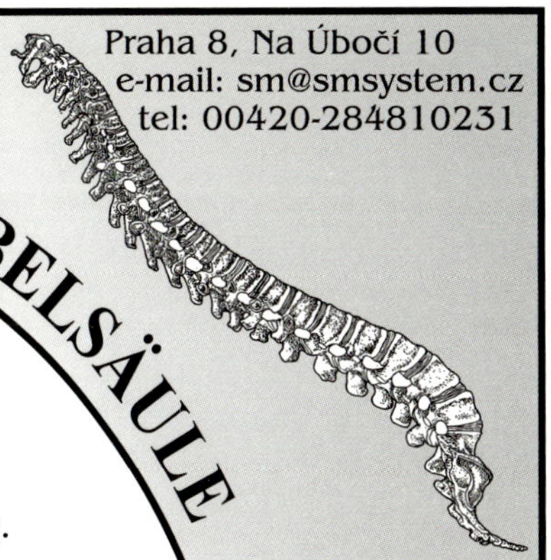

AKTIVE REHABILITATION DER WIRBELSÄULE

www.spiralstabilization.com

Subakute schmerzfreie Phase
des Bandscheibenvorfalls.
Entspannung und Dehnung der Muskeln,
die die Bandscheibe zusammendrücken.
Stabilisation, Traktion, Entspannung und Dehnung.

1. Übung

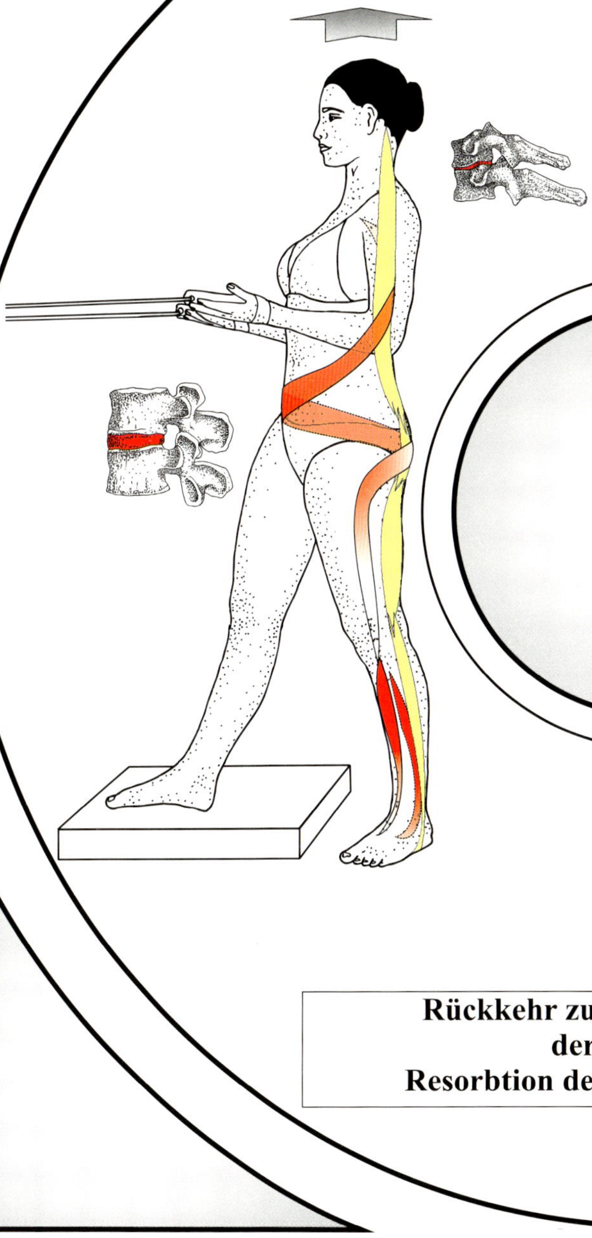

2.Übung

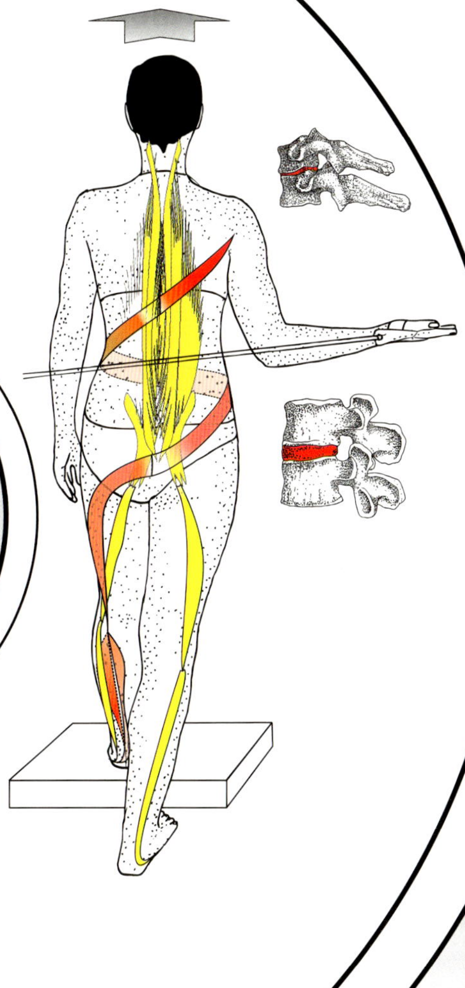

Rückkehr zur vollen Beweglichkeit der Wirbelsäule, Resorbtion des Bandscheibenvorfalls.

Die Übungen 1 und 2 aktivieren die spirale Muskelketten LD - latissimus dorsi (breiter Rückenmuskel) und TR - trapezius (Kappenmuskel) und diesen stabilisieren den Körper. Die spirale Muskelketten umkreisen den Körper auf seiner Oberfläche, ziehen den Körperumfang zusammen und bilden eine Kraft die den Körper nach oben streckt und die Heilung der beschädigten Bandscheiben damit ermöglicht.

Wir üben langsam mit geringer Kraft von ca. 1 Kp (mit der schwarzen Verlängerung des elastischen Seils) und mit Betonung auf die konsequente Ausführung der Details der beiden Übungspositionen.

Wir üben stets im schmerzfreien Bereich. Um den Einsatz von Kraft im Fall der auftretenden Schmerzen reduzieren zu können muss der Abstand zwischen übende Person und Befestigung des Seils reduziert werden. Eine weitere Maßnahme beruht auf der Einschränkung des Bewegungsausmaßes. Falls die Übung immer noch Schmerzen verursacht, überspringen wir sie und fangen mit der Ausführung der folgenden Übung an. Nach einer Woche, können wir zu der Übung zurückzukommen und nochmal versuchen sie durchzuführen.

Erst bei guter Beherrschung der Übungen können wir anfangen, die grüne Verlängerung des el. Seils und deren Wiederstandskraft von 1-3 Kp. zum Üben verwenden.

Stand auf hinterem Bein, vorderes Bein bleibt vorn auf dem Step, mit beiden Armen nach hinten ziehen.

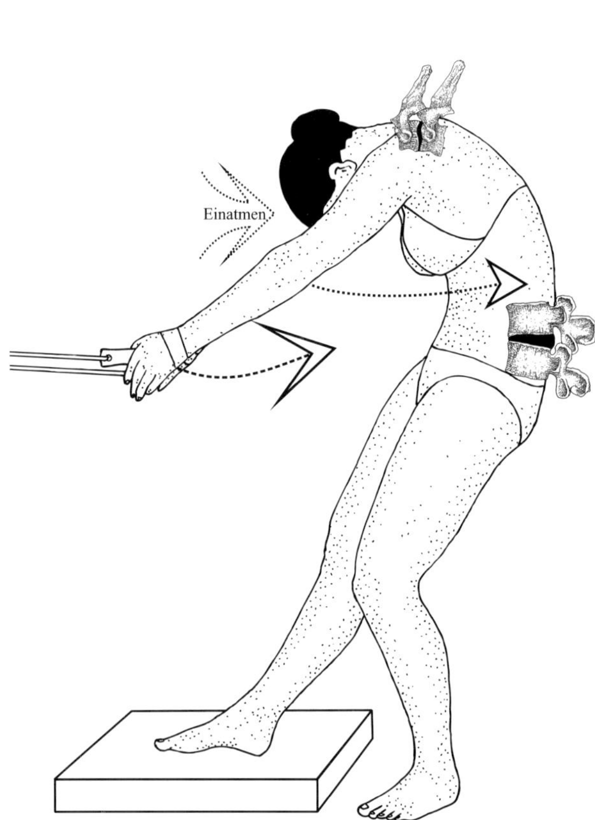

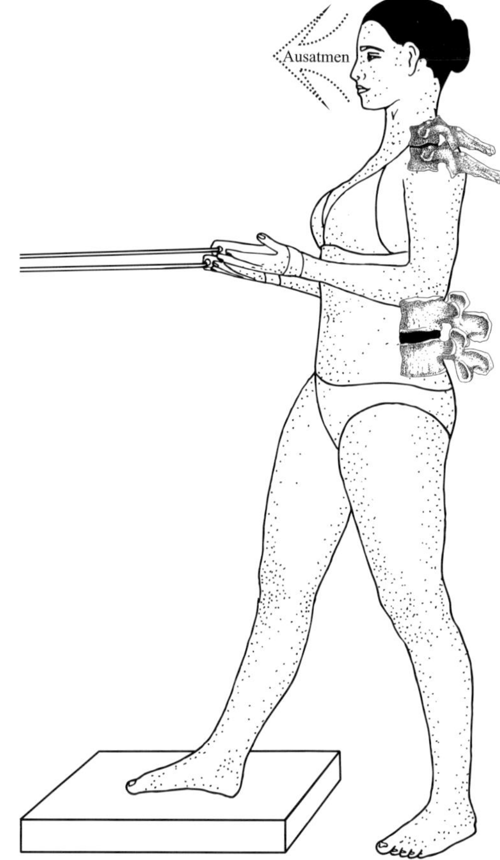

Ausgangsposition - passiver Übungsteil

- Entspannter Stand, mit der Stirn zur Seilbefestigung.
- Rechtes Bein ist nach vorn gestreckt und steht auf dem Step.
-Das Knie ist durchgedrückt - darf nicht gebeugt werden!
- Das linke Knie ist gebeugt.
- Der Rücken bildet einen langen kyphotischen Bogen (Katzenbuckel).
- Die Mitte des Rückens ist weiter hinten als das Becken (wir drücken der Rücken nach hinten und das Becken nach vorn).
- Das Step ermöglicht der Wirbelsäule den kyphotischen Bogen zu vertiefen und den Rücken besser zu dehnen.
- Der Rumpf darf die Beckenbasis nicht verlassen d.h. und ist zur vorderen Körperachse ausgeglichen.
- Wichtig: Der Oberkörper darf nicht über das Becken vorgeschoben werden.
(Brustbein bleibt oberhalb der Symphyse).
- Beide Arme sind nach vorn gestreckt und mit der Kraft des Seils passiv nach vorn gezogen.
- Die Handflächen zeigen nach unten.
- Der ganze Rücken ist entspannt, d.h. im Bereich des Hinterkopfs, des Nackens, der Schulterblätter, des Oberkörpers sowie im Lendenbereich.
- Das Einatmen erfolgt in der passiven Position.
Die Wirbelsäule wird passiv nach vorne gestreckt. Die Segmente der Lenden-und Halswirbelsäule treten auseinander und öffnen sich mehr am hinteren als am vorderen Pol der Bandscheibe, wo sich jedoch ein leichter Druck bildet.
Die Position ist durch die ES, QL Vertikale stabilisiert.

Ausführung - aktiver Übungsteil

- Die Übung beginnt mit Anspannung der Gesäßmuskeln, Ausgleichen des Beckens und der Lendenlordose!
- Das rechte Bein bleibt nach vorn gestreckt und das linke muss gestreckt werden.
- Das Körpergewicht auf das hintere linke Bein verlagern.
- Nach und nach nehmen wir einen ausgeglichenen Stand ein, kräftigen den Rumpf vom Becken nach oben bis auf die Ebene der Mitte der Schulterblätter Th 5 (5. Brustwirbel).
- Wir ziehen die Ellenbogen horizontal nach hinten bis zur hinteren Rumpfebene. Aber bitte nicht weiter!
- Die Hand und der Unterarm bleiben entspannt.
- Die Unterarme rotieren entlang der Längsachse der Hand sodass, am Bewegungsende die Handfläche nach oben zeigt (Supination).
- Die Schulter breiten sich im oberen Bereich leicht aus.
- Der untere Teil der Schulterblätter nähert sich der Wirbelsäule und sinkt leicht nach unten.
- Der Kopf erreicht die Achsestellung und der Hinterkopf wird angehoben.
- Der Nacken ist ganz entspannt.
- In der aktiven Position erfolgt die Ausatmung in den Unterleib.
Die Lendenwirbelsäule wird durch die Spirale LD aktiv nach oben gestreckt.
Die Segmente der Lenden- und Halswirbelsäule treten auseinander und öffnen sich.

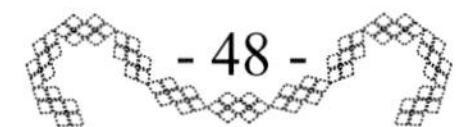

2. Übung mit einem Bein auf dem Step

Übungen für Fortgeschrittene

Spiral Stabilization
www.spiralstabilization.com

Ein Bein bleibt vorn auf dem Step, Ziehen mit einem Arm zur Seite.

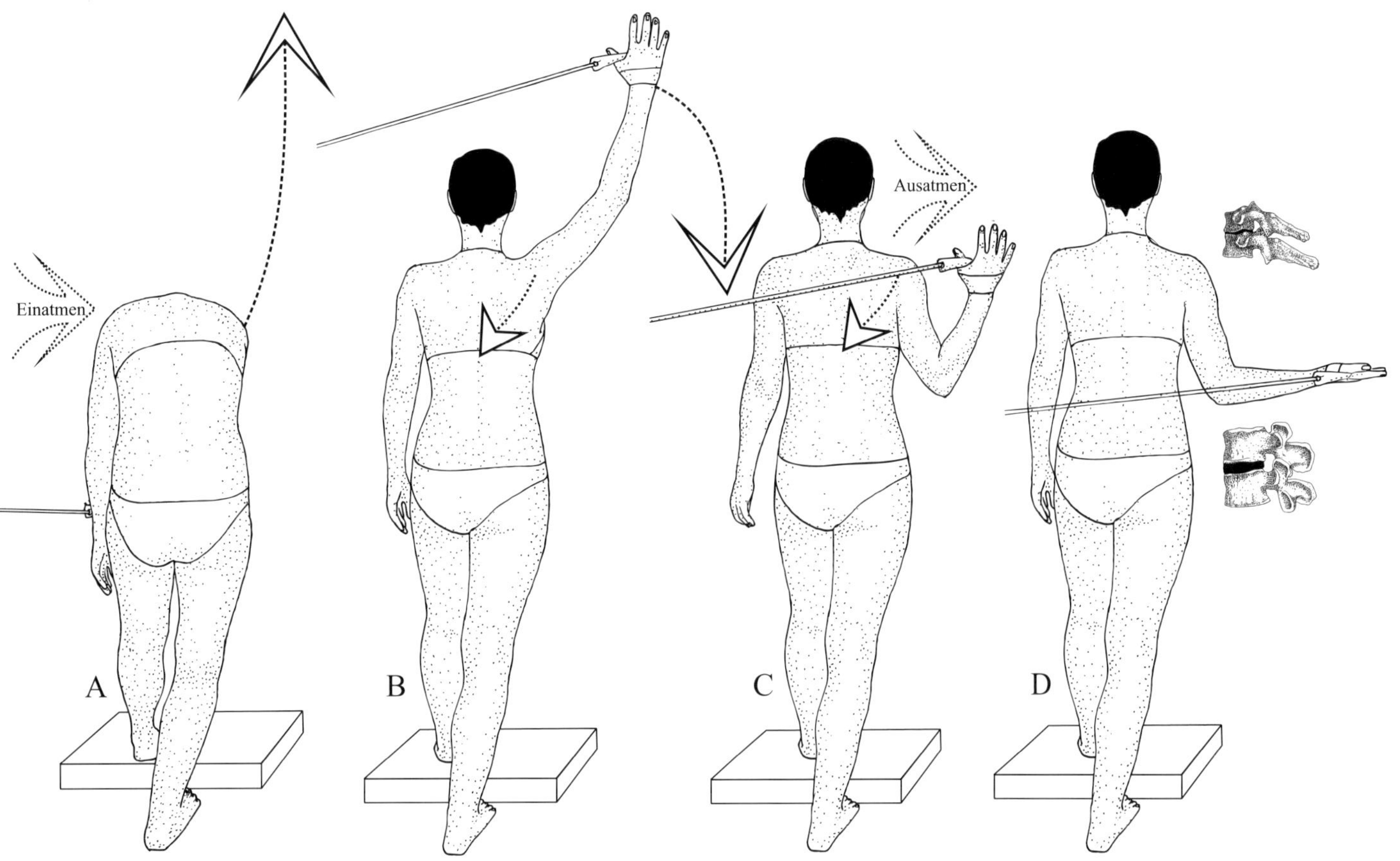

Ausgangsposition - passiver Übungsteil

- Entspannter Stand, seitlich zur Seilbefestigung.
- Das linke Bein ist auf dem Step nach vorn gestreckt.
Das Knie ist durchgedrückt - darf nicht gebeugt werden!
- Das rechte Knie ist gebeugt.
- Der Rücken bildet einen langen kyphotischen Bogen (Katzenbuckel).
- Die Mitte des Rückens ist weiter hinten als das Becken
(wir drücken den Rücken nach hinten und das Becken nach vorn).
- Der Rumpf darf die Beckenbasis nicht verlassen.
- Wichtig: Der Oberkörper darf nicht über das Becken vorgeschoben werden. (Das Brustbein bleibt oberhalb der Symphyse).
- Der rechte Arm ist schräg vor dem Rumpf und wird durch die Kraft des Seils passiv zur Seite gezogen. Die Handfläche zeigt zum Körper.
- Der ganze Rücken ist entspannt, d.h. im Bereich des Hinterkopfs, des Nackens, der Schulterblätter, des Oberkörpers sowie im Lendenbereich.
- Das Einatmen erfolgt in der passiven Position.

Die Wirbelsäule wird passiv nach vorn gestreckt.
Die Segmente der Lenden- und Halswirbelsäule treten auseinander und öffnen sich mehr am hinteren als am vorderen Pol der Bandscheibe, wo sich jedoch ein leichter Druck bildet.

Es kommt zur koordinierten Bewegung zwischen Arm, Schulterblatt und Brustkorb. Der rechte Arm bewegt sich nach vorn und das Schulterblatt gleitet am Brustkorb entlang in die gleiche Richtung und folgt der Bewegung des Arms bei gleichzeitiger Rotation des Brustkorbs. Die Dornfortsätze der Wirbelsäule folgen die Schulterblattbewegung und dies führt zu Entstehung der funktionellen skoliotischen Krümmung.
Die Position ist durch ES, QL Vertikale stabilisiert.

Ausführung - aktiver Übungsteil

B - Die Übung beginnt mit derAnspannung der Gesäßmuskulatur und dem Ausgleich des Beckens, sowie der Lendenlordose.
- Beide Beine werden gestreckt.
- Nach und nach nehmen wir einen ausgeglichenen Stand ein, kräftigen den Rumpf vom Becken nach oben bis auf die Ebene der Mitte der Schulterblätter Th 5 (5. Brustwirbel).
- Wir ziehen den rechten Ellenbogen erst nach hinten und dann hoch bis der Arm ganz nach oben gestreckt ist.

C - Weiter geht es nach hinten, bis wir das Seil hinter den Körper bringen. Dann beugen wir den Ellenbogen und ziehen das Schulterblatt kräftig nach hinten unten in Richtung Wirbelsäule. Die Handfläche zeigt nach vorn und der Daumen nach oben. Dies führt zur intensiven Dehnung im Schlüsselbeinbereich und im Bereich des oberen Rumpfs. In dieser Position können wir den Rumpf nach hinten rotieren um den Brustkorb sowie Brust- und Halswirbelsäule zu mobilisieren.

D - Den rechten Unterarm können wir horizontal ausgleichen und entlang der Längsachse der Hand rotieren, sodass am Bewegungsende die Handfläche nach oben zeigt und der Daumen nach hinten (Supination).
- Das rechte Schulterblatt nähert sich der Wirbelsäule und sinkt leicht nach unten. An der aktiven Körperseite ist die Schulter weiter nach unten gesenkt als an der passiven.
- Der Kopf ist in Achsstellung und der Hinterkopf wird aufgehoben.
- Der Nacken ist ganz entspannt.
-In der aktiven Position wird im Unterbauch ausgeatmet.

Die Wirbelsäule ist aktiv nach oben gestreckt - Traktion.
Die Segmente der Lenden- und Halswirbelsäule treten auseinander und öffnen sich.
Die Wirbelsäule wird zur mittleren Körperachse ausgeglichen - Zentrierung.

Wenn wir die aus den nach hinten gerichteten Bewegungen bestehende Übung fortsetzen, wird die Wirbelsäule beweglicher und dies führt zur Bildung eines skoliotischen Bogens - Mobilisation.

Aktive Position ist durch die LD, TR Spirale stabilisiert.

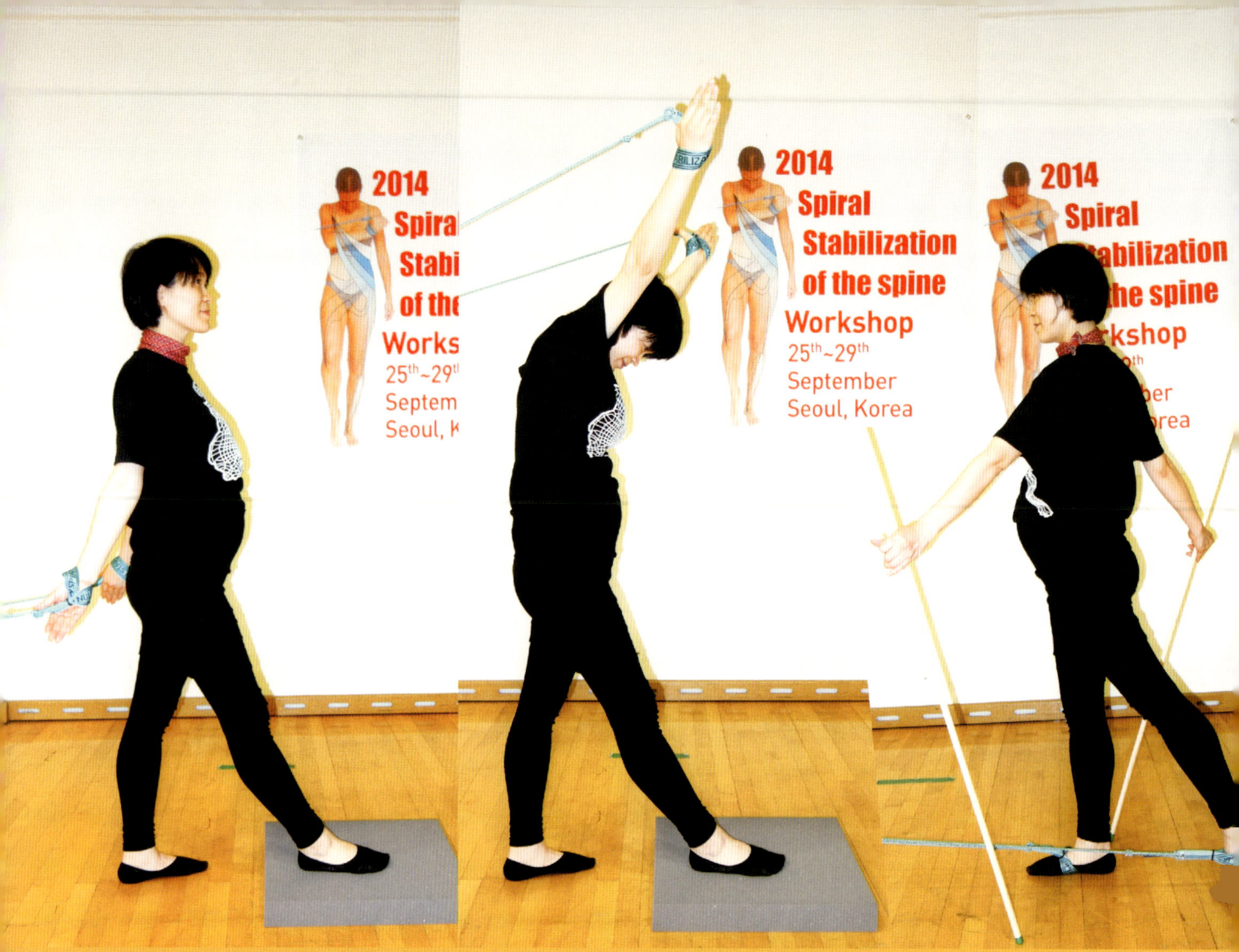

2014
Spiral
Stabilization
of the spine
Workshop
25th~29th
September
Seoul, Korea

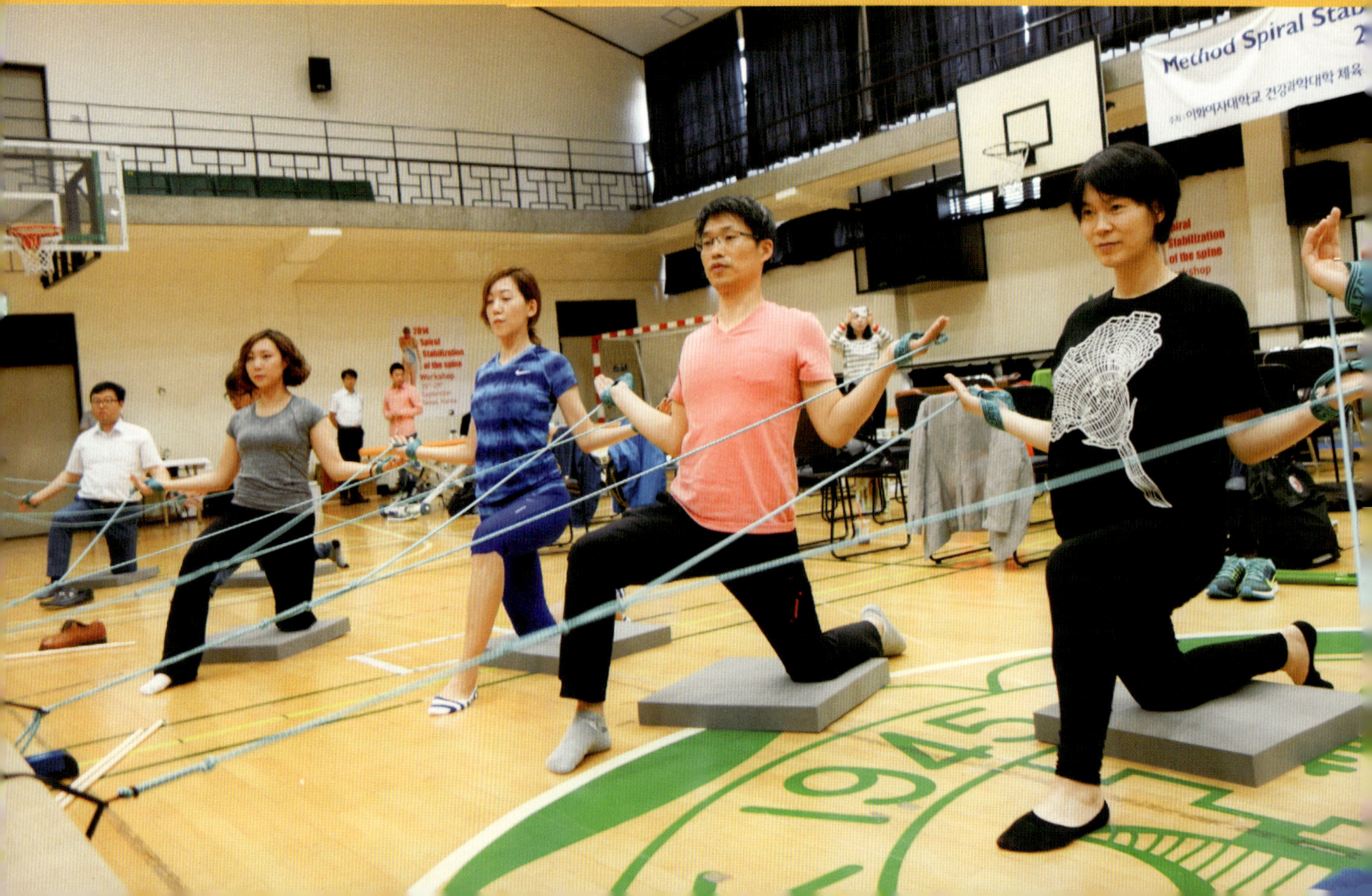

Spiral Stabilization
Spiralstabilisation
Spirální stabilizace

Praha 8, Na Úbočí 10
e-mail: sm@smsystem.cz
tel: 00420-284810231

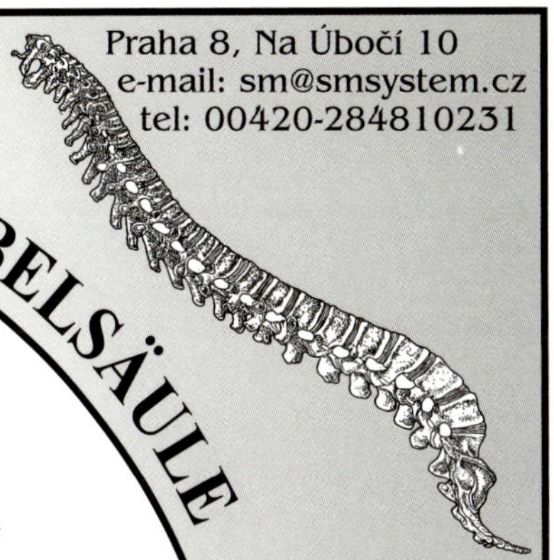

AKTIVE REHABILITATION DER WIRBELSÄULE

www.spiralstabilization.com

Subakute schmerzfreie Phase
des Bandscheibenvorfalls.
Entspannung und Dehnung der Muskeln,
die die Bandscheibe zusammendrücken.
Stabilisation, Traktion, Entspannung und Dehnung.

3. Übung

4. Übung

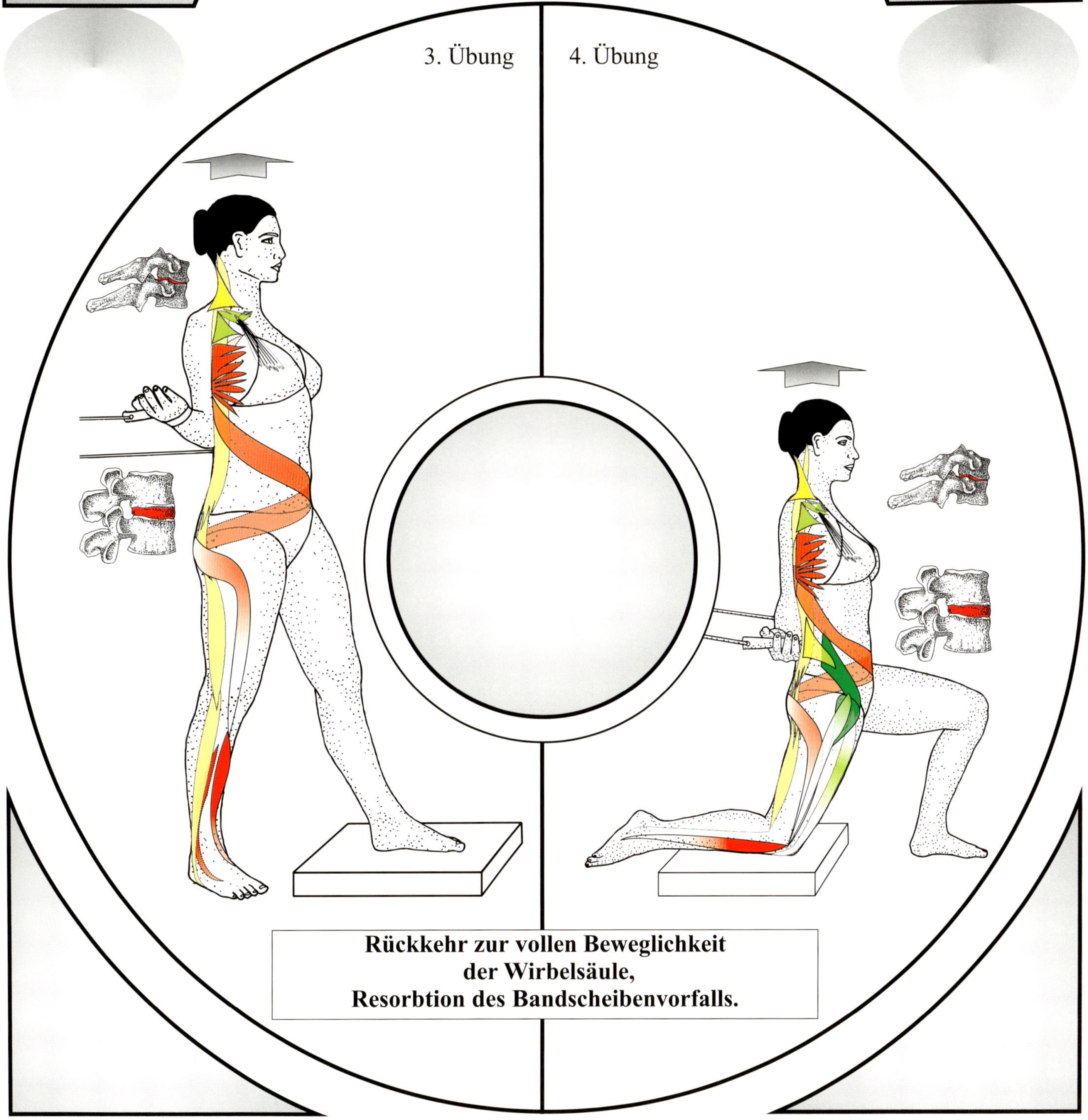

Rückkehr zur vollen Beweglichkeit der Wirbelsäule, Resorbtion des Bandscheibenvorfalls.

Die Übungen 3 und 4 aktivieren die spirale Muskelketten LD - latissimus dorsi (breiter Rückenmuskel) und TR - trapezius (Kappenmuskel) und diesen stabilisieren den Körper.

Auf stabilisiertem Körper werden die Muskeln an der vorderen Seite des Schulter - und Beckengürtels gedehnt.

Wir üben langsam und mit geringer Kraft.

Bei der Übung 3 werden die Arme immer weiter geöffnet. Es ist aber wichtig nicht zu sehr in die Rückbeuge gehen.

Bei der Übung 4 schieben wir das Becken ganz langsam nach vorn und aktivieren kräftig die Gesäßmuskeln. Wir achten darauf, dass das Ausmaß der Biegung der Wirbelsäule keine Lordose verursacht. Diese Übung dient zur Dehnung der Hüftbeuger.

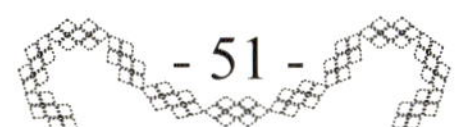

Ein Bein steht vorn auf dem Step, die Arme nach hinten öffnen und die Schulterblätter zusammenziehen.

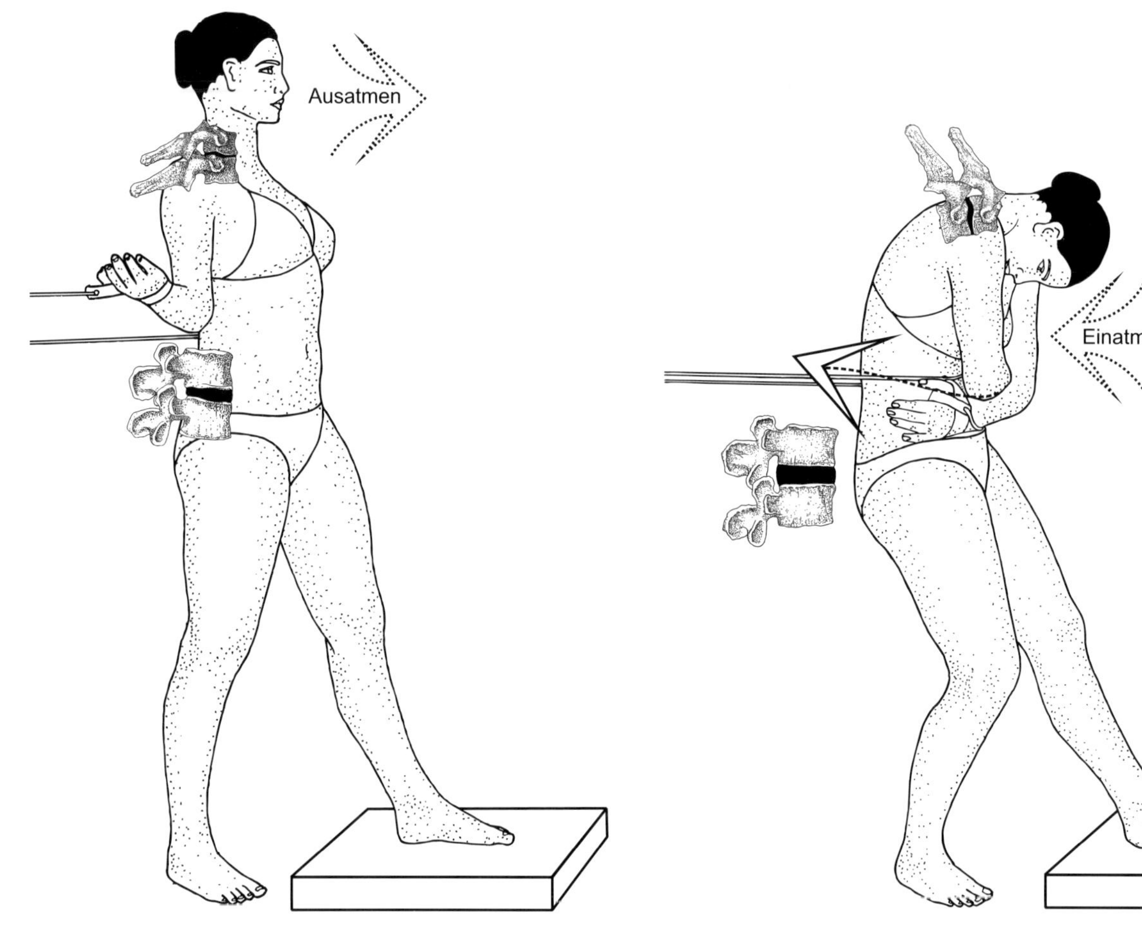

Ausführung - aktiver Übungsteil

- Die Übung beginnt mit Anspannung der Gesäßmuskeln, Ausgleichen des Beckens und der Lendenlordose!
- Beide Beine werden gestreckt.
- Nach und nach nehmen wir eine ausgeglichene Stehposition ein, kräftigen den Rumpf vom Becken nach oben bis auf die Ebene der Mitte der Schulterblätter Th 5 (5. Brustwirbel).
- Die Unterarme werden nach außen und unten horizontal zur Achse des Armknochens rotiert.
- Die Handflächen zeigen nach oben (Supination). Die Handflächen zeigen nach oben (Supination). Wir heben den Kleinen finger leicht an, sodass das Seil zwischen Daumen und Zeigefinger bleibt.
- Die Schulterblätter bewegen sich zueinander und leicht nach unten.
- Der Brustkorbs öffnet sich oben an der Vorderseite, die untere Rippen bleiben weiterhin nach unten gezogen und das Ausatmen wird dadurch erleichtert.
- Die Ellenboben bewegen sich nach hinten, dürfen aber die Mitte des Körpers nicht überschreiten, am Bewegungsende werden sie kräftig zueinander gezogen.
- Der Kopf ist in Achsstellung und der Hinterkopf wird nach oben gestreckt.
- Der Nacken ist ganz entspannt.
- In der aktiven Position wird im Unterbauch ausgeatmet.

- Die Wirbelsäule ist durch die Aktivität der LD Spirale aktiv nach oben gestreckt.
- Die Segmente der Lenden- und Halswirbelsäule treten auseinander und öffnen sich.

Ausgangsposition - aktiver Übungsteil

- Wir stehen mit dem Rücken zur Befestigung des Seils.
- Das linke Bein ist nach vorn gestreckt und steht auf dem Step. Das Knie ist gestreckt - darf nicht gebeugt werden!
- Das rechte Bein ist im Knie gebeugt.
- Der Rücken bildet einen langen kyphotischen Bogen (Katzenbuckel).
- Die Mitte des Rückens ist weiter hinten als das Becken (wir drücken den Rücken nach hinten und das Becken nach vorn).
- Wichtig: Der Oberkörper darf nicht über das Becken vorgeschoben werden. (Brustbein bleibt oberhalb der Symphyse).
- Die Arme vor dem Körper kreuzen.
- Die Handflächen zeigen zum Körper.
- Der ganze Rücken ist entspannt. d.h. im Bereich des Hinterkopfs, des Nackens, der Schulterblätter, des Oberkörpers und im Lendenbereich.
- in dieser Position erfolgt die Einatmung.
  Die Wirbelsäule ist durch die Aktivität der PM Spirale aktiv nach oben gestreckt.

Die Segmente der Lenden- und Halswirbelsäule treten auseinander und öffnen sich jedoch mehr am hinteren Pol.
Am vorderen sowie auch am hinteren Pol wird die Bandscheibe einer Auftriebskraft ausgesetzt.

4. Übung im Knien mit nach vorn gestrecktem Bein

Spiral Stabilization
www.spiralstabilization.com

Die Arme nach hinten öffnen, Schulterblätter zueinander ziehen, das Becken nach vorn drücken.

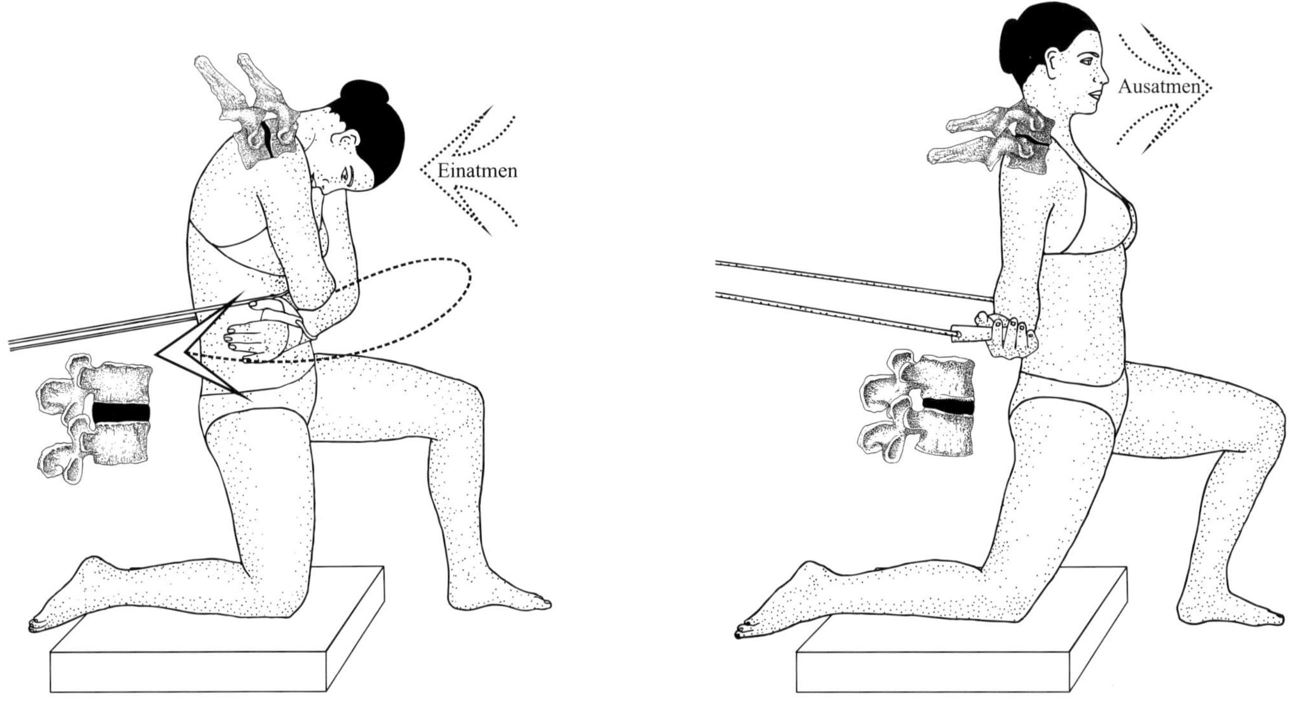

Ausgangsposition - passiver Übungsteil

- Wir knien auf rechtem Knie mit dem Rücken zur Befestigung des Seils.

Der Oberkörper wird nach vorn eingerundet, der Rücken bildet eine lange Kyphose (Katzenbuckel).

- Wichtig: Der Oberkörper darf nicht über das Becken vorgeschoben werden. (Das Brustbein bleibt oberhalb der Symphyse).
- Die Arme vor dem Körper kreuzen.
- Das linke Bein ist vorn.
- Der Unterschenkel des linken Beins ist in anterior-posteriore Lage.
- Der ganze Rücken sowie Lendenbereich, Schulterblätter, Nacken und Hinterkopf sind entspannt.
- In dieser Position wird eingeatmet.
- Ausgangsposition ist durch die Spirale PM stabilisiert.
- Die Segmente der Lenden- und Halswirbelsäule treten auseinander und öffnen sich, jedoch mehr am hinteren Pol. Am vorderen sowie auch am hinteren Pol wird die Bandscheibe einer Auftriebskraft ausgesetzt.

Ausführung - aktiver Übungsteil

- Die Übung beginnt mit Anspannung des rechten Gesäßmuskels und dem Ausgleichen des Beckens.

-Vorsicht: um die Entstehung einer Lordose im Bereich der Lendenwirbelsäule zu vermeiden, sollte der Übergang von Kyphose zur aufrechten Position langsam sein. Nach und nach nehmen wir den hohen aufrechten Kniestand ein und kräftigen dabei den Rumpf vom Becken nach oben. Die Arme öffnen sich langsam und rotieren nach außen, die Unterarme bleiben auf Ellenbogen Ebene und werden nach außen horizontal zur Achse des Armknochens rotiert. Die Hände ziehen wir nach hinten.

Die Ellenbogen bewegen sich nach hinten zueinander und dürfen die Mitte des Körpers nicht überschreiten.

Die Handflächen zeigen nach oben (Supination). Wir heben den Zeigefinger leicht an, sodass das Seil zwischen Daumen und Zeigefinger bleibt. Der Brustkorb öffnet sich oben an der Vorderseite, die unteren Rippen bleiben weiterhin nach unten gezogen.

Der Kopf ist in Achsstellung und der Hinterkopf wird aufgehoben. Der Nacken ist ganz entspannt. Wir erhöhen die Anspannung des Gesäßmuskels oberhalb des rechten hinteren Bein und drücken das Becken nach vorn. Dies führt zu intensiver Dehnung der Hüftbeuger.

- Jetzt wird im Unterbauch ausgeatmet.

Die Endposition ist durch die LD, TR Spirale stabilisiert.

Die Wirbelsäule ist aktiv nach oben gestreckt.

Jetzt kommen wir wieder in die Ausgangsposition zurück. Wir heben den Hinterkopf an, und rollen den Nacken nach und nach Wirbel für Wirbel nach vorn ab. Obere Brustkorb wird nach vorn eingerundet und bildet einen langgezogenen Bogen.

Das Brustbein ziehen wir nach unten in Richtung Schambein. Es ist wichtig, dass sich die Mitte des Brustkorbs nach hinten und nicht nach vorn bewegt. Auf diese Weise kann die vordere Bewegungsachse angehalten werden. Arme vor dem Körper kreuzen.

Wir wechseln die Position der Beine und wiederholen die Übung auf die gleiche Weise.

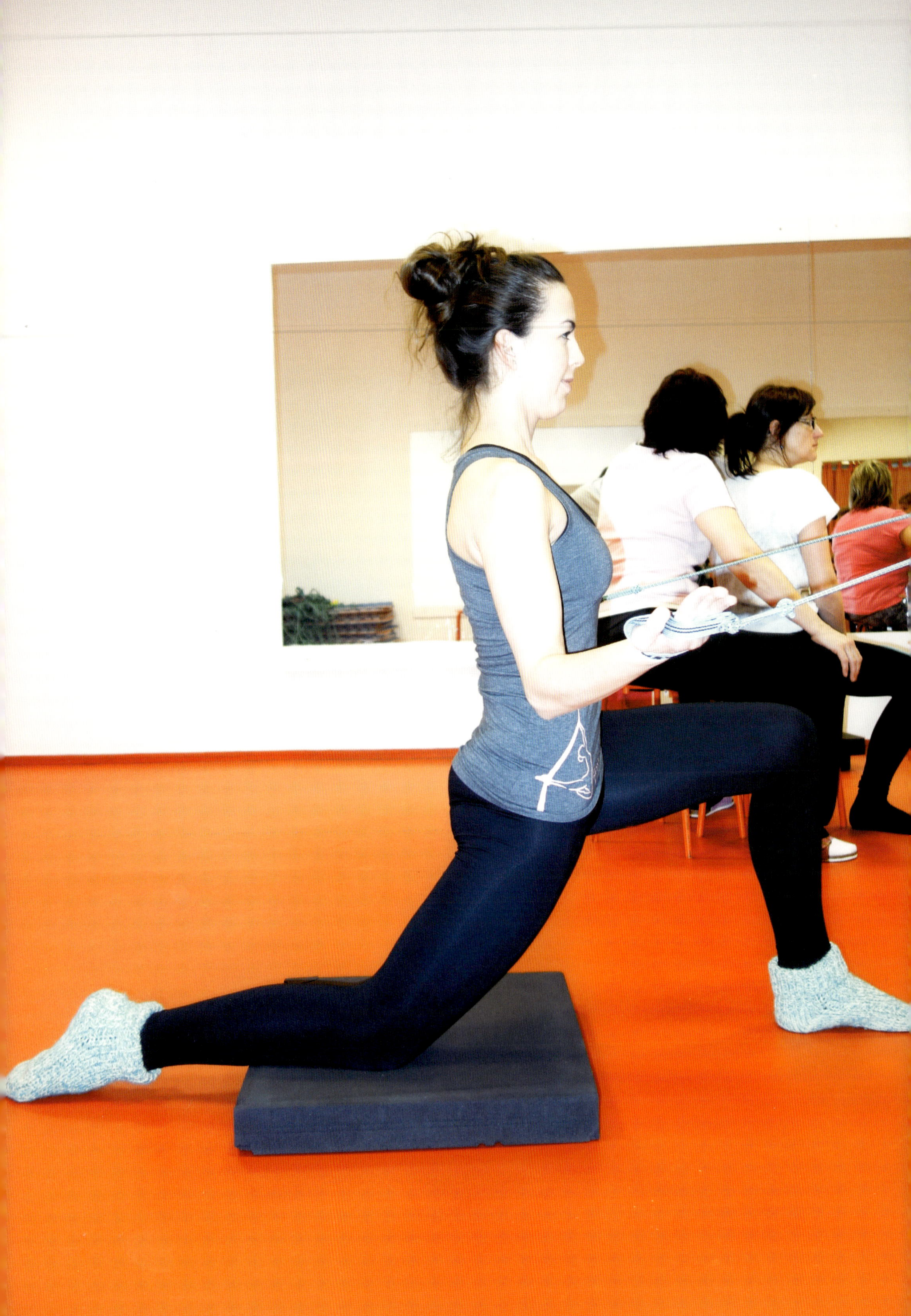

Spiral Stabilization
Spiralstabilisation
Spirální stabilizace

AKTIVE REHABILITATION DER WIRBELSÄULE

www.spiralstabilization.com

Praha 8, Na Úbočí 10
e-mail: sm@smsystem.cz
tel: 00420-284810231

Subakute schmerzfreie Phase
des Bandscheibenvorfalls.
Entspannung und Dehnung der Muskeln,
die die Bandscheibe zusammendrücken.
Stabilisation, Traktion, Entspannung und Dehnung.

5. Übung

6. Übung

Rückkehr zur vollen Beweglichkeit der Wirbelsäule, Resorbtion des Bandscheibenvorfalls.

Die Übung 5 wird ähnlich wie die Übung 1 koordiniert und dient zur Dehnung der Rückenmuskulatur.

Die Übung 6 ist durch die spirale Muskelkette SA - serratus anterior (vorderer Sägemuskel) stabilisiert, sie streckt die Wirbelsäule sehr effektiv nach oben und dehnt gleichzeitig die Rückenmukulatur. Bei größerer Verkürzung der Rückenmuskulatur muss das Bewegungsausmaß eingeschränkt werden. Falls eine Funktionsstörung der Schultergelenke besteht, können wir auch mit gebeugten Ellenbogen üben und ohne die Arme hochzuheben.

Wir üben langsam und mit geringer Kraft.

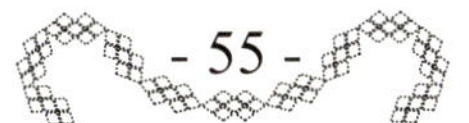

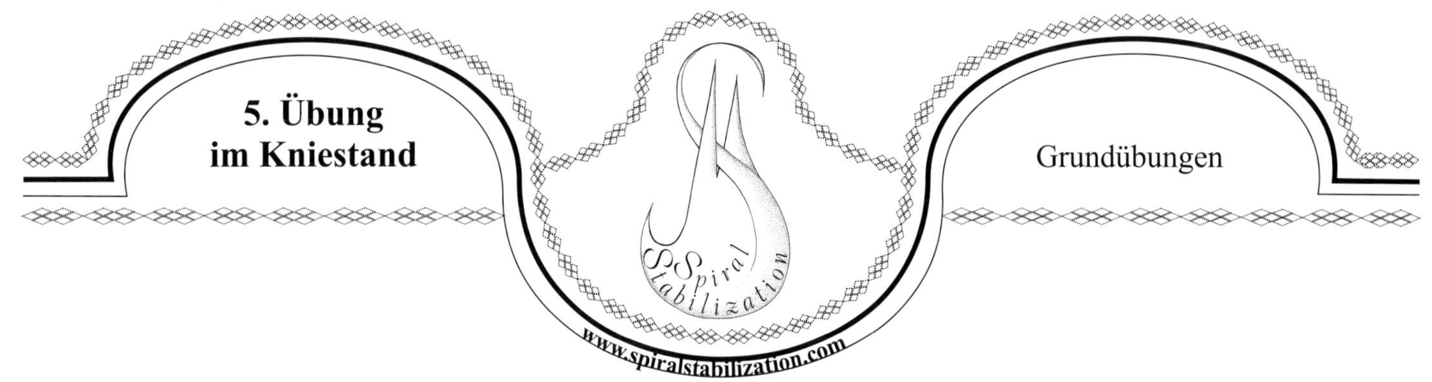

Knien - mit beiden Armen nach hinten ziehen und das Seil über den Kopf nach hinten führen - Dehnung des Rückens.

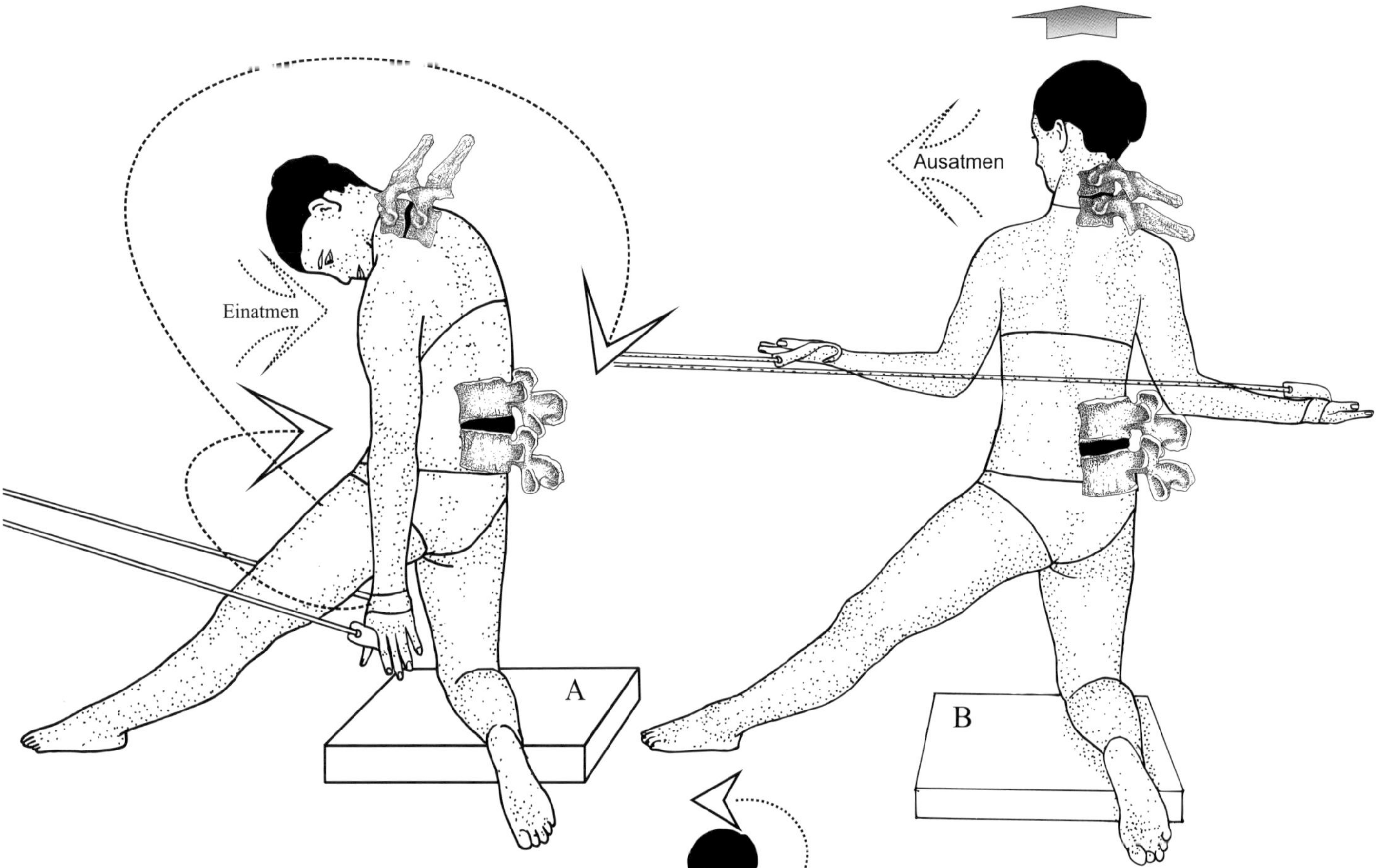

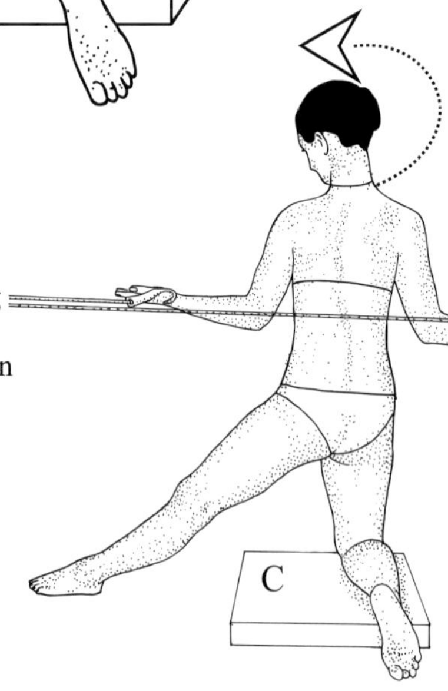

Einatmen

Ausatmen

A

B

C

A - Ausgangsposition - passiver Übungsteil

- Wir knien mit der Stirn zur Befestigung des Seils.
- Das linke Bein ist nach vorn in Richtung des Seils gestreckt und im Knie durchgedrückt. Die Fußspitze ist nach vorn und unten gestreckt. Das rechte Bein mit gebeugtem Knie ist hinten, sodass es im rechten Winkel zum linken Bein steht. Dies verleiht der Übung Stabilität.
- Die Arme werden in Richtung Knie des hinteren gebeugten Beins gerichtet.
- Der Oberkörper bildet eine lange Kyphose (Katzenbuckel).

Der Kopf hängt passiv an den Nackenbändern.

- In der Ausgangsposition atmen wir ein.

Der Schwerpunkt dieser Übung liegt in der Dehnung der paravertebralen Muskeln mit Betonung auf die Dehnung des unteren Rückens.

Die Ausgangsposition ist durch die ES, QL Vertikale stabilisiert.

B - Ausführung - aktiver Übungsteil

- Die Übung beginnt mit Anspannung der Gesäßmuskeln, dem Ausgleichen des Beckens und der Lendenwirbelsäule! Nach und nach nehmen wir eine kniende ausgeglichene Position ein und kräftigen dabei den Rumpf vom Becken nach oben.
- Die Schulterblätter werden nach hinten unten gezogen und das Seil über den Kopf nach hinten geführt. Die Ellenbogen erreichen Rumpfmitte, die sie aber nicht überschreiten dürfen.
- Der Kopf ist in Achsstellung, der Hinterkopf ist angehoben und der Nacken ist völlig entspannt. Der Kopf wird in Richtung der Seilbefestigung gedreht. Die Hände, deren Handflächen nach oben zeigen, können wir in äußerer Rotation öffnen, die Ellenbogen bleiben am Körper.

C - Ausführung - aktiver Übungsteil

- In der ausgeglichenen Position neigen wir den Kopf in Richtung der Seilbefestigung.

In der aktiven Position atmen wir aus.

Die aktive Position ist durch die LD, TR Spirale stabilisiert.

- Die Wirbelsäule wird aktiv nach oben gestreckt.

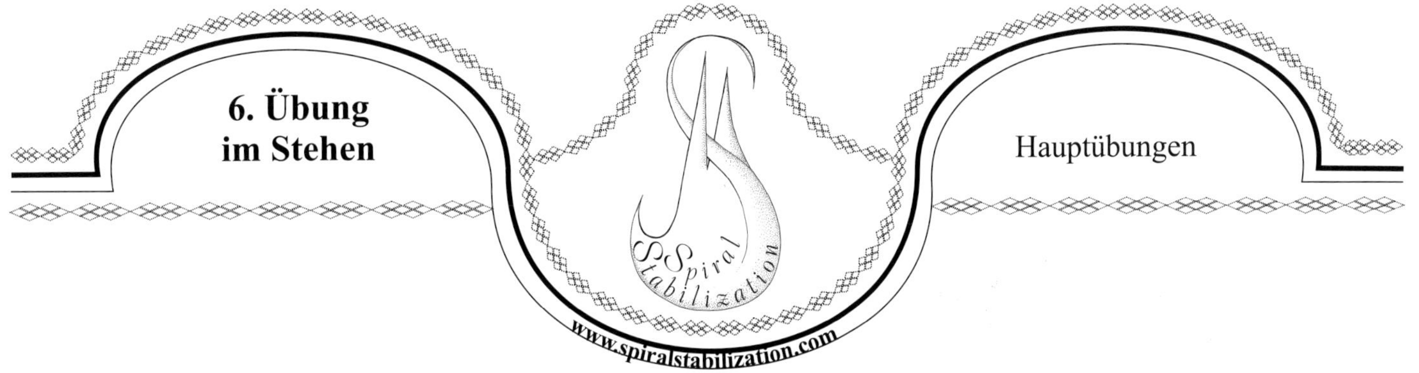

Ein Bein steht auf dem Step, beide Arme beschreiben einen Kreis nach vorn.

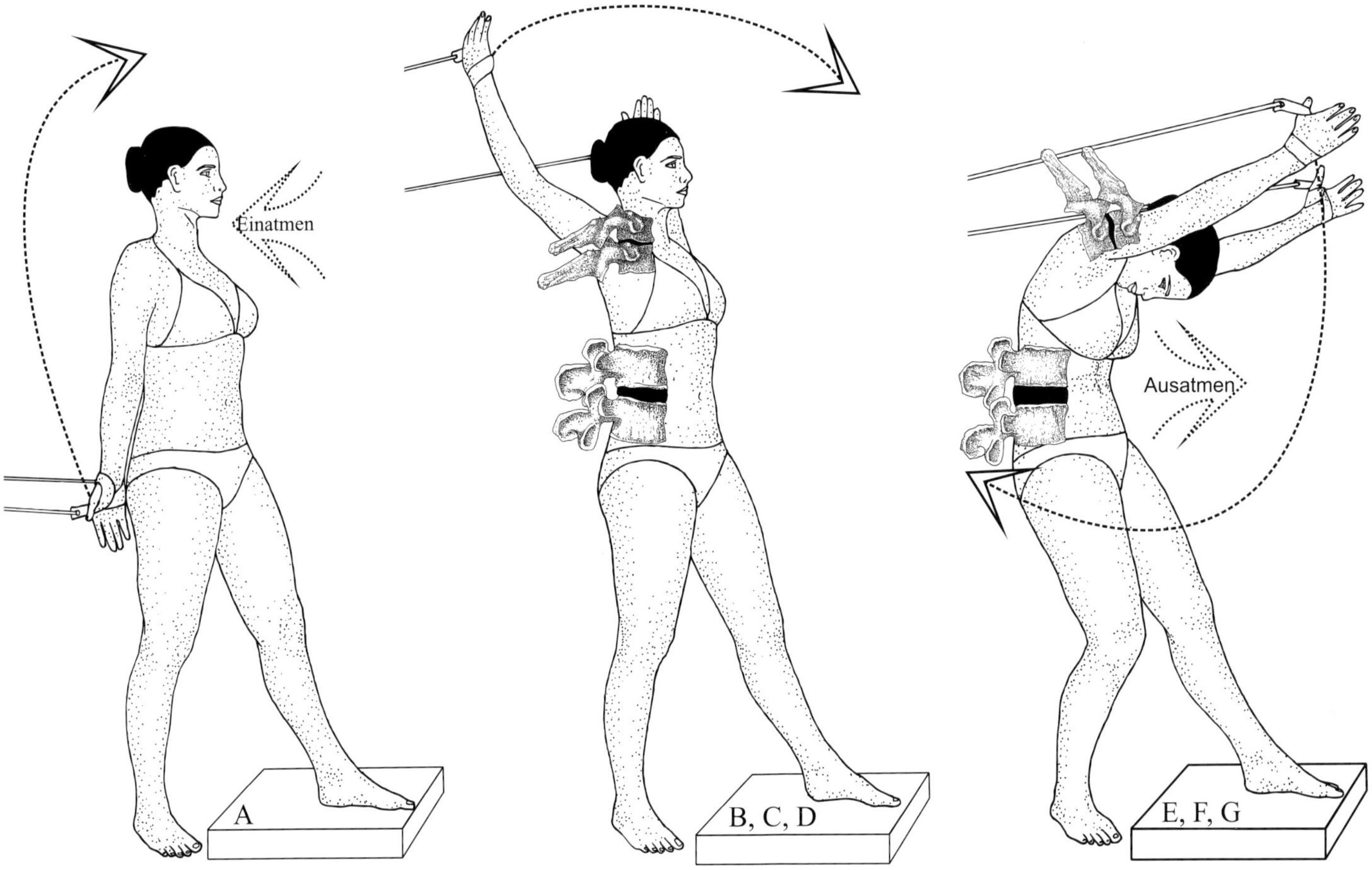

Einatmen

A

B, C, D

Ausatmen

E, F, G

Ausgangsposition - passiver Übungsteil

- Wir stehen mit dem Rücken zur Befestigung des Seils.
- Beide Beine sind gestreckt. Das Körpergewicht wird auf das hintere Bein verlagert.
- Der Rücken ist zur hinteren Körperachse ausgeglichen.
- Die Arme hängen seitlich neben dem Körper herunter, die Handflächen sind nach außen gedreht und der Daumen zeigt nach hinten.
- Der ganze Rücken ist entspannt, d.h. im Bereich des Hinterkopfs, des Nackens, der Schulterblätter sowie im Lendenbereich.
- In dieser Position atmen wir ein.

Die Segmente der Hals- und Lendenwirbelsäule sind ausgeglichen und unter dem Einfluss der Schwerkraft leicht zusammengedrückt.

Die Ausgangsposition ist durch die ES, QL Vertikale stabilisiert.

Ausführung - aktiver Übungsteil

Bei dieser Übung werden wir seitlich und etwa 30 cm von der Schulter entfernt große Kreise mit den Armen beschreiben.

Phase A - die Übung beginnt mit der Anspannung der Gesäßmuskeln, dem Ausgleichen des Beckens und der Lendenlordose.

- Nach und nach nehmen wir eine ausgeglichene Stehposition ein, kräftigen den Rumpf vom Becken nach oben bis zur Mitte der Schulterblätter Th 5 (5. Brustwirbel).

Der Kopf ist in Achsstellung, der Hinterkopf wird angehoben.

Phase B - Die Unterarme werden bis auf die Ebene der Ellenbogen angehoben und nach außen horizontal zur Achse des Armknochens rotiert. Die Hände werden dabei nach hinten gezogen. Die Ellenbogen bewegen sich nach hinten zueinander und dürfen die Mitte des Körpers nicht überschreiten. Die Handflächen zeigen nach oben (Supination). Wir heben den Zeigefinger leicht an, sodass das Seil zwischen Daumen und Zeigefinger bleibt. Der Brustkorb öffnet sich oben an seiner Vorderseite aber die unteren Rippen bleiben weiterhin nach unten gezogen. Der Kopf ist in Achsstellung und der Hinterkopf wird nach oben gestreckt. Der Nacken ist völlig entspannt. Das Einatmen wird fortgesetzt.

Phase C - Die Arme bewegen sich weiterhin nach oben und die maximale Streckung des Schultergelenks nach hinten wird eingehalten.

Phase D - Die Bewegung nach oben beenden wir mit hochgestreckten und leicht in V- Form ausgebreiteten Arme.

- das Einatmen endet.

Mit leichtem Ausatmen (ca. 20% der Kapazität) ziehen wir die Schulterblätter nach hinten unten und entspannen dabei ganz deutlich den Nacken.

Die Phasen B, C, D, sind durch die LD, TR Spirale stabilisiert.

Phase E - Wir strecken den Hinterkopf kräftig nach oben und beginnen die Halswirbelsäule Wirbel für Wirbel vom Hinterkopf nach unten abzurollen und das Kinn in Richtung Brustbein zu ziehen. Das Ausatmen wird fortgesetzt.

Phase F - Das Abrollen der Wirbelsäule im Brustbereich wird fortgesetzt und das Brustbein wird in Richtung Schambein gezogen.

Phase G - Das Abrollen der Wirbelsäule erreicht den Höchststand im Bereich der Lendenwirbelsäule. Wir bilden hier eine maximale Kyphose, die sich nach hinten auswölbt. Das Becken bleibt vorn und der M. gluteus maximus aktiviert. Es ist wichtig dass sich die Mitte des Brustkorbs nach hinten und nicht nach vorn bewegt. Das Becken ist vorn und der mittlere Bereich des Brustkobs neigt sich nach hinten. Auf diese Weise kann die vordere Bewegungsachse angehalten werden.

Hier endet das Ausatmen.

Phase H - Wir nehmen eine enspannte Stehposition auf und lockern alle Muskeln einschließlich der M. gluteus maximus.

In den E, F, G Phasen ist die Wirbelsäule durch die SA Spirale nach oben und nach vorn aktiv gestreckt.

Die Segmente der Lenden- und Halswirbelsäule treten auseinander und öffnen sich sowohl am vorderen als auch am hinteren Pol der Bandscheibe.

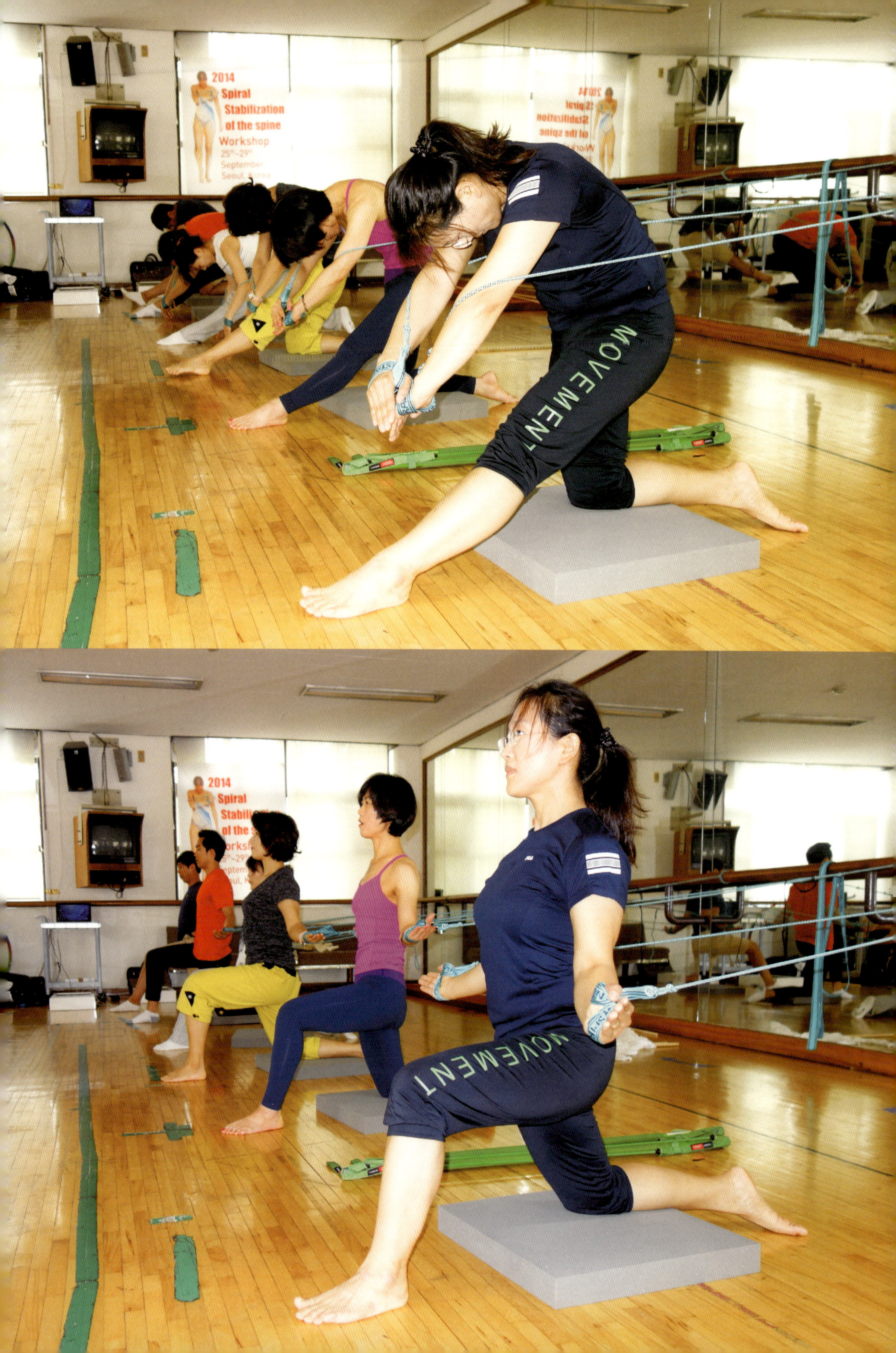
2014
Spiral
Stabilization
of the spine
Workshop
September
MOVEMENT

Rotationsübungen für Fortgeschrittene

Spiral Stabilization
Spiralstabilisation
Spirální stabilizace

Praha 8, Na Úbočí 10
e-mail: sm@smsystem.cz
tel: 00420-284810231

AKTIVE REHABILITATION DER WIRBELSÄULE

www.spiralstabilization.com

Heilungsphase
ohne Schmerzen und
ohne Ausfallerscheinungen.
Bildung einer festen Narbe im Anulus fibrosus.
Säuberung des Wirbelkanals vom Sequester
Stabilisation, Traktion und Rotation.

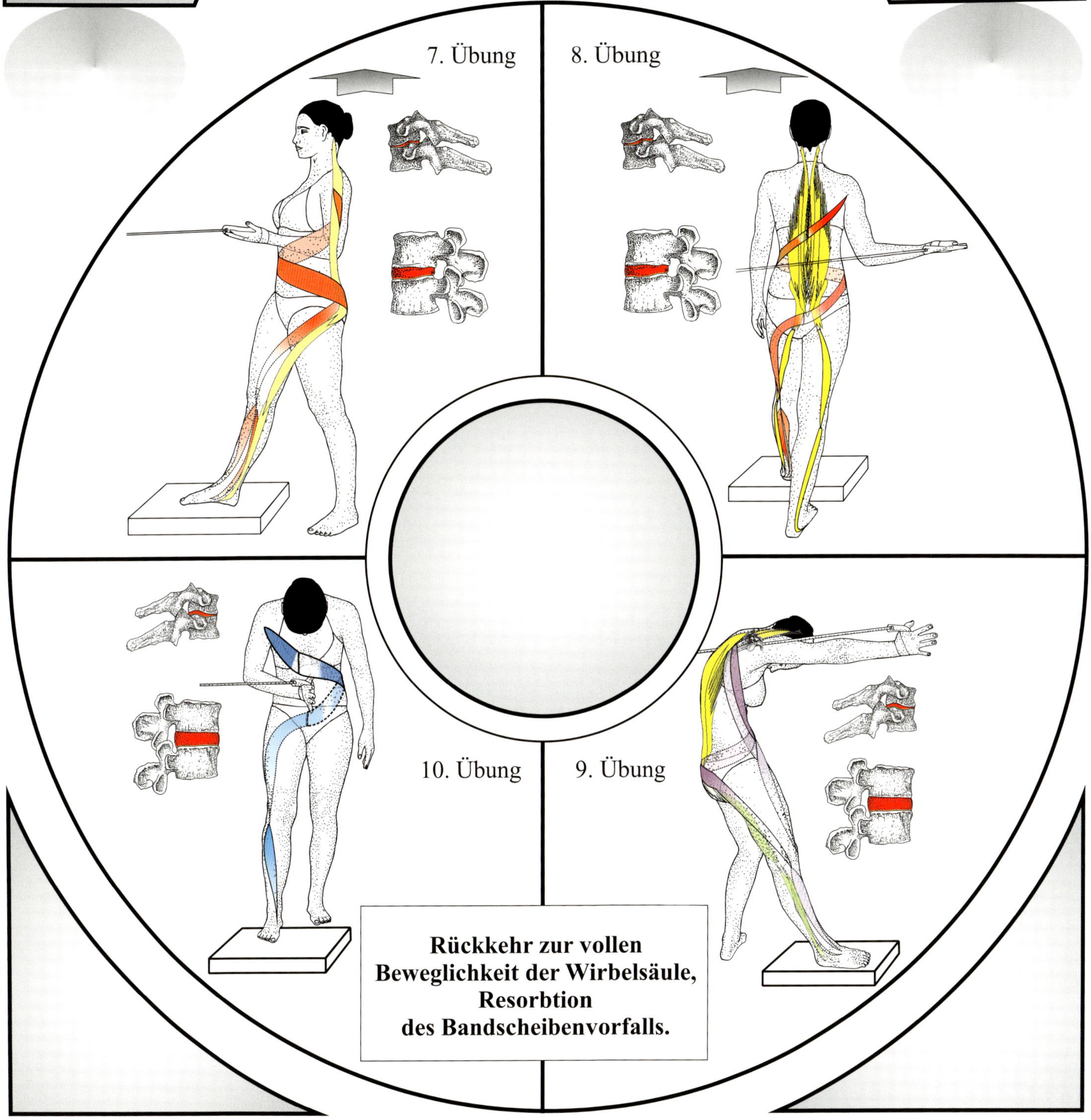

7. Übung

8. Übung

10. Übung

9. Übung

Rückkehr zur vollen Beweglichkeit der Wirbelsäule, Resorbtion des Bandscheibenvorfalls.

Die vier Rotationsübungen (7, 8, 9,10) stabilisieren durch die spiralen Muskelketten LD - latissimus dorsi (breiter Rückenmuskel), TR - trapezius (Kappenmuskel), SA - serratus anterior (Sägemuskel) a PM - pectoralis major (großer Brustmuskel) den Körper. Die Muskelketten umkreisen den Körper auf seiner Oberfläche, ziehen den Körperumfang zusammen und bilden eine Kraft, die den Körper nach oben streckt und die Heilung der beschädigten Bandscheiben damit ermöglicht.

Wir üben langsam mit geringer Kraft von ca. 1 Kp (mit der schwarzen Verlängerung des elastischen Seils) und mit Betonung auf die konsequente Ausführung der Details der beiden Übungspositionen. Bei der langsamen Übungsausführung, können wir mitten in der Bewegung einatmen und während der beiden Übungsendposition in den Unterbauch wieder ausatmen. Auf diese Weise entsteht beim Üben eine noch größereTraktionskraft. Das Ziel des Übens ist die Bildung einer festen Narbe im Anulus fibrosus (eine Gewebeschicht aus Faserknorpel und kollagenem Bindegewebe, die den Außenrand einer Bandscheibe formt) und durch die Bewegung des Duralsacks (ein Schlauch aus harter Hirnhaut der das Rückenmark und die abgehenden Nervenwurzeln umgibt) die Teile des Gallertkerns aus dem Wirbelkanal zu entfernen, wodurch der Druck auf die Nervenwurzel abnimmt.

7. Übung mit einem Bein auf dem Step

Rotationsübungen für Fortgeschrittene

Ein Bein steht vorn auf dem Step, mit einem Arm nach hinten ziehen, Rotation des Rumpfs.

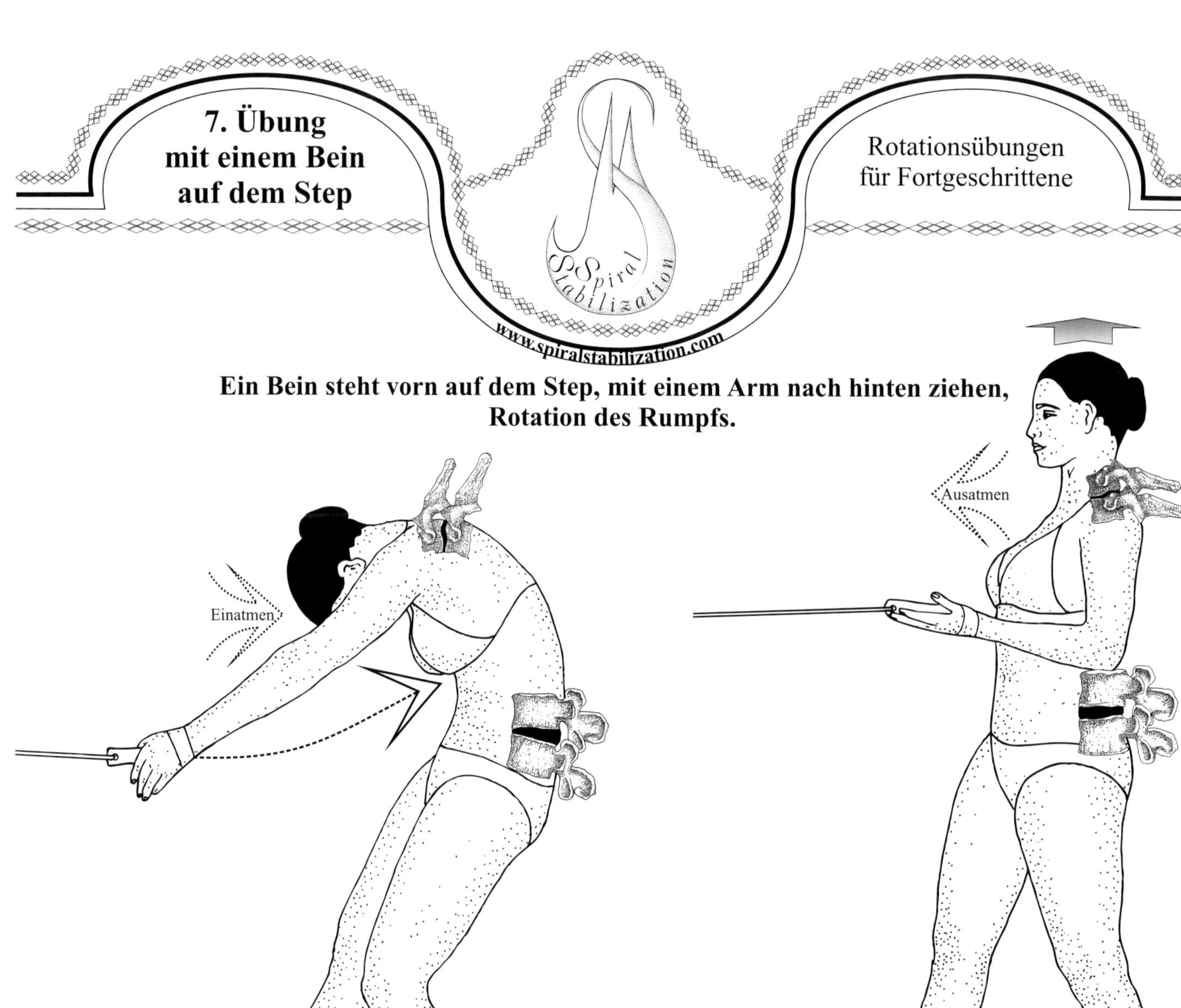

Ausgangsposition - passiver Übungsteil

- Lockerer Stand mit der Stirn zur Befestigung des Seils.
- Das rechte Bein ist nach vorn gestreckt und steht auf dem Step.
- Das linke Bein ist hinter dem Step und das Knie ist gebeugt.
- Der Rücken bildet einen langen kyphotischen Bogen (Katzenbuckel).
- Der Rumpf darf die Beckenbasis nicht verlassen.
- Wichtig: Der Oberkörper darf nicht über das Becken vorgeschoben werden. (Brustbein bleibt oberhalb der Symphyse).
- Der linke Arm ist nach vorn gestreckt und wird mit der Kraft des Seils passiv nach vorn gezogen.
- Die Handfläche zeigt nach unten.
- Der ganze Rücken ist entspannt, d.h. im Bereich des Hinterkopfs, des Nackens, der Schulterblätter, des Oberkörpers sowie im Lendenbereich.
- Das Einatmen erfolgt in der passiven Position.
- Die Wirbelsäule wird passiv in Rotation nach vorne gestreckt.

Die Segmente der Lenden- und Halswirbelsäule treten auseinander und öffnen sich mehr am hinteren als am vorderen Pol der Bandscheibe, wo sich jedoch ein leichter Druck bildet.

- Es kommt zur koordinierten Bewegung zwischen Arm, Schulterblatt und Brustkorb. Der linke Arm bewegt sich nach vorn und das Schulterblatt gleitet am Brustkorb entlang in die gleiche Richtung und folgt der Bewegung des Arms bei gleichzeitiger Rotation des Brustkorbs.

Die Dornfortsätze der Wirbelsäule folgen der Schulterblattbewegung und dies führt zur Entstehung der funktionellen skoliotischen Krümmung.

Diese Übung mobilisiert die Wirbelsäule in Traktion und Rotation.
Die Ausgangposition wird durch die ES, QL Vertikale stabilisiert.

Ausführung - aktiver Übungsteil

- Die Übung beginnt mit der Anspannung der Gesäßmuskeln, dem Ausgleichen des Beckens und der Lendenlordose!
- Das Körpergewicht bleibt die ganze Zeit auf dem linken Bein (hinterem Bein) verlagert.
- Nach und nach nehmen wir eine ausgeglichene Stehposition ein, kräftigen den Rumpf vom Becken nach oben bis auf die Mitte der Schulterblätter Th 5 (5. Brustwirbel).
- Jetzt ziehen wir den linken Ellenbogen nach hinten und horizontal zur hinteren Rumpfmitte, aber nicht weiter!
- Die Hand und der Unterarm sind entspannt.
- Der linke Unterarm rotiert entlang der Längsachse der Hand, sodass die Handfläche am Ende der Bewegung nach oben zeigt (Supination).
- Das linke Schulterblatt nähert sich der Wirbelsäule und sinkt leicht nach unten.
- Der Kopf erreicht die Achsstellung und der Hinterkopf wird angehoben. Die Linie Auge - Ohr ist horizontal.
- Der Nacken ist ganz entspannt.
- In aktiver Position atmen wir im Unterbauch aus.
- Die Wirbelsäule ist durch die Aktivität der LD, TR Spirale aktiv nach oben gestreckt. Die Segmente der Lenden- und Halswirbelsäule treten auseinander und öffnen sich.

Die Wirbelsäule wird zur Mittellinie ausgeglichen und zentriert.

- Wir können die Bewegung des Schulterblatts nach hinten fortsetzen und damit die Wirbelsäule und den Brustkorbs in Rotation mobilisieren.

Ein Bein bleibt vorn auf dem Step, mit einem Arm zur Seite ziehen, Rotation des Rumpfs.

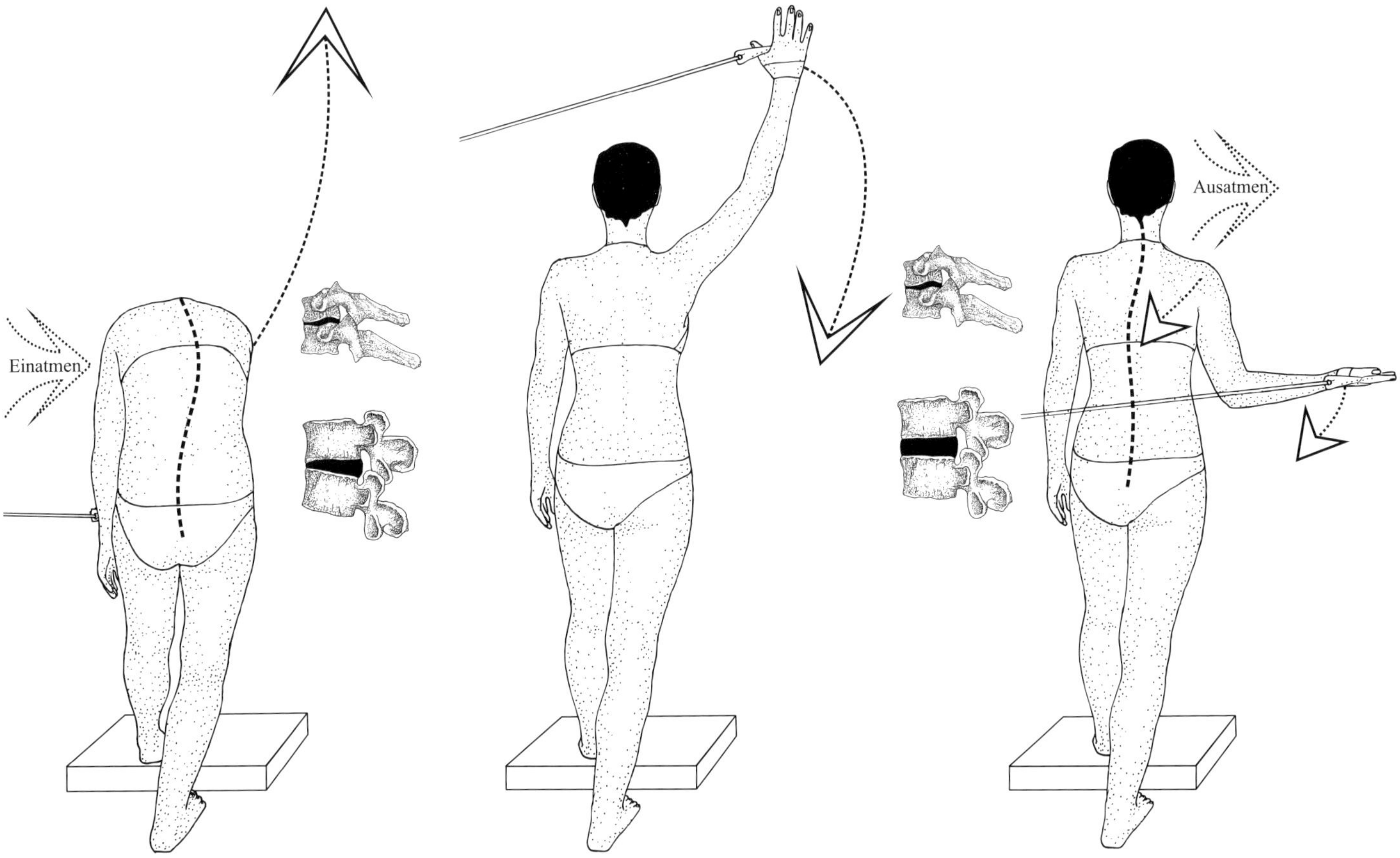

Einatmen

Ausatmen

Ausgangsposition - passiver Übungsteil

- Entspannter Stand, seitlich zur Seilbefestigung.
- Das linke Bein ist auf dem Step nach vorn gestreckt.
- Das rechte Bein steht hinten dem Step und wird im Knie gebeugt.
- Der Rücken bildet einen langen kyphotischen Bogen (Katzenbuckel).
- Der Rumpf darf die Beckenbasis nicht verlassen.
- Wichtig: Der Oberkörper darf nicht über das Becken vorgeschoben werden. (Brustbein bleibt oberhalb der Symphyse).
- Der rechte Arm ist diagonal vor dem Rumpf und wird durch die Kraft des el. Seils passiv zur Seite gezogen. Die Handfläche zeigt zum Körper.
- Der ganze Rücken ist entspannt, d.h. im Bereich des Hinterkopfs, des Nackens, der Schulterblätter, des Oberkörpers sowie im Lendenbereich.
- Das Einatmen erfolgt in der passiven Position.

Die Wirbelsäule wird in Rotation passiv nach vorn gestreckt. Die Segmente der Lenden- und Halswirbelsäule treten auseinander und öffnen sich mehr am hinteren Pol der Bandscheibe, wobei sich am vorderen Pol jedoch ein leichter Druck bildet.

Es kommt zur koordinierten Bewegung zwischen Arm, Schulterblatt und Brustkorb. Der rechte Arm bewegt sich nach vorn und das Schulterblatt gleitet am Brustkorb entlang in die gleiche Richtung und folgt der Bewegung des Arms. Die Wirbelsäulenfortsätze folgen der Schulterblattbewegung und dies führt zur Entstehung der funktionellen skoliotischen Krümmung. Der passive Übungsteil ist durch ES, QL Vertikale stabilisiert.

Ausführung - aktiver Übungsteil

- Die Übung beginnt mit der Anspannung der Gesäßmuskeln, dem Ausgleichen des Beckens und der Lendenlordose!
- **Das Körpergewicht bleibt die ganze Zeit auf dem rechten Bein (hinterem Bein) verlagert.**
- Nach und nach nehmen wir eine ausgeglichene Stehposition ein, kräftigen den Rumpf vom Becken nach oben bis auf die Mitte der Schulterblätter Th 5 (5. Brustwirbel).
- Jetzt ziehen wir den rechten Ellenbogen nach hinten und horizontal zur hinteren Rumpfmitte, aber nicht weiter!
- Der Arm wird nach oben gestreckt und das Seil über den Kopf nach hinten geführt.
- Am Ende der Bewegung rotieren wir die Handfläche, sodass sie nach oben zeigt (Supination).
- Das rechte Schulterblatt nähert sich der Wirbelsäule und sinkt leicht nach unten. An der aktiven Körperseite ist die Schulter weiter nach unten gesunken als an der passiven Seite.
- Der Kopf ist in Achsstellung und der Hinterkopf wird angehoben.
- Der Nacken ist ganz entspannt.
- In dieser Position rotieren wir weiterhin den Brustkorb nach rechts und mobilisieren die Wirbelsäule um die linke Brust- Kurve zu erreichen. Das Schulterblatt darf sich weiterhin der Wirbelsäule nähern, jedoch nicht der Ellbogen.
- In der aktiven Position wird im Unterbauch ausgeatmet.
- An der vorderen Körperseite kommt es zur intensiven Dehnung im Bereich des oberen Brustkorbs und des Unterschlüsselbeins. In dieser Position und bei weiterer Rotation des Rumpfs mobilisieren wir sowohl den Brustkorb als auch die Brust- und Halswirbelsäule.
- Die Wirbelsäule ist aktiv nach oben gestreckt - Traktion durch die LD, TR Spiralen. Die Segmente der Lenden-und Halswirbelsäule treten auseinander und öffnen sich. Die Wirbelsäule wird zur mittleren Körperachse ausgeglichen und zentriert. Wenn wir die aus den nach hinten gerichteten Bewegungen bestehende Übung fortsetzen, wird die Wirbelsäule beweglicher und dies führt zur Bildung eines skoliotischen Bogens - Mobilisation.

Es ist notwendig, diesen Vorgang anzuhalten: Stabilisation, Traktion, Zentrierung d.h. den Körper zur mittleren Körperachse auszugleichen, und erst dann darf eine Mobilisation durch die Rotation stattfinden. Eine Durchführung der Rotation ohne vorherige Stabilisation ist unseres Erachtens ein schwerwiegender Fehler.

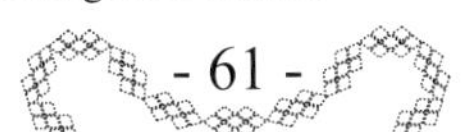

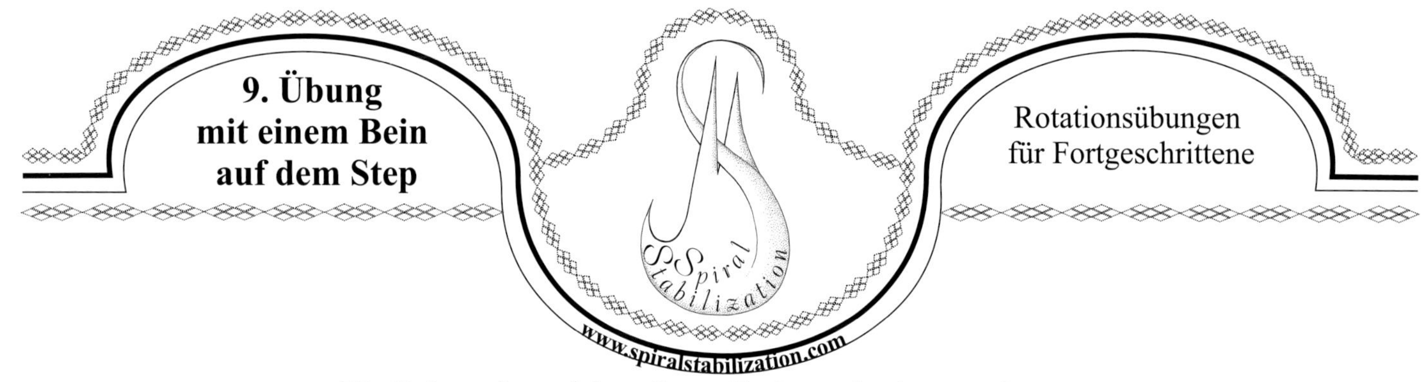

Ein Bein steht auf dem Step, die Arme kreisen nach vorn, Rotation des Rumpfs.

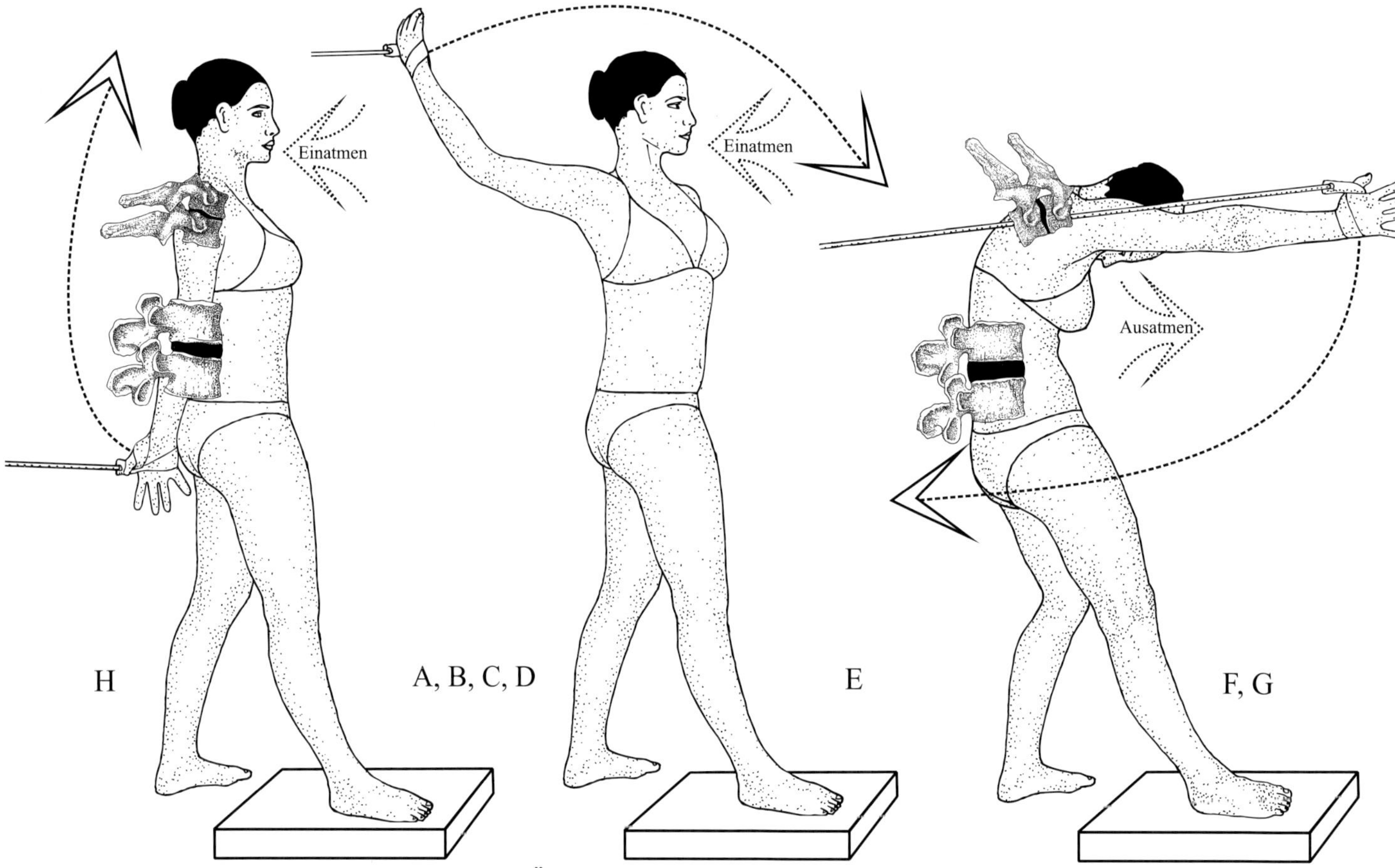

Einatmen

Einatmen

Ausatmen

H A, B, C, D E F, G

Ausgangsposition - passiver Übungsteil

- Phase H - Stand mit dem Rücken zur Seilbefestigung.
- Das rechte Bein ist nach vorn gestreckt und steht auf dem Step.
- Der Rücken ist zur hinteren Körperachse ausgeglichen.
- Der rechte Arm ist schräg nach hinten gestreckt, die Handfläche ist nach außen gedreht und der Daumen zeigt nach hinten oben.
- Der ganze Rücken sowie Lendenbereich, Schulterblätter, Nacken, Hinterkopf und Brustkorb sind enspannt.
- In dieser Position wird eingeatmet.
- Die Segmente der Hals- und Lendenwirbelsäule sind ausgeglichen und ganz leicht durch den Einfluss der Gravitationskraft zusammengedrückt.

Stabilisation durch die ES, QL Vertikale.

Ausführung - aktiver Übungsteil

Bei dieser Übung werden wir seitlich und etwa 30 cm. von Schulter entfernt große Kreise mit rechtem Arm beschreiben.

Phase A - die Übung beginnt mit der Anspannung der Gesäßmuskeln, dem Ausgleichen des Becken und der Lendenlordose. Das rechte Bein wird ausgestreckt.

- Nach und nach nehmen wir eine ausgeglichene Stehposition ein und kräftigen den Rumpf vom Becken nach oben bis auf der Mitte der Schulterblätter Th 5 (5. Brustwirbel). Der Kopf ist in Achsstellung, der Hinterkopf wird angehoben. Die Linie zwischen Auge und Ohr verläuft horizontal.

Phase B - Der rechte Unterarm wird bis auf die Ebene der Ellenbogen angehoben, nach außen horizontal zur Achse des Armknochens rotiert. Die Hand ziehen wir nach hinten. Der Ellenbogen bewegt sich nach hinten zum Körper. Die Handfläche zeigt nach oben (Supination). Wir heben den Zeigefinger leicht an, sodass das Seil zwischen Daumen und Zeigefinger bleibt. Der Brustborb öffnet sich oben rechts an seiner Vorderseite, aber die untere Rippen bleiben weiterhin nach unten gezogen. Der Kopf ist in Achsstellung und der Hinterkopf wird nach oben gestreckt. Der Nacken ist völlig entspannt. Das Einatmen wird fortgesetzt.

Phase C - Der rechte Arm wird weiter nach oben bewegt und wir halten die maximale Streckung des Schultergelenks nach hinten.

Phase D - Die Bewegung nach oben endet in der Position, wo der rechte Arm schräg nach hinten oben zeigt. Hier endet das Einatmen. Mit leichtem Ausatmen (ca. 20% der Kapazität) ziehen wir die Schulterblätter nach hinten unten und entspannen dabei ganz deutlich den Nacken.

Phase B, C, D, ist durch die LD, TR Spirale stabilisiert.

Phase E - wir strecken den Hinterkopf kräftig nach oben und fangen an, die Halswirbelsäule Wirbel für Wirbel vom Hinterkopf nach unten abzurollen und das Kinn in Richtung Brustbein zu ziehen. Das Ausatmen wird fortgesetzt.

Phase F - Das Abrollen der Wirbelsäule im Brustbereich wird fortgesetzt und das Brustbein wird in Richtung Schambein gezogen.

Phase G - Das Abrollen der Wirbelsäule erreicht den Höchststand im Bereich der Lendenwirbelsäule. Wir bilden hier eine maximale Kyphose, die sich nach hinten auswölbt. Das Becken bleibt vorn und der M. gluteus maximus aktiviert. Es ist wichtig dass sich die Mitte des Brustkorbs nach hinten und nicht nach vorn bewegt. Auf diese Weise kann die vordere Bewegungsachse angehalten werden. Hier endet das Ausatmen. Gleichzeitig beugen wir das rechte (hintere) Bein. Dies vertieft die Kyphose bis in die unteren Segmenten der Lendenwirbelsäule.

Phase E, F, G wird durch die SA Spirale stabilisiert.

Phase H - Wir nehmen eine entspannte Stehposition auf und lockern alle Muskeln einschließlich der M. gluteus maximus.

- Die Wirbelsäule ist durch die SA Muskelkette aktiv nach oben gestreckt und gleichzeitig rotiert - Mobilisation der Wirbelsäule in Rotation.
- Die Segmente der Lenden- und Halswirbelsäule treten auseinander und öffnen sich sowohl am vorderen als auch am hinteren Pol der Bandscheibe.

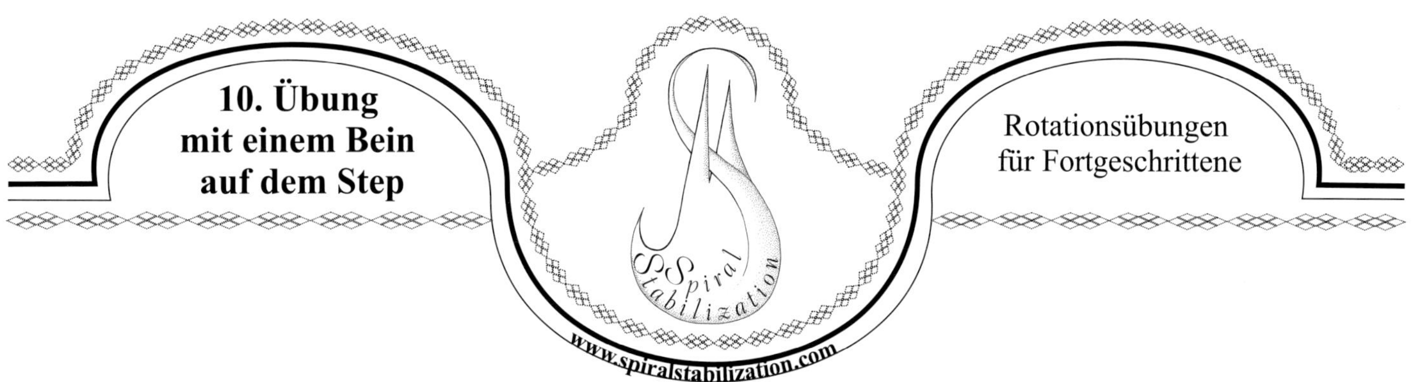

Ein Bein steht auf dem Step, das Seils wird mit einem Arm nach vorn vor der Bauchmitte, geführt. Rotation des Rumpfs.

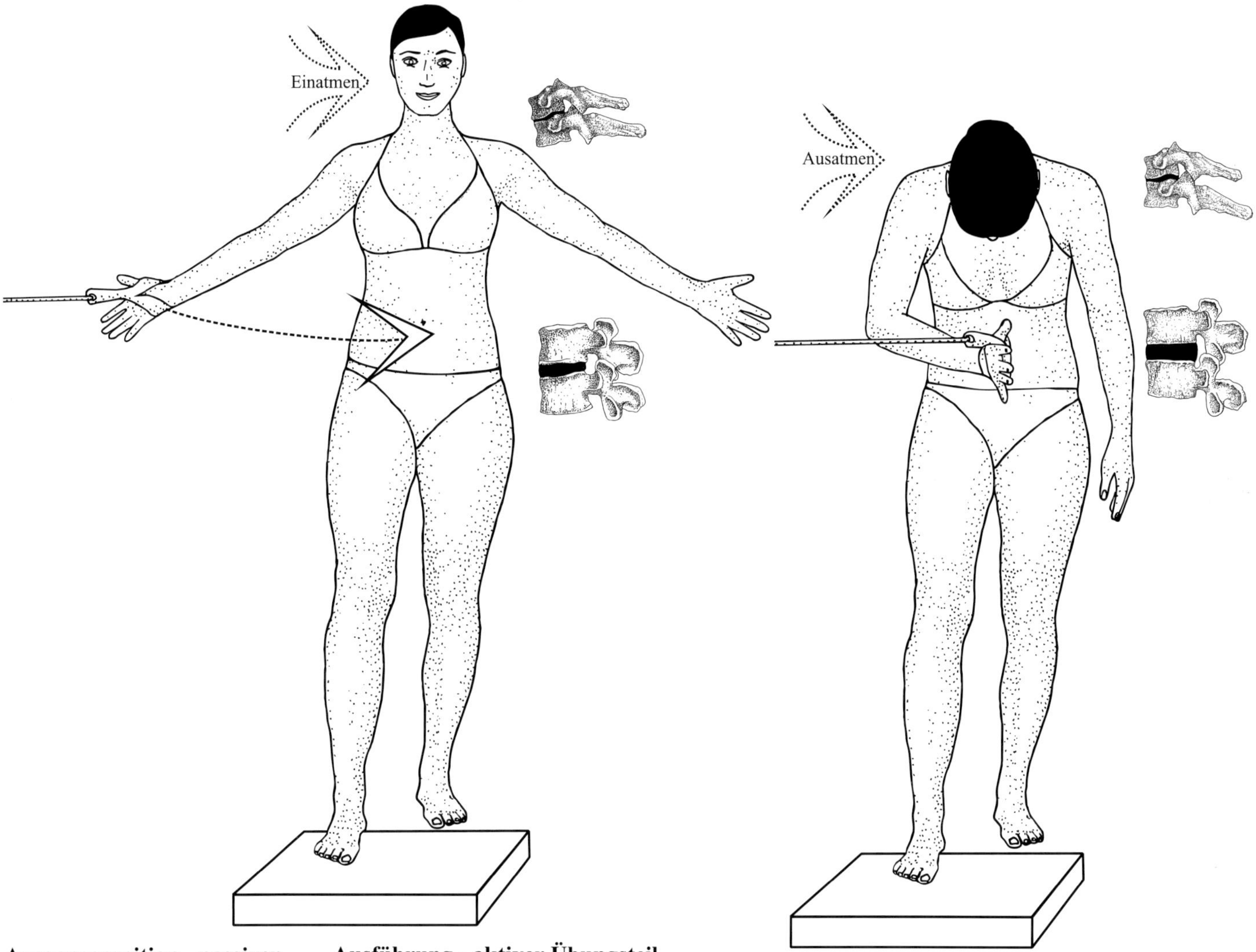

Einatmen

Ausatmen

Ausgangsposition - passiver Übungsteil

- Wir stehen seitlich zur Seilbefestigung.
- Das rechte Bein ist auf dem Step nach vorn gestreckt.
- Das linke Bein ist mit gestreckem Knie hinten dem Step.
- Der Körper ist zur hinteren Achse ausgeglichen und der Nacken ist entspannt.
- Der rechte Arm wird aktiv zur Seite abgespreizt und weiter leicht nach hinten gestreckt.
- Die Handfläche zeigt nach vorn und der Daumen nach oben.
- In dieser Position wird eingeatmet.

Die Ausgangsposition ist durch die ES, QL Vertikale stabilisiert.

Ausführung - aktiver Übungsteil

- Die Übung beginnt mit der Anspannung der Gesäßmuskeln, dem Ausgleichen des Beckens und der Lendenlordose!
- Das Körpergewicht bleibt die ganze Zeit auf dem linken Bein (hinterem Bein) verlagert.
- Die Hand führen wir nach vorn unterhalb der Nabelebene.

-Der Kopf, Nacken, Rumpf und unterer Rücken werden langsam nach unten abgerollt. Der Rücken bildet eine lange Kyphose (Katzenbuckel).

- Die Mitte des Brustkorbs bewegt sich nach hinten. Das Brustbein wird nach unten in Richtung Schambein gezogen.

Das Brust- und Schambein bilden zusammen die vordere Bewegungsachse.

Jetzt versuchen wir die maximale Entfaltung der Lendenwirbelsäule zu erreichen.

- Maximum der Kyphose bildet sich auf der Ebene des übenden Arms d.h. im Lendenwirbelsäulenbereich.

Auf diese Weise mobilisieren wir die Segmente der Lendenwirbelsäule.

- Das Becken bewegt sich nach vorn und überschreitet die Brustkorbmitte.

Das Becken bewegt sich nach vorn, der Rücken nach hinten.

- In der aktiven Position atmen wir im Unterbauch aus.
- Die Wirbelsäule, wird aktiv über den aktiven Bauch durch die PM Spirale nach oben gestreckt.
- Die Übung mobilisiert in Rotation die Wirbelsäule.

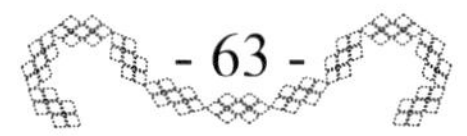

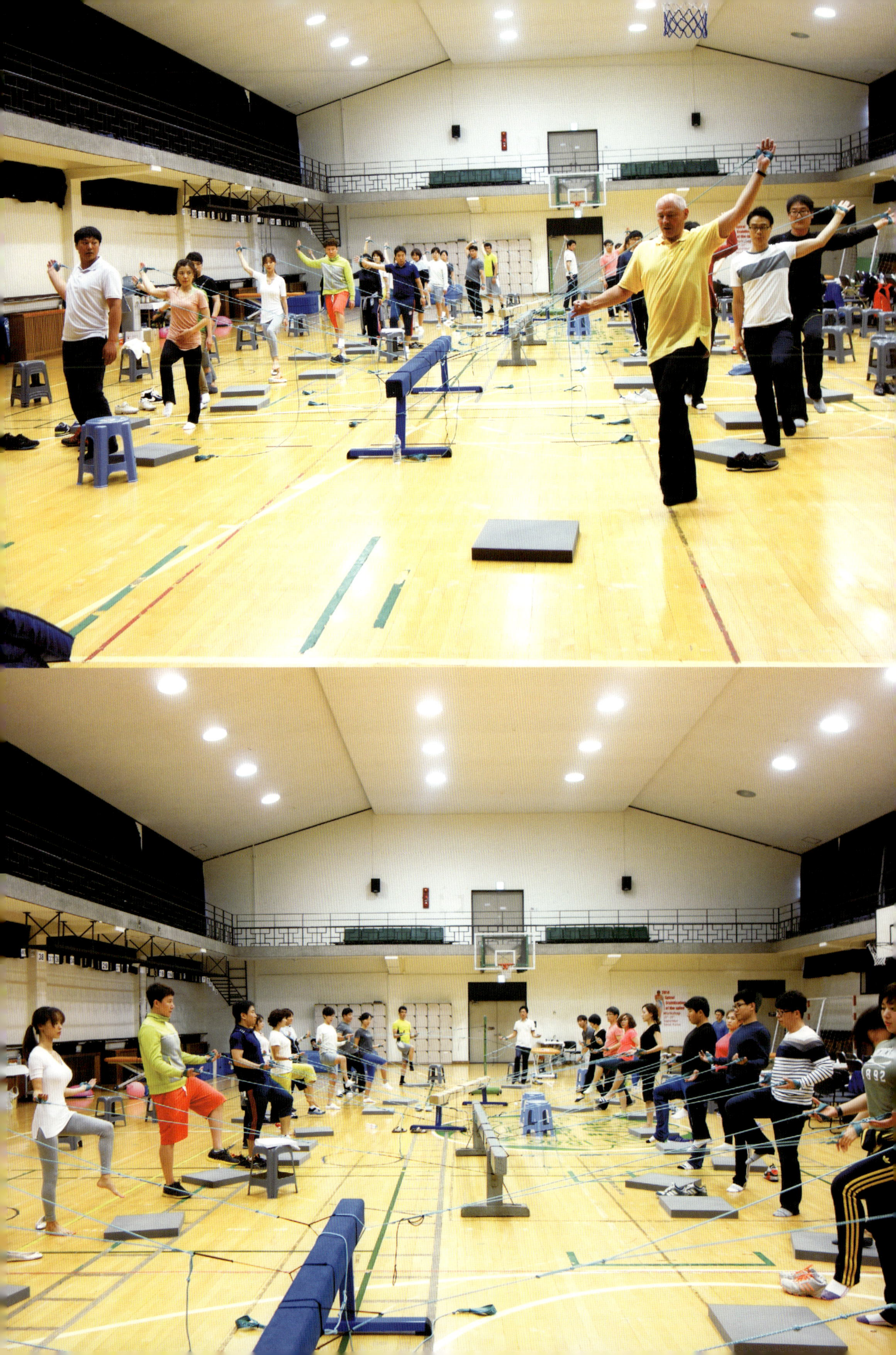

Spiral Stabilization
Spiralstabilisation
Spirální stabilizace

Praha 8, Na Úbočí 10
e-mail: sm@smsystem.cz
tel: 00420-284810231

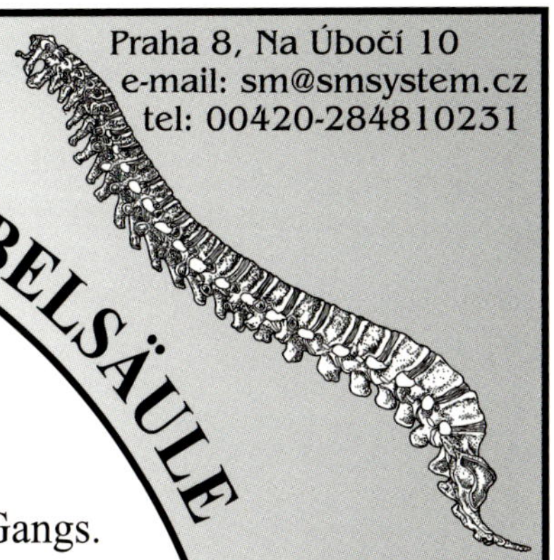

AKTIVE REHABILITATION DER WIRBELSÄULE

www.spiralstabilization.com

Heilungsphase
ohne Schmerzen und
ohne Ausfallerscheinungen.
Bildung einer festen Narbe im Anulus fibrosus.
Säuberung des Wirbelkanals vom Sequester.
Stabilisation, Traktion, Rotation und Koordination des Gangs.

11. Übung

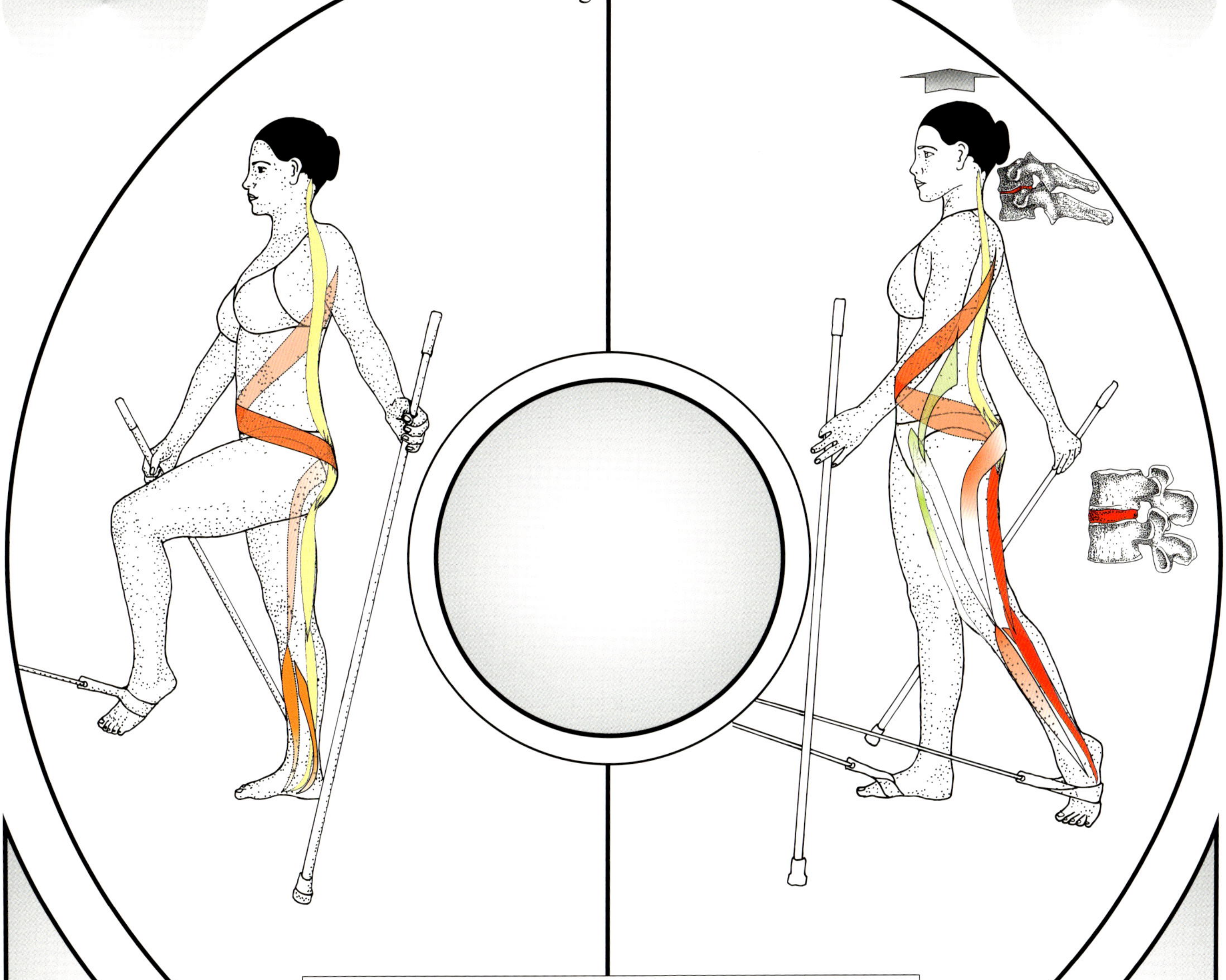

Koordination und Stabilisation des Gangs, Resorbtion des Bandscheibenvorfalls.

Die Übung 11 verbindet die Koordination der vorherigen Übungen und wird wieder durch die spirale Muskelkette LD und TR stabilisiert. Der Bewegungsumfang der oberen und unteren Gliedmaßen nach hinten darf nicht eine übermäßige Verbiegung im Lendenbereich (Hyperlordose) hervorrufen. Durchführung dieser Übung führt zur Einübung der Rotation des Schultergürtels gegen den Beckengürtel. So, wie es auch bei richtig durchgeführtem Gang, wo sich die natürliche funktionelle doppelte S-Bogenform bildet, sein sollte. Bei dieser Übung werden auch der große Gesäßmuskel gekräftigt und die Hüftbeuger gestreckt.

Das Ziel der Übung ist, eine feste Narbe im Anulus fibrosus (ist eine Gewebeschicht aus Faserknorpel und kollagenem Bindegewebe, die den Außenrand einer Bandscheibe formt) zu bilden und durch die Bewegung des Duralsacks (Bindegewebsschlauch, der das Rückenmark umgibt und schützt das Nervengewebe vor Traumatisierungen) der Wirbelkanal vom Sequester zu befreien.

Wir üben immer langsam und mit geringer Kraft.

Spiral Stabilization
www.spiralstabilization.com

Extension - Streckung des Beins in der Hüfte, Gegenbewegung der Beine, Koordination des Gangs.

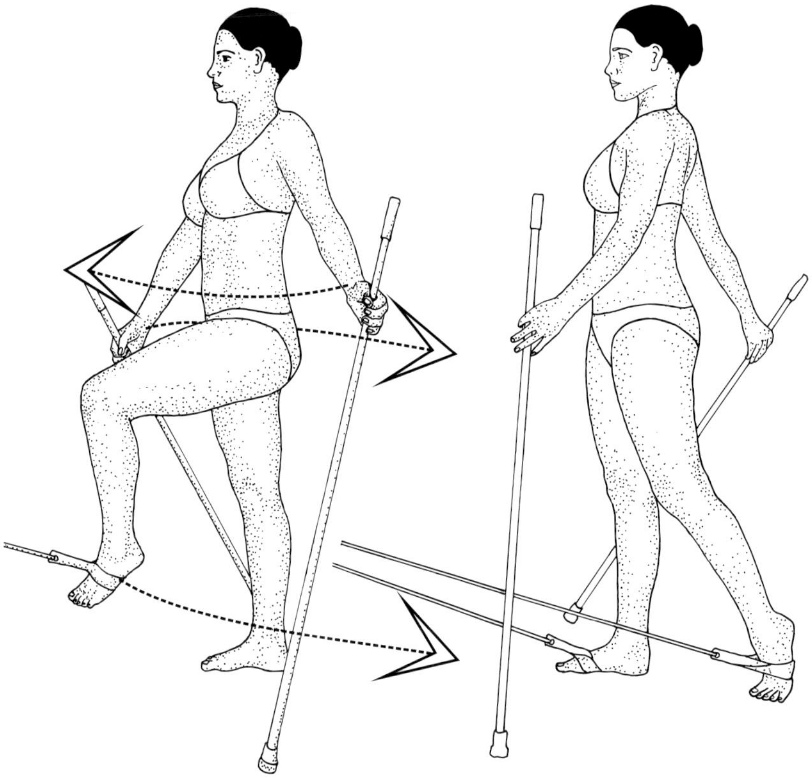

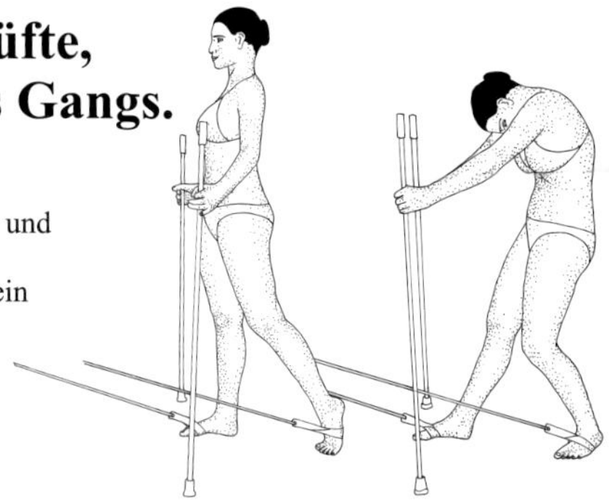

11. Übung A
Ein ausgeglichener und spiral stabilisierter Stand auf einem Bein

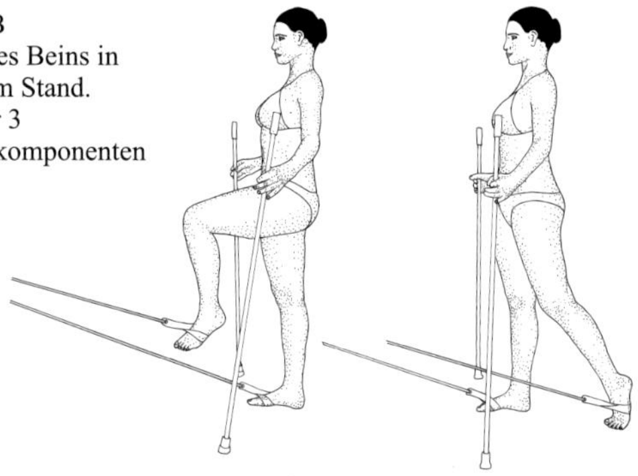

11. Übung B
Extension des Beins in stabilisiertem Stand.
Training der 3 Bewegungskomponenten des Beins.

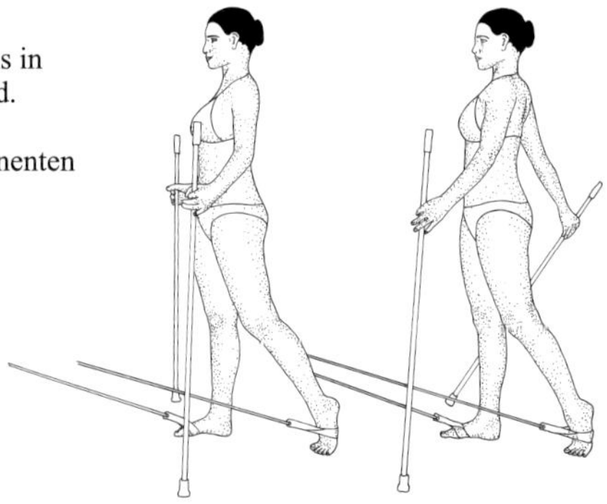

11. Übung C
Extension des Arms in stabilisiertem Stand.
Training der 3 Bewegungskomponenten des Arms.

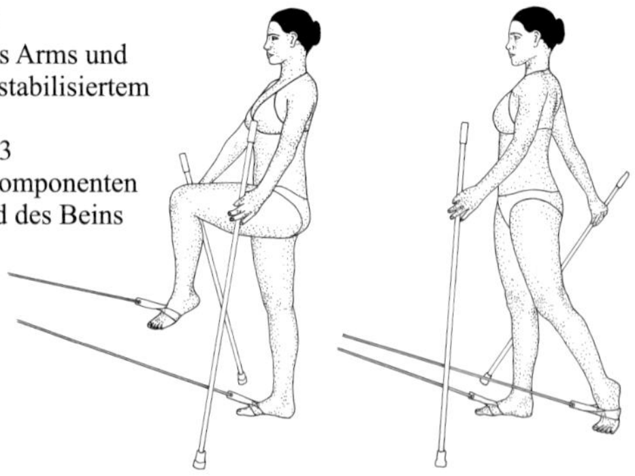

11. Übung D
Extension des Arms und des Beins in stabilisiertem Stand.
Training der 3 Bewegungskomponenten des Arms und des Beins einseitig.

11.Übung E
Extension des Arms und des Beins in stabilisiertem Stand.
Training der 3 Bewegungskomponenten des Arms und des Beins beidseitig.

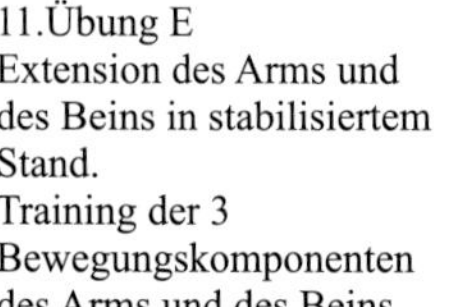

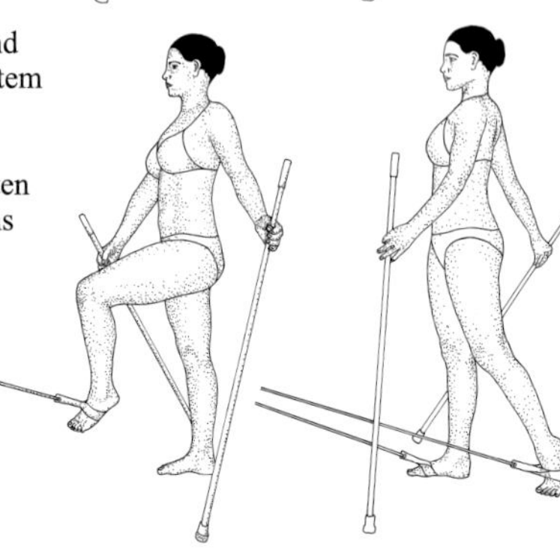

Die Aussführung der Übung 11 ist sehr anspruchsvoll und deswegen wird in fünf Schritten aufgeteilt.

Ausführung der Übung mit Stützstöke, Schritte A, B, C, D, E
Bei dieser Übung dienen die Stöcke als Stütze und ermöglichen uns eine exakte Ausführung der Details.
Die Stöcke ermöglichen die Bewegung der Arme bis in die Endposition hinten dem Körper und betonen die Bewegung der Wirbelsäule und des Brustkorbs.
- Durch die Ausführung dieser Übungen bereiten wir uns auf das Gehen mit Walkingstöcken vor. Ohne ausreichende Vorbereitung wird diese Sportart sehr oft falsch praktiziert.
Um eine gute Technik des Gangs mit Stöcken erreichen zu können, müssen wir zuerst die folgenden Regeln beachten:
- Bewegung in der vertikalen Achse
- Ausgeglichene Körperhaltung
- Beseitigung der Muskeldysbalancen (1. - 6. Übung)
- Optimale Koordination der Gegenbewegung der Arme und Beine mit allen 3 Komponenten und Betonung auf die Gegenrotation des Beckens und des Brustkorbs.

Die Übung trainiert - 3 Bewegungskomponenten der Arme:
1/ Extension im Schultergelenk
2/ Bewegung im thorakoscapularen Gelenk - Bewegung des Schulterblatts nach hinten unten.
3/ Rotation der Brustwirbelsäule und des Brustkorbs, funktionelle sinistro- und dextrokonvexe Skoliose

- 3 Bewegungskomponenten der Beine:
1/ Extension im Hüftgelenk
2/ Anterior-posteriore Bewegung im Kreuz-Darmbein-Gelenk
3/ Rotation und leichte dextro- und sinistrokonvexe Skoliose im Bereich der Lendenwirbelsäule beim erhalten der vertikalen Achse (dies wird möglich nur bei der gleichzeitigen Traktion der Wirbelsäule, die durch die Aktivierung der Muskelspiralen hervorgerufen wird).

Das Üben mit den Stöcken mobilisiert sehr intensiv sowohl den Brustkorb als auch die Wirbelsäule, die außerdem bei der Traktion nach oben gestreckt wird.

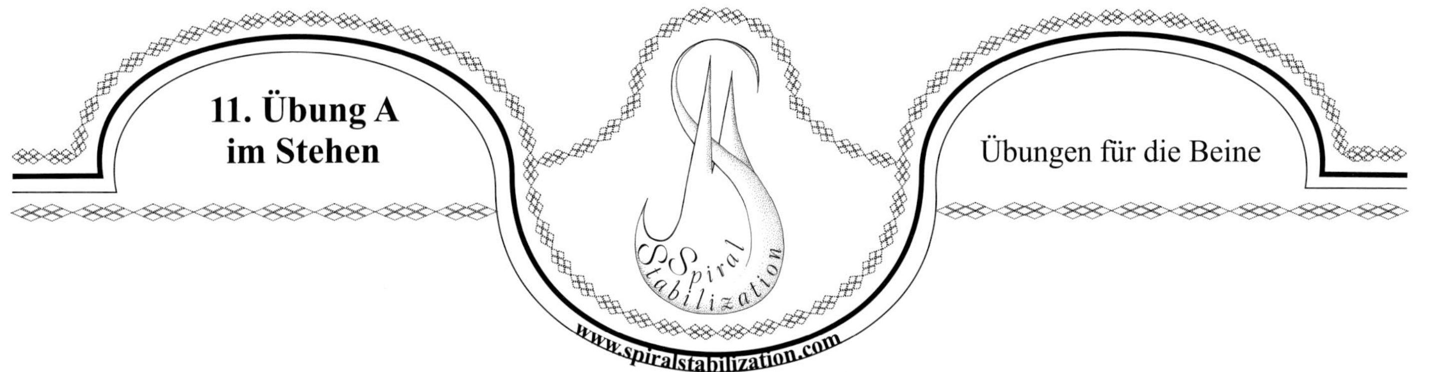

Übertragen des Körpergewichts auf das stehende Bein.

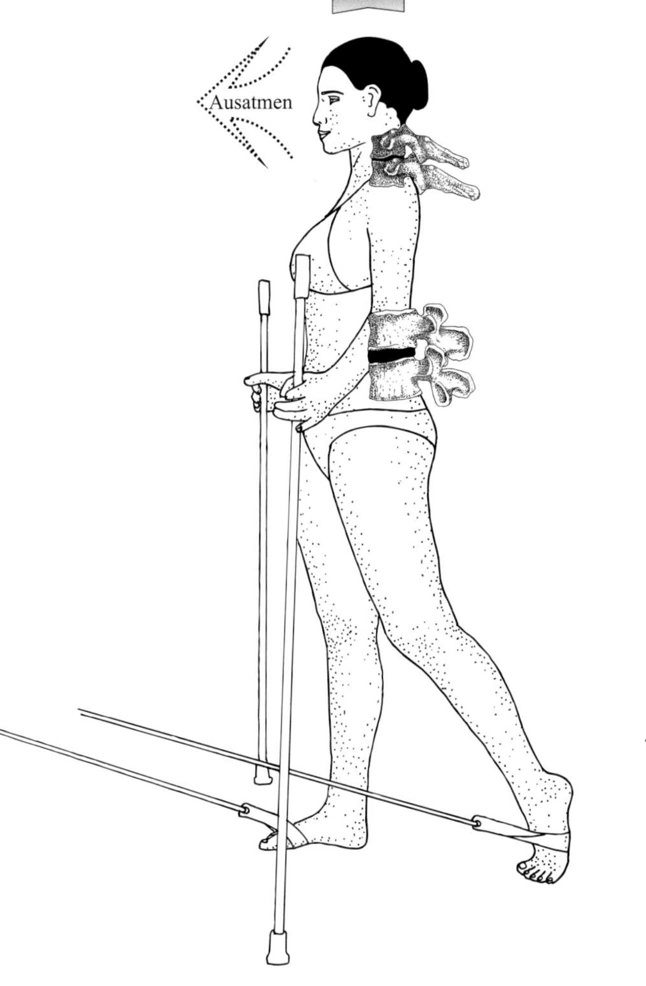

Einatmen

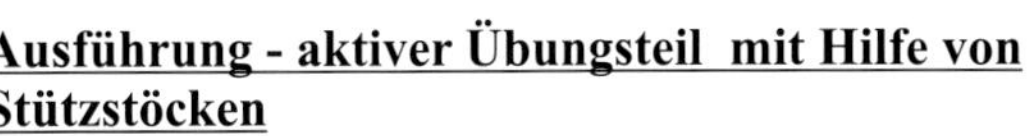

Ausführung - aktiver Übungsteil mit Hilfe von Stützstöcken

- Wir übertragen das Körpergewicht auf das rechte Bein (Knie und Hüfte bleiben gestreckt) und machen einen Schritt nach vorn. Gleichzeitig spannen wir an der rechten Seite, das Standbein und die Gesäßmuskeln (m. gluteus maximus) kräftig an. Mit der Bewegung der Schulterblätter zueinander und nach unten werden die Arme nach hinten gezogen.
- In der aktiven Übungsphase wird ausgeatmet.

- Die Übung trainiert der spiral stabilisierte ausgeglichene Einbeinstand.

Aktiver Übungsteil wird durch die LD, TR Spirale stabilisiert.

Ausgangsposition - passiver Übungsteil

- In jeder Hand haben wir einen Stock, den wir ca. 10 cm unterhalb des Ellenbogens halten. Die Stöcke dürfen nicht krampfartig, sondern ganz locker gehalten werden.
- Das elastische Seil befestigen wir auf beide Beine im Bereich der Fußsohle, aber auf keinen Fall oberhalb des Sprunggelenks.
- Wir nehmen einen entspannten Stand in der vorderen Körperachse ein. Der Rücken bildet eine langgezogene Kyphose und die Stirn zeigt zur Seilbefestigung.
- Das Körpergewicht ist auf dem hinteren in der Hüfte und im Knie gebeugten linken Beins verlagert.
- Das rechte Bein ist nach vorn gestreckt.
- Beide Arme sind nach vorn gestreckt.
- In der passiven Position wird eingeatmet.

Ausgangsposition wird wird durch die ES, QL Vertikale stabilisiert.

11. Übung in Varianten A, B, C, D, E ist eine Vorbereitung auf den technisch richtig durchgeführten Gang sowohl mit den Stöcken als auch ohne. Wer diese Übung nicht automatisch und richtig beherrscht, kann auch nicht den richtigen Gang beherrschen. Der falsch koordinierte und stabilisierte Gang stellt eine weitere Überlastung dar und führt zur Degeneration. Alle vorherigen Übungen (1. - 5.) dienen als Einübung der richtigen Ausführung der 11. Übung.

Extension - im ausgeglichenen stabilisierten Stand wird das Bein in der Hüfte gestreckt.

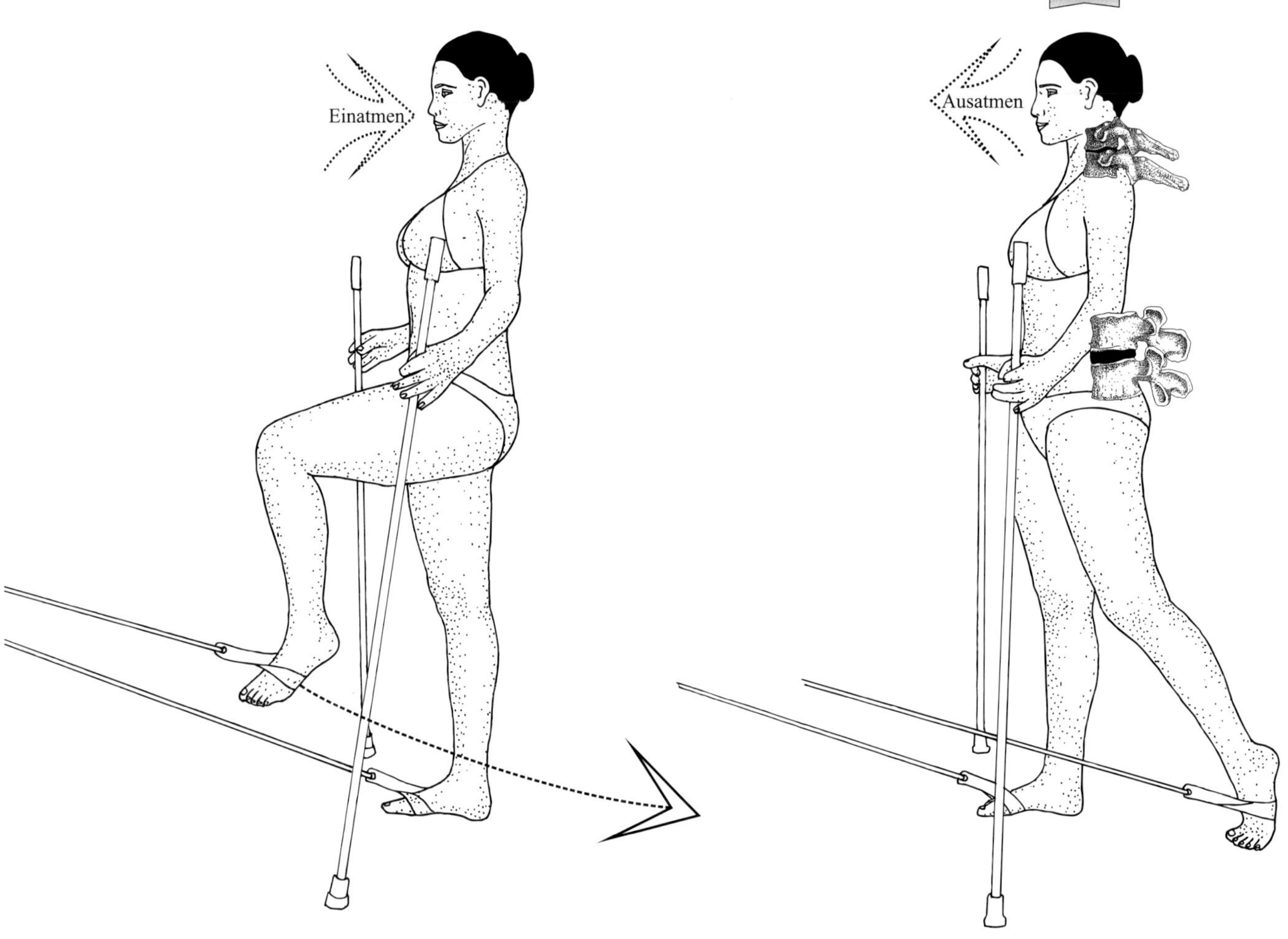

Ausgangsposition - passiver Übungsteil

- Entspannter Stand in hinterer Körperachse, die Stirn zeigt zur Seilbefestigung. Das rechte Bein ist Standbein.
- Das linke Bein (Schwungbein) ist vorn und sowohl in der Hüfte als auch im Knie gebeugt.
- Beide Arme bleiben mit unterer Fixation des Schulterblatts auf der Körperebene.
- In der passiven Position wird eingeatmet. Ausgangsposition wird durch die ES, QL Vertikale stabilisiert.

Ausführung - aktiver Übungsteil mit Hilfe von Stützstöcken

- Wir spannen die Gesäßmuskeln oberhalb des rechten Standbeins an und bewegen das linke Bein nach hinten.
- Nach und nach spannen wir auch die Gesäßmuskeln an der linken Seite an.
- Die Bewegung des linken Beins nach hinten darf nur in der Hüfte und im SI Gelenk (Sakroiliakalgelenk) statt finden. Die Wirbelsäule darf sich nicht in Lordose durchbiegen, sondern, muss nur in der vertikale Achse rotieren.
- Mit der Bewegung der Schulterblätter zueinander und nach unten werden die Arme nach hinten gezogen (Stabilisation der Wirbelsäule).
- Das übende Bein ist im Knie leicht gebeugt.
- In der aktiven Position wird ausgeatmet.

Die Übung trainiert die 3 Bewegungskomponenten des Beins:
1/ Extension im Hüftgelenk
2/ anterior-posteriore Bewegung im Kreuz-Darmbein-Gelenk (möglich nur bei ausgeglichener Horizontalstellung des Beckens und seine Rotation von 45°in senkrechter Achse).
3/ Rotation und leichte dextrokonvexe Skoliose im Lendenwirbelsäulenbereich, bei einhalten der vertikalen Achse.

Aktiver Übungsteil wird durch die LD, TR. Spirale stabilisiert.

Extension - im ausgeglichenen stabilisierten Stand wird der Arm im Schultergürtel nach hinten bewegt.

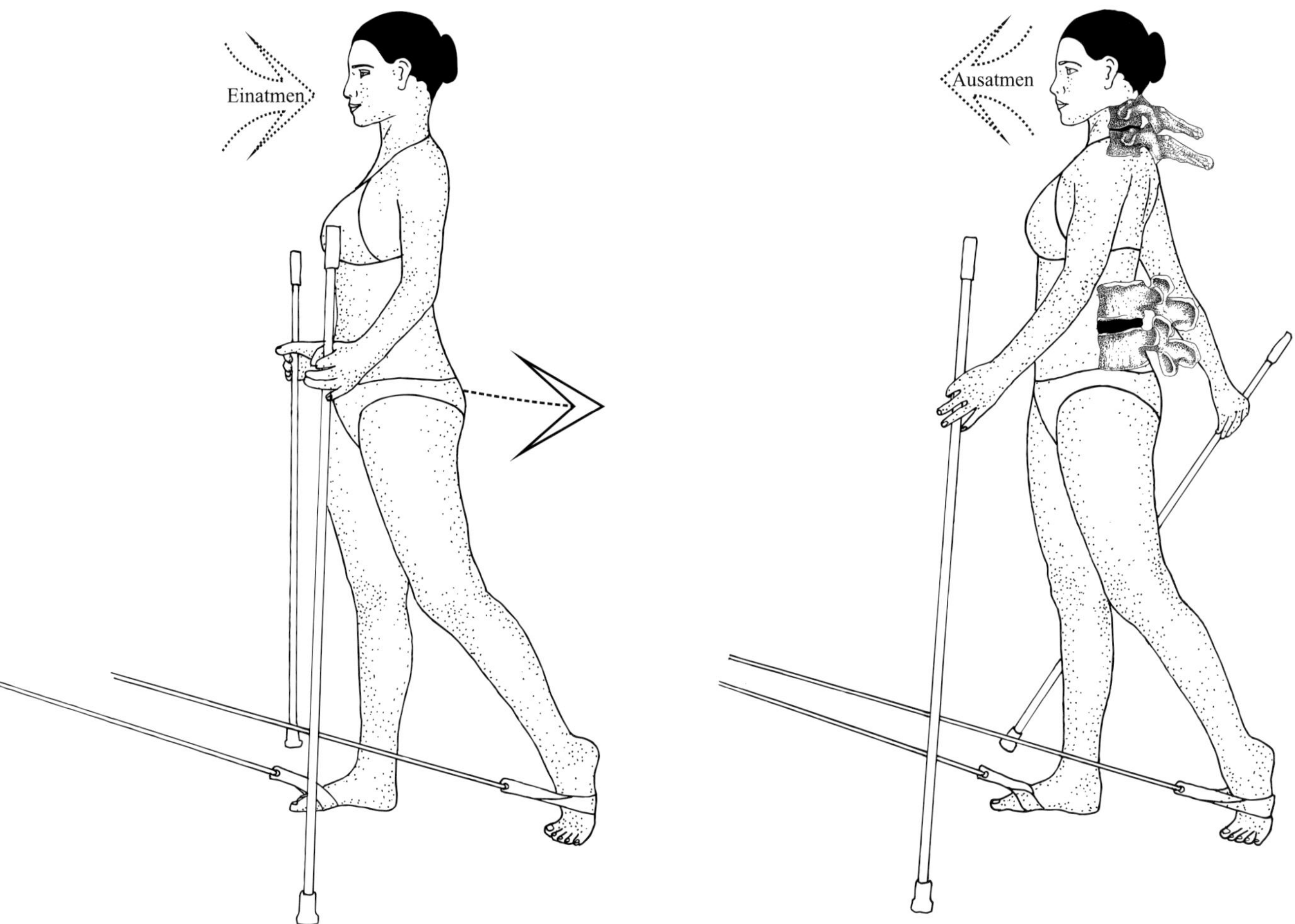

Ausgangsposition - passiver Übungsteil
- Entspannter Stand in der hinteren Körperachse. Die Stirn zeigt zur Seilbefestigung. Das rechte Bein ist Standbein.
- Das linke Bein ist hinten, sowohl in der Hüfte als auch im Knie gestreckt.
- Der linke Arm bleibt mit unterer Fixation des Schulterblatts auf der Körperebene.
- Dieser Arm bleibt beim Üben in Ruheposition und dient als Stütze.
- Der rechte Arm ist leicht nach vorn gestreckt.
- In der passiven Position wird eingeatmet.

Ausgangsposition wird durch die ES, QL Vertikale stabilisiert.

Ausführung - aktiver Übungsteil mit Hilfe von Stützstöcken
- Wir spannen Gesäßmuskeln beidseitig an - Stabilisation des Beckens. Der rechte Arm wird nach hinten bewegt.
- Die Beine bewegen sich nicht.
- Die Wirbelsäule muss ausgeglichen sein und ihre Durchbiegung darf nicht zur Lordose führen.
- Der linke Arm bleibt beim Üben in Ruheposition und dient als Stütze.
- Der rechte Arm bewegt sich nach hinten mit gleichzeitiger Bewegung des Schulterblatts nach hinten unten.
- In der aktiven Übungsphase wird ausgeatmet.

Die Übung trainiert 3 Bewegungskomponenten des Arms:
1/ Extension im Schultergürtel
2/ Bewegung im Thorakoskapulargelenk - Bewegung des Schulterblatts nach hinten und unten.
3/ Rotation der Brustwirbelsäule und des Brustkorbs, funktionelle sinistrokonvexe Skoliose.

Aktiver Übungsteil wird durch die LD, TR Spirale stabilisiert.

Doppelte Extension - im ausgeglichenen stabilisierten Stand werden, der Arm im Schultergürtel und das Bein im Beckengürtel bewegt.

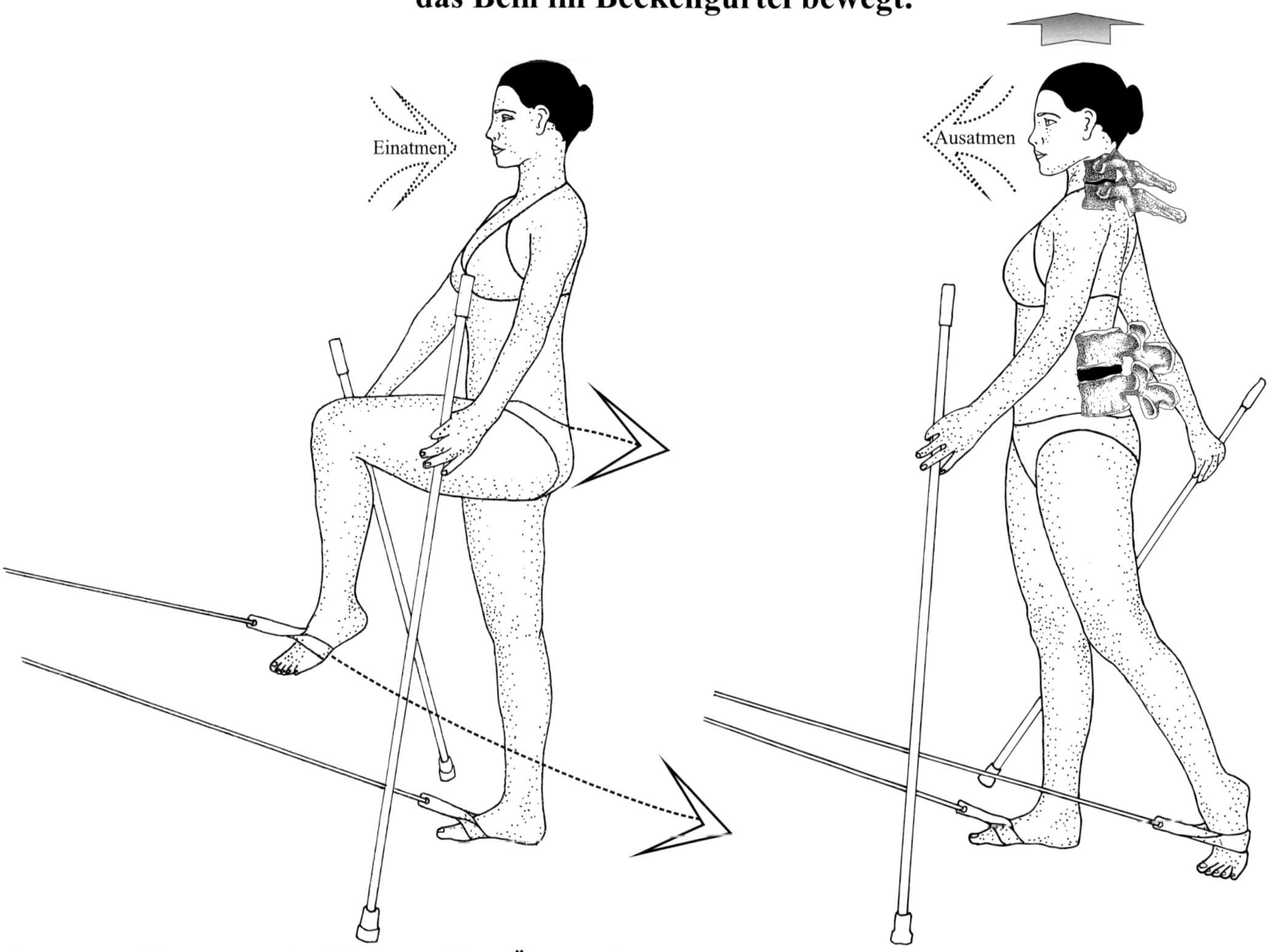

Ausgangsposition - aktiver Übungateil

- Entspannter Stand in der hinteren Körperachse. Die Stirn zeigt zur Seilbefestigung. Das rechte Bein ist Standbein.
- Das linke Bein (Schwungbein) ist vorn, sowohl in der Hüfte als auch im Knie gebeugt.
- Der linke Arm ist vorn und der rechte Arm ist schräg nach vorn gestreckt.
- Die Brust- und Lendenwirbelsäule bleibt in Mittelposition und rotiert nicht.
- In der Ausgangsposition wird eingeatmet.

Aktiver Übungsteil wird durch die PM, SA Spirale stabilisiert.

Ausführung - aktiver Übungsteil

- Die Übung beginnt mit Anspannung der Gesäßmuskeln oberhalb des rechten stehenden Beins und dem Ausgleichen des Beckens und der Lendenlordose! Nach und nach nehmen wir eine ausgeglichene Stehposition ein, kräftigen den Rumpf vom Becken nach oben bis zum Th 5.

-Das linke Bein bewegt sich nach hinten (Extension in der Hüfte), die Fußspitze berührt am Ende der Bewegung den Boden. Die Fußspitze zeigt nach unten und die Ferse nach oben (die Außenrotation der Fußspitze nach außen ist falsch). Wichtig: die Bewegung sollte im Hüftgekenk stattfinden, der Lendenbereich bleibt zur mittleren Körperachse ausgeglichen (Vertiefung der Lendenlordose ist falsch).

Die Bewegung ist aus 3 Komponenten zusammengesetzt:
1/ Extension im Hüftgelenk
2/ Anterior-posteriore Bewegung im Kreuz-Darmbein-Gelenk
3/ Die Wirbelsäule bleibt in Mittelposition, streckt sich nach oben, die Krümmungen gleichen sich leicht aus und dabei findet eine mäßige Rotation der Wirbelsäule statt.

- Der rechte Arm ist in Extension und bewegt sich gleichzeitig nach hinten.

Die Bewegung wird aus 3 Komponenten zusammengesetzt:
1/ Extension im Schultergürtel.
2/ Bewegung im Thorakoskapulargelenk - Bewegung des Schulterblatts
3/ Die Wirbelsäule bleibt in Mittelposition, streckt sich nach oben, die Krümmungen gleichen sich leicht aus und dabei findet eine mäßige Rotation der Wirbelsäule statt.

Der linke Arm führt eine Gegenbewegung aus, d.h. den gestreckten Arm von hinten nach vorn bewegen.

- Der Kopf bleibt weiterhin in Achsstellung und hierbei wird unter fixiertem Kopf nur der Rumpf rotieren. Hinterkopf wird angehoben. In der aktiven Position atmen wir im Unterleib aus.

Aktiver Übungsteil wird durch die LD, TR Spirale stabilisiert.

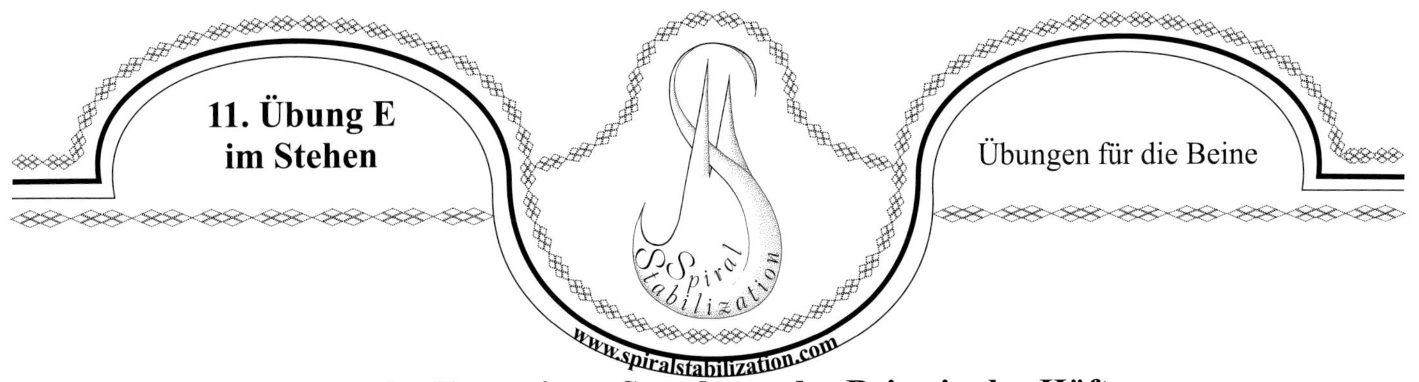

Doppelte Extension - Streckung des Beins in der Hüfte und des Arms in der Schulter mit folgende Gegenrotation des Rumpfs und des Beckens.

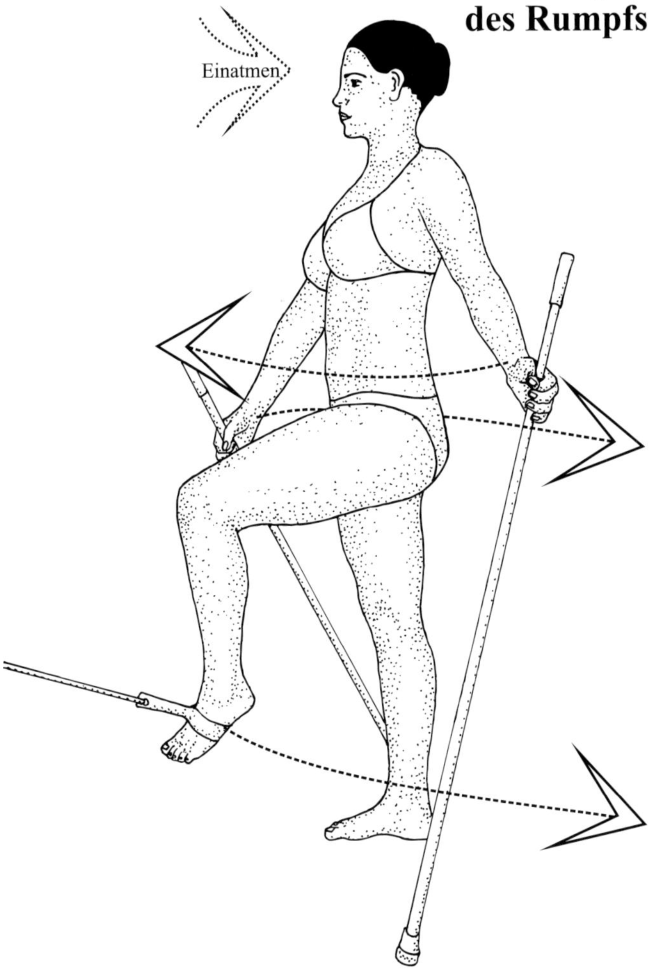

Einatmen

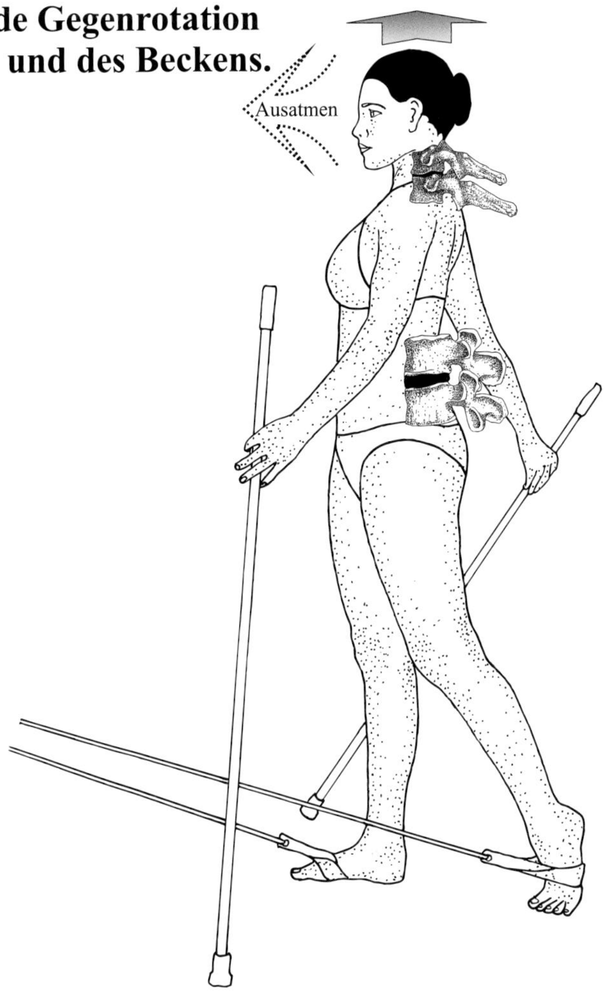

Ausatmen

Ausgangsposition - aktiver Übungateil

- Entspannter Stand in der hinteren Körperachse. Die Stirn zeigt zur Seilbefestigung. Das rechte Bein ist Standbein.
- Das linke Bein (Schwungbein) ist vorn und sowohl in der Hüfte als auch im Knie gebeugt.
- Der rechte Arm ist schräg nach vorn gestreckt und der linke ist nach hinten gestreckt.
- Die Brustwirbelsäule folgt ganz leicht dem übenden Arm in die Rotation und bildet eine funktionelle Skoliose.
- Die Lendenwirbelsäule folgt der Bewegung des Beins.
- In der Ausgangsposition wird eingeatmet.

Aktiver Übungsteil wird durch die LD, TR, PM, SA Spirale stabilisiert.

Ausführung - aktiver Übungsteil

- Die Übung beginnt mit Anspannung der Gesäßmuskeln oberhalb des rechten stehenden Beins, dem Ausgleich des Beckens, als auch der Lendenlordose! Nach und nach nehmen wir eine ausgeglichene Stehposition ein, kräftigen den Rumpf vom Becken nach oben bis zum Th 5.
- Das linke Bein bewegt sich nach hinten (Extension im Hüftgelenk), die Fußspitze berührt am Ende der Bewegung den Boden, zeigt nach unten und die Ferse nach oben (die Außenrotation der Fußspitze nach außen ist falsch). Wichtig: die Bewegung sollte im Hüftgekenk stattfinden, der Lendenbereich bleibt zur mittleren Körperachse ausgeglichen (Vertiefung der Lendenlordose ist falsch).

Die Bewegung ist aus 3 Komponenten zusammengesetzt:

1/ Extension im Hüftgelenk.

2/ Anterior-posteriore Bewegung im Kreuz-Darmbein-Gelenk.

3/ Rotation und leichte dextrokonvexe Skoliose im Lendenwirbelsäulenbereich, beim Einhalten der vertikalen Achse.

- Der rechte Arm ist in Extension und bewegt sich gleichzeitig nach hinten

Die Bewegung wird aus 3 Komponenten zusammengesetzt:

1/ Extension im Schultergürtel.

2/ Bewegung im Thorakoskapulargelenk - Bewegung des Schulterblatts nach hinten und unten.

3/ Rotation der Brustwirbelsäule und des Brustkorbs, funktionelle sinistrokonvexe Skoliose.

Der linke Arm führt eine Gegenbewegung aus, d.h. den gestreckten Arm bewegt sich von hinten nach vorn.

- Der Kopf bleibt weiterhin in Achsstellung und hierbei wird unter fixiertem Kopf nur der Rumpf rotieren. Der Hinterkopf wird angehoben.

In der aktiven Position atmen wir im Unterleib aus.

Aktiver Übungsteil wird durch die LD, TR, PM, SA Spirale stabilisiert.

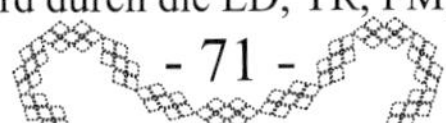

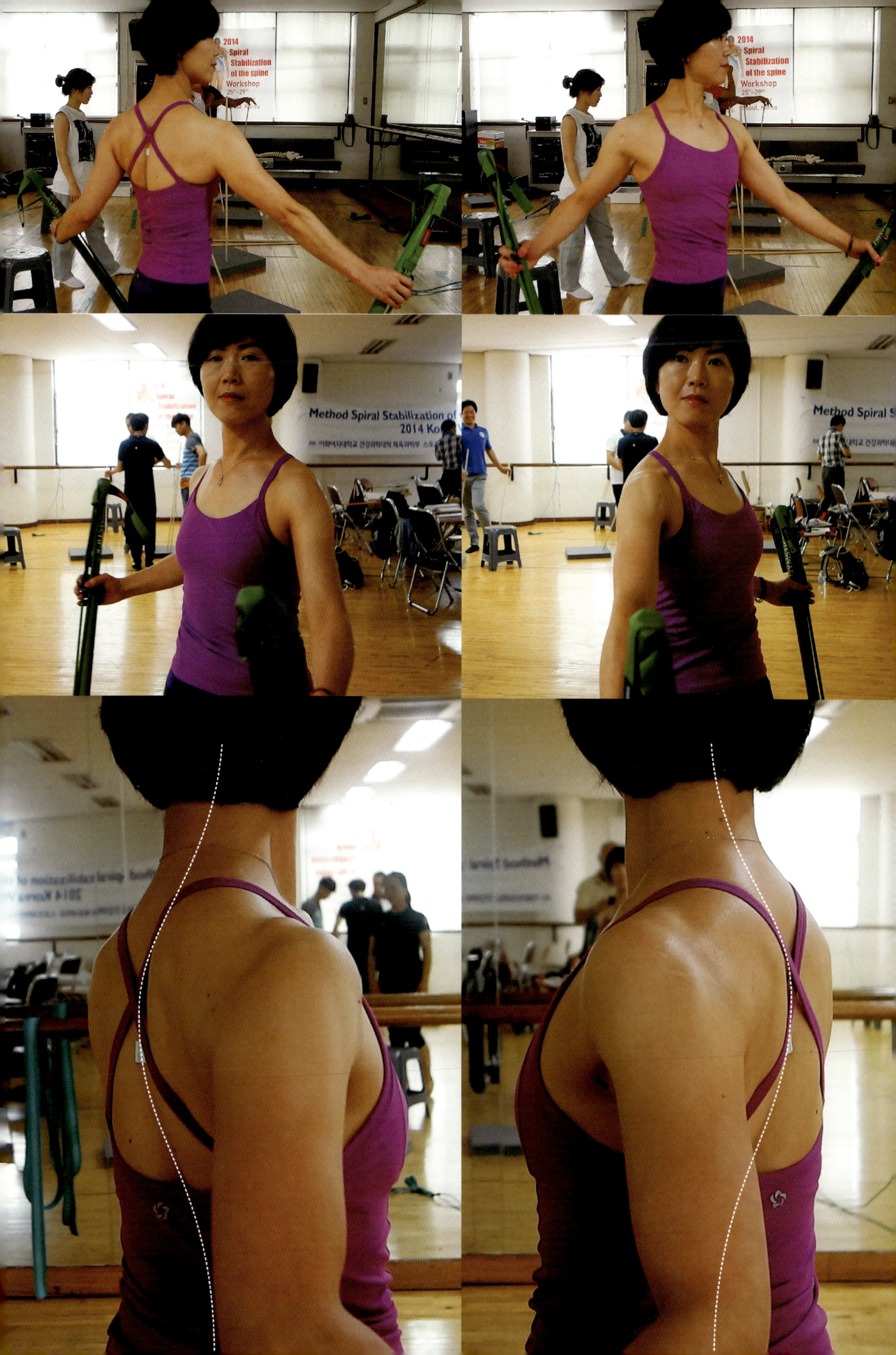
2014
Spiral
Stabilization
of the spine
Workshop
Method Spiral Stabilization of

Spiral Stabilization
Spiralstabilisation
Spirální stabilizace

Praha 8, Na Úboči 10
e-mail: sm@smsystem.cz
tel: 00420-284810231

www.spiralstabilization.com

AKTIVE REHABILITATION DER WIRBELSÄULE

Bandscheibenvorfall in der akuten und schmerzhaften Phase. Behandlung der Schmerzen und der neurologischen Ausfallerscheinungen. Die Nervenwurzeldekompression. Stabilisation und Traktion.

1. Übung

2. Übung

Das Üben im Sitzen für diejenigen, die nicht stehen oder knien können.

Die Sitzposition wird dann gewählt, wenn wir uns auf die Arbeit der Arme besser konzentrieren möchten oder wenn das Üben im Stehen Schmerzen verursacht.

Die Übungen 1 und 2 aktivieren die Muskelketten LD - latissimus dorsi (breiter Rückenmuskel) und TR - trapezius (Trapezmuskel). Diese Muskelketten stabilisieren den Körper, ziehen seinen Umfang zusammen und bilden eine nach oben zielende Kraft, die den Druck auf die beschädigten Zwischenwirbelscheiben vermindert und deren Heilung ermöglicht.

Wir üben langsam mit geringer Kraft von ca. 1 Kp (mit der schwarzen Verlängerung des elastischen Seils) und mit Betonung auf die konsequente Ausführung der Details der beiden Übungspositionen.

Wir üben stets im schmerzfreien Bereich. Um den Einsatz von Kraft im Fall der auftretenden Schmerzen reduzieren zu können, muss der Abstand zwischen der übenden Person und der Befestigung des Seils reduziert werden. Weitere Maßnahmen beruhen auf der Einschränkung des Bewegungsausmaßes.
Falls die Übung immer noch Schmerzen verursacht, überspringen wir sie und fangen mit der Ausführung der folgenden Übung an. Nach einer Woche, können wir zu der Übung zurückzukommen und nochmal versuchen sie durchzuführen.

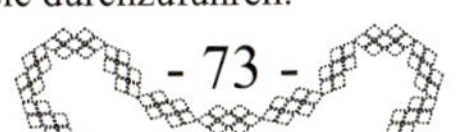

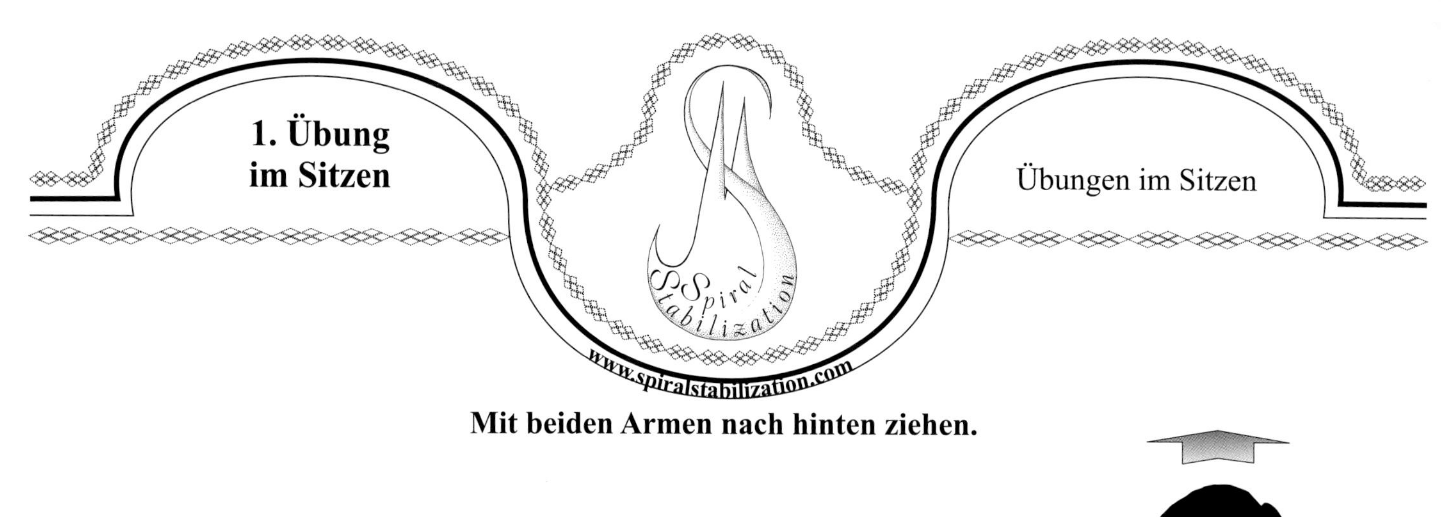

Mit beiden Armen nach hinten ziehen.

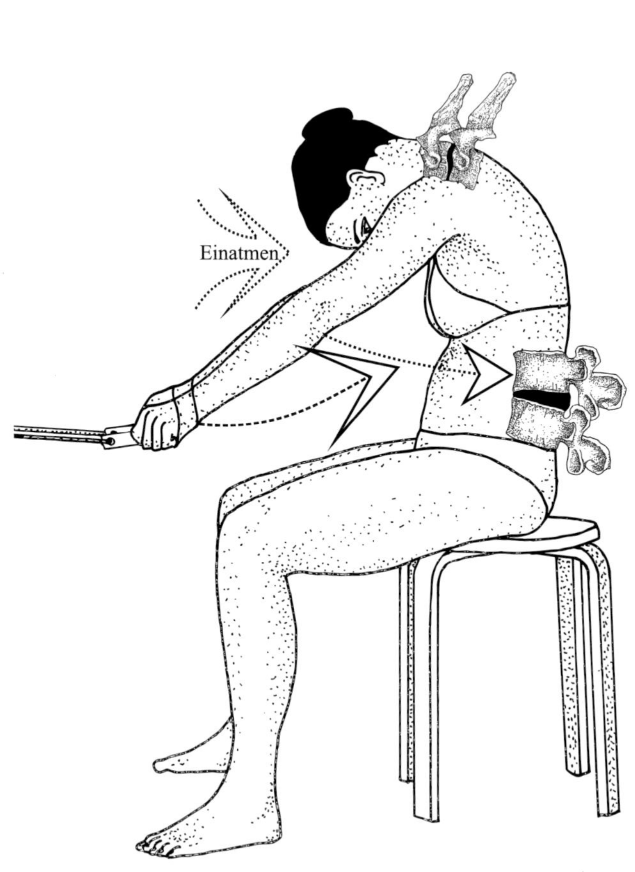

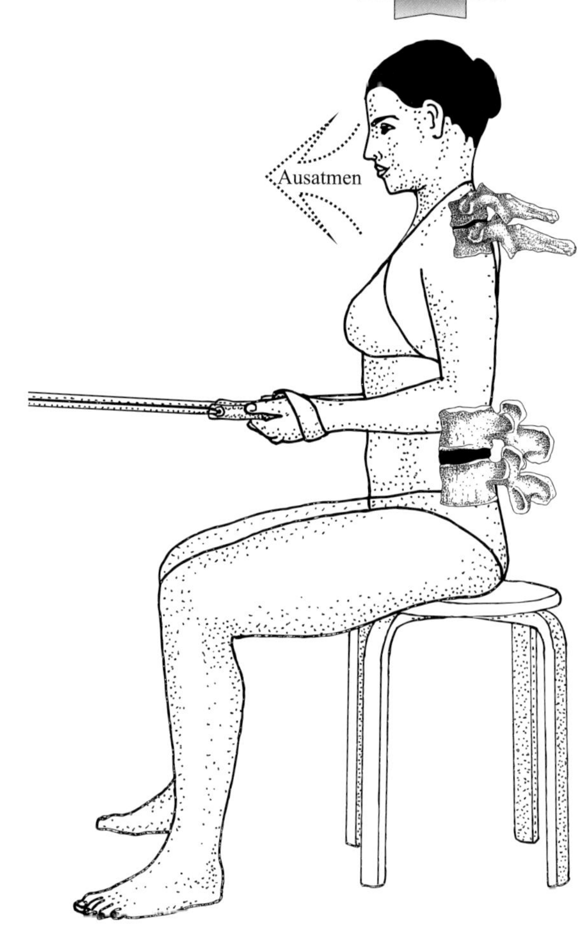

Ausgangsposition - passiver Übungsteil

- Entspannte Sitzhaltung mit der Stirn zur Befestigung des Seils.
- Der Rücken bildet einen langen kyphotischen Bogen (Katzenbuckel).
- Der Rumpf darf die Beckenbasis nicht verlassen, bleibt zur vorderen Achse ausgeglichen und darf nicht vorgeschoben werden (Brustbein bleibt oberhalb der Symphyse).
- Die beiden Arme sind vorgestreckt und mit der Kraft des el. Seils passiv nach vorn gezogen.
- Die Handflächen zeigen nach unten.
- Der ganze Rücken ist entspannt, d.h. im Bereich des Hinterkopfs, des Nackens, der Schulterblätter, des Oberkörpers sowie im Lendenbereich.
- Das Einatmen erfolgt in der passiven Position.

Die Wirbelsäule wird passiv nach vorn gestreckt.
Die Segmente der Lenden- und Halswirbelsäule treten auseinander und öffnen sich mehr am hinteren als am vorderen Pol der Bandscheibe, wo sich jedoch ein leichter Druck bildet.

Die Ausgangposition wird durch die ES, QL Vertikale stabilisiert.

Durchführung - aktiver Übungsteil

- Die Übung beginnt mit der Anspannung der Gesäßmuskulatur, dem Ausgleichen des Beckens, und der Lendenlordose.
- Nachdem die ausgeglichene Sitzposition allmählich erreicht wird, kräftigen wir den Rumpf vom Becken nach oben bis zum mittleren Bereich der Schulterblätter Th 5 (5. Brustwirbel).
- Jetzt ziehen wir die beiden Ellenbogen nach hinten und horizontal zur hinteren Rumpfebene, aber nicht weiter!
- Die Hand und der Unterarm sind enspannt.
- Die Unterarme rotieren entlang der Längsachse der Hand, sodass die Handfläche am Bewegungsende nach oben zeigt (Supination).
- Die Schulter dehnen sich im oberen Bereich leicht aus.
- Der untere Teil der Schulterblätter nähert sich der Wirbelsäule und sinkt leicht nach unten.
- Der Kopf erreicht die Achsstellung und der Hinterkopf wird angehoben.
- Der Nacken ist ganz enspannt.
- In der aktiven Position erfolgt die Ausatmung in den Unterleib.
- Die Lendenwirbelsäule wird aktiv nach oben gestreckt.

Die Segmente der Lenden- und Halswirbelsäule treten auseinander und öffnen sich.
Der aktive Übungsteil wird durch die LD, TR Spirale stabilisiert.

Mit einem Arm zur Seite ziehen.

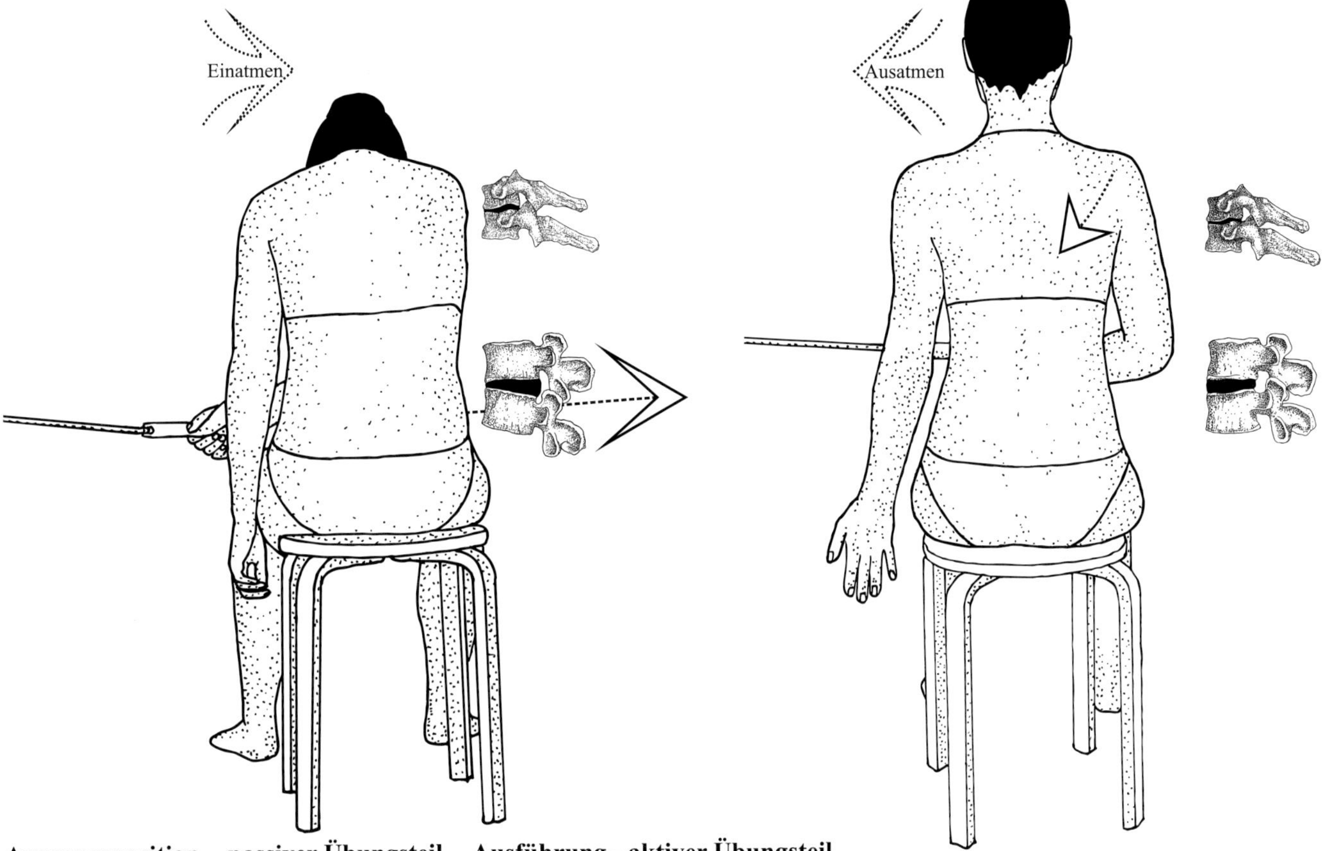

Einatmen

Ausatmen

Ausgangsposition - passiver Übungsteil

- Entspannte Sitzhaltung, seitlich zur Seilbefestigung.
- Der Rücken bildet eine lange Kyphose (Katzenbuckel).
- Der Rücken bildet einen langen kyphotischen Bogen (Katzenbuckel).
- Der Rumpf darf die Beckenbasis nicht verlassen, bleibt zur vorderen Achse ausgeglichen und darf nicht vorgeschoben werden (Brustbein bleibt oberhalb der Symphyse).
- Der rechte Arm ist diagonal vor dem Rumpf und wird durch die Kraft des el. Seils passiv gezogen. Die Handfläche zeigt zum Körper.
- Der ganze Rücken ist entspannt, d.h. im Bereich des Hinterkopfs, des Nackens, der Schulterblätter, des Oberkörpers sowie im Lendenbereich.
- Das Einatmen erfolgt in der passiven Position.

Die Wirbelsäule wird passiv nach vorn in Rotation gestreckt. Die Segmente der Lenden- und Halswirbelsäule treten auseinander und öffnen sich mehr am hinteren als am vorderen Pol der Bandscheibe, wo sich jedoch ein leichter Druck bildet.

Es kommt zur koordinierten Bewegung des rechten Arm nach vorn, das Schulterblatt gleitet am Brustkorb entlang in die gleiche Richtung und folgt der Bewegung des Arms bei der gleichzeitigen Rotation des Brustkorbs. Die Dornfortsätze der Wirbelsäule folgen der Schulterblattbewegung und dies führt zur Entstehung der funktionellen skoliotischen Verkrümmung.

Ausführung - aktiver Übungsteil

- Die Übung beginnt mit Anspannung der Gesäßmuskeln, dem Ausgleichen des Beckens und der Lendenlordose! Nach und nach nehmen wir eine ausgeglichene Sitzposition ein und kräftigen dabei den Rumpf vom Becken nach oben bis auf die Mitte der Schulterblätter Th 5 (5. Brustwirbel).
- Jetzt ziehen wir den rechten Ellenbogen nach hinten und horizontal zur hinteren Rumpfebene, aber nicht weiter!
- Der rechte Unterarm rotiert entlang der Längsachse der Hand, sodass am Bewegungsende der Daumen nach oben zeigt (wir können die Hand aber weiter ziehen bis die ganze Handfläche nach oben zeigt - Supination).
- Das rechte Schulterblatt nähert sich der Wirbelsäule und sinkt leicht nach unten.

An der aktiven Körperseite ist die Schulter weiter nach unten gesunken als an der passiven.

- Der Kopf ist in Achsstellung und der Hinterkopf wird angehoben.
- Der Nacken ist ganz entspannt.
- In der aktiven Position wird im Unterleib ausgeatmet.

Übungsvariante für Fortgeschrittene:

Wir beginnen die Übung an der Teillenhöhe und bringen das Seil bei jedem Zug fächerförmig immer um 20 cm höher bis zur Hochstreckung der Arme. Das Seil wird dann weiter über den Kopf geführt bis zur Erreichung der hinteren Körperseite. Jetzt beugen wir den Ellenbogen, führen ihn zum Körper und ziehen das Schulterblatt ganz intensiv nach hinten unten zur Wirbelsäule.
Dies führt zur intensiven Dehnung im Bereich des oberen Brustkorbs und des Unterschlüsselbeins.
Wenn in dieser Position der Rumpf weiter rotiert, kann der Brustkorb und die Brust- und Halswirbelsäule mobilisiert werden. Die Wirbelsäule wird aktiv nach oben gestreckt - Traktion.
Die Segmente der Lenden- und Halswirbelsäule treten auseinander und öffnen sich.
Die Wirbelsäule wird zur mittleren Körperachse ausgeglichen - Zentrierung.
Wenn wir die aus den nach hinten gerichteten Bewegungen bestehende Übung fortsetzen, wird die Wirbelsäule beweglicher und dies führt zur Bildung eines skoliotischen Bogens - Mobilisation.
Aktive Position ist durch die LD, TR Spirale stabilisiert.

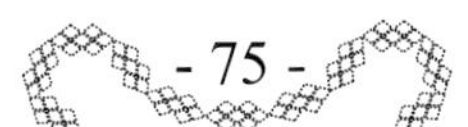

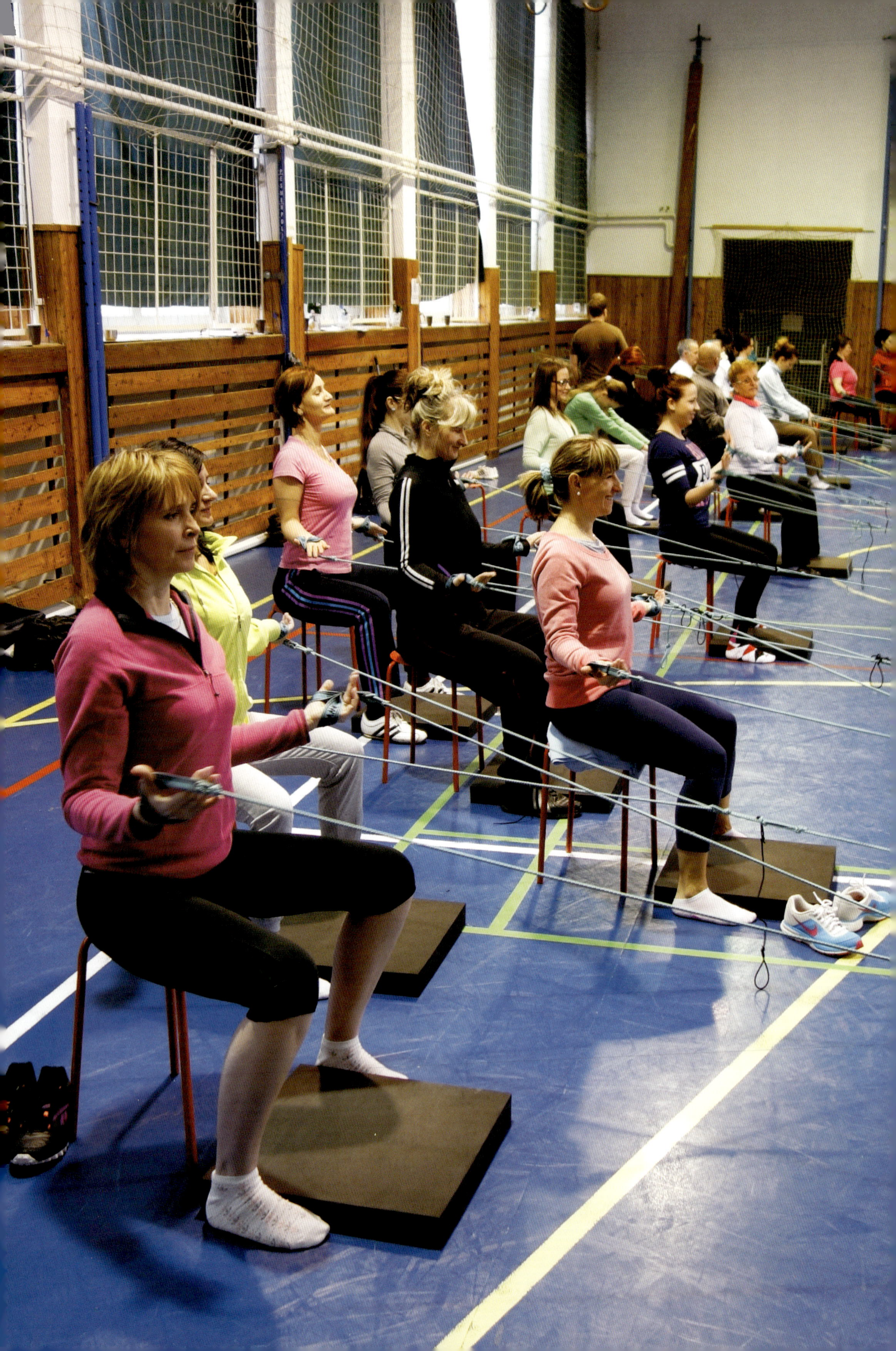

Spiral Stabilization
Spiralstabilisation
Spirální stabilizace

Praha 8, Na Úbočí 10
e-mail: sm@smsystem.cz
tel: 00420-284810231

AKTIVE REHABILITATION DER WIRBELSÄULE

www.spiralstabilization.com

Subakute schmerzfrei Phase
des Bandscheibenvorfalls.
Entspannung und Dehnung der Muskeln,
die die Bandscheibe zusammendrücken.
Stabilisation, Traktion, Entspannung und Dehnung.

3. Übung

4. Übung

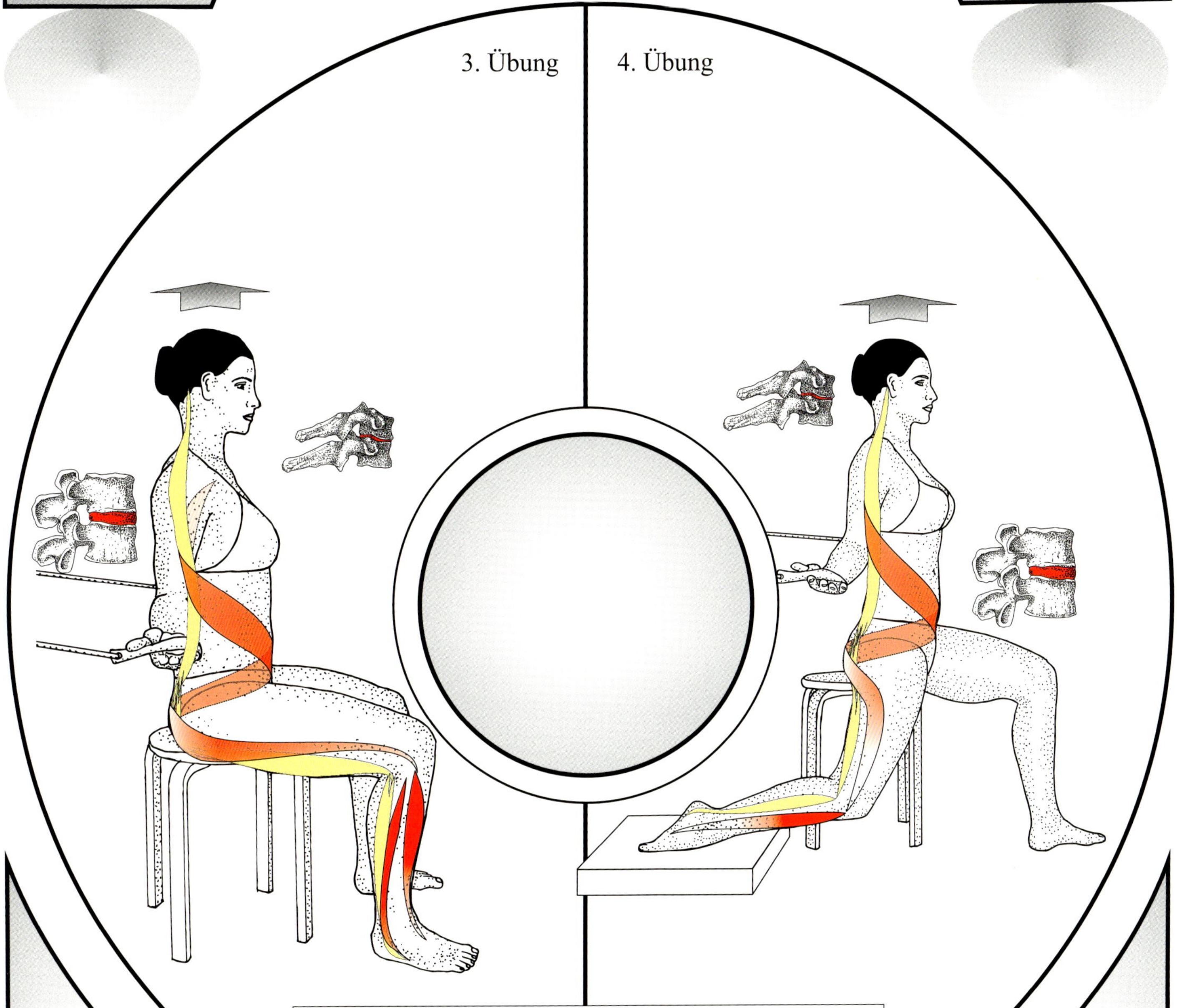

Das Üben im Sitzen für diejenigen, die nicht stehen oder knien können.

Die Übungen 3 und 4 aktivieren die Muskelketten LD - latissimus dorsi (breiter Rückenmuskel) und TR - trapezius (Trapezmuskel). Diese Muskelketten stabilisieren den Körper und auf dem stabilisierten Körper werden die Muskeln an der vorderen Seite des Schulter- und Beckengürtels gedehnt.

Wir üben langsam und mit geringer Kraft.

Bei der Übung 3 werden die Arme nach und nach immer weiter geöffnet. Es ist aber wichtig daß der Oberkörper nicht nach hinten kippt, d.h. nicht in die Rückbeuge geführt wird. Bei der Übung 4 bleibt das gebeugte Knie erstmal zur Körperachse ausgeglichen und wird später Schritt für Schritt nach hinten geführt, wobei die Schrittlänge allmählich gesteigert wird.

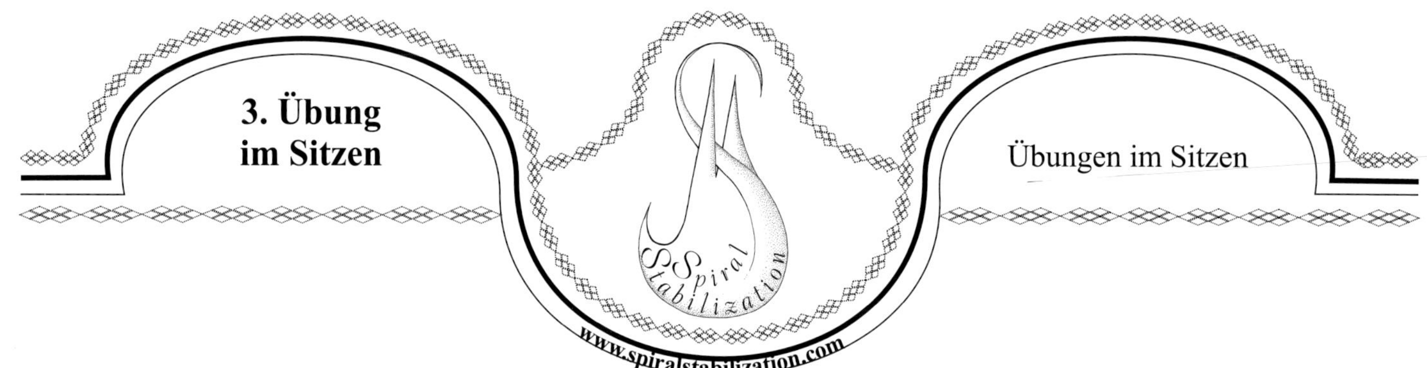

Die Arme werden nach hinten geöffnet und die Schulterblätter zueinander gezogen.

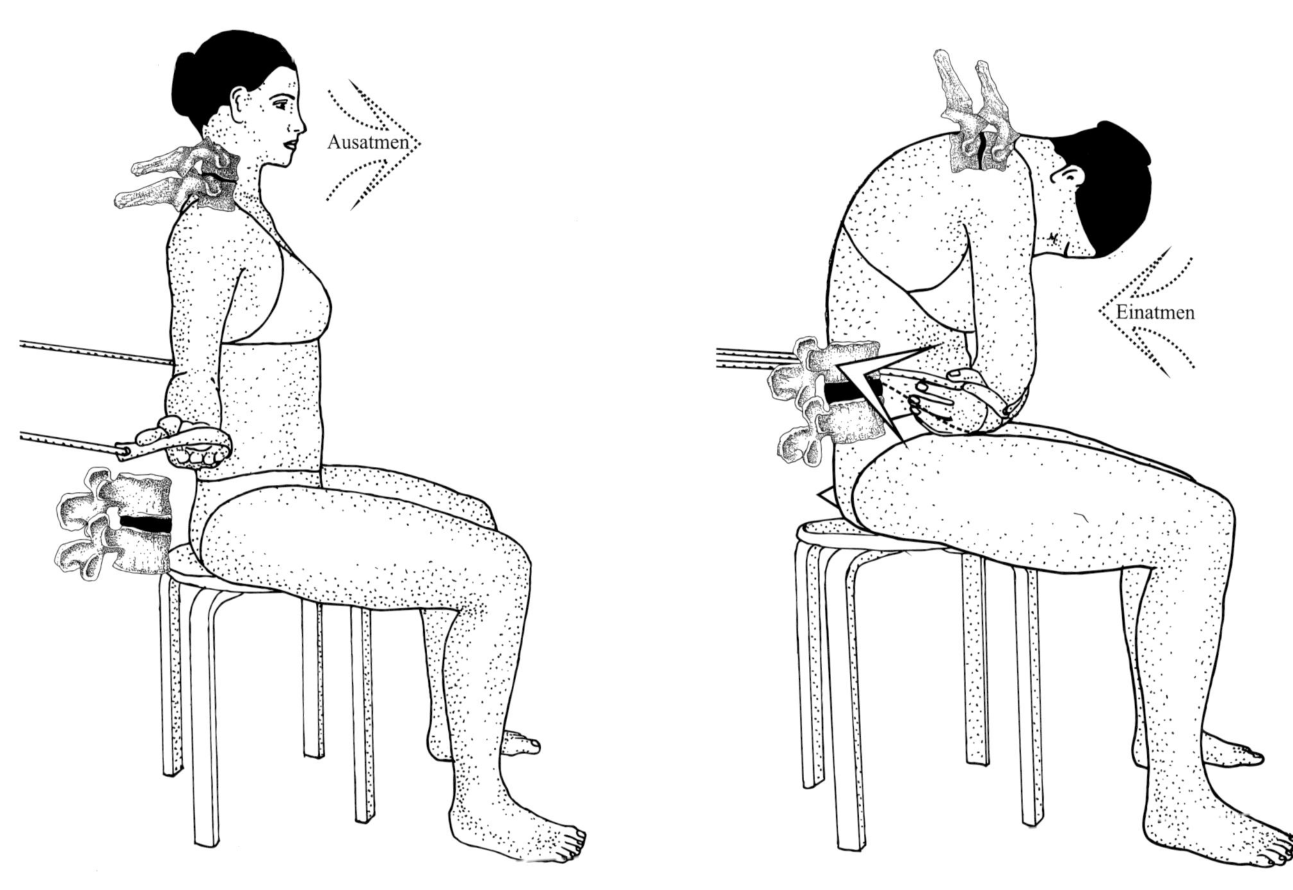

Ausführung - aktiver Übungsteil

- Die Übung beginnt mit der Anspannung der Gesäßmuskulatur, dem Ausgleichen des Beckens und der Lendenlordose!
- Nach und nach nehmen wir eine ausgeglichene Sitzposition ein, kräftigen den Rumpf vom Becken nach oben bis auf die Mitte der Schulterblätter Th 5 (5. Brustwirbel).
- Die Unterarme rotieren nach außen hinten, horizontal zur Achse des Armknochens.
- Die Handflächen zeigen nach oben (Supination). Wir heben den Zeigefinger leicht an, sodass das Seil zwischen Daumen und Zeigefinger bleibt.
- Die Schulterblätter bewegen sich zueinander und leicht nach unten.
- Der Brustborb öffnet sich an der oberen Vorderseite, die unteren Rippen bleiben weiterhin nach unten gezogen und dadurch wird das Ausatmen erleichtert.
- Die Ellenbogen bewegen sich nach hinten, dürfen aber die Körpermitte nicht überschreiten. Am Bewegungsende ziehen wir sie ganz kräftig zueinander.
- Der Kopf ist in Achsstellung und der Hinterkopf wird nach oben gestreckt.
- Der Nacken ist ganz entspannt.
- In der aktiven Position wird im Unterbauch ausgeatmet.

Die Übung wird auf verschiedenen Körperebenen wiederholt, die Arme erstmal hochstrecken und dann nach unten sinken lassen. An der unteren Körperebene ergänzen wir die Bewegung der Arme mit äußerer Rotation (die Handfläche dreht sich weg vom Körper und der Daumen zeigt nach hinten).
Die Wirbelsäule ist durch die Aktivität der LD, TR Spirale aktiv nach oben gestreckt. Die Segmente der Lenden- und Halswirbelsäule treten auseinander und öffnen sich.

Ausgangsposition - aktiver Übungsteil

- Wir sitzen mit dem Rücken zur Befestigung des Seils.
- Der Rücken bildet eine lange Kyphose (Katzenbuckel). Der Oberkörper ist nach vorn eingerollt.
- Wichtig: Der Oberkörper darf nicht über das Becken vorgeschoben werden. (Brustbein bleibt oberhalb der Symphyse)
- Die Arme vor dem Körper kreuzen.
- Die Handflächen zeigen zum Körper.
- Der ganze Rücken ist entspannt. d.h. im Bereich des Hinterkopfs, des Nackens, der Schulterblätter, des Oberkörpers und im Lendenbereich.
- In dieser Position wird eingeatmet.

Die Wirbelsäule ist durch die Aktivität der PM Spirale aktiv nach oben gestreckt. Die Segmente der Lenden- und Halswirbelsäule treten auseinander und öffnen sich jedoch mehr am hinteren Pol als am vorderen. Auch am hinteren Pol, wird die Bandscheibe einer Auftriebskraft ausgesetzt.

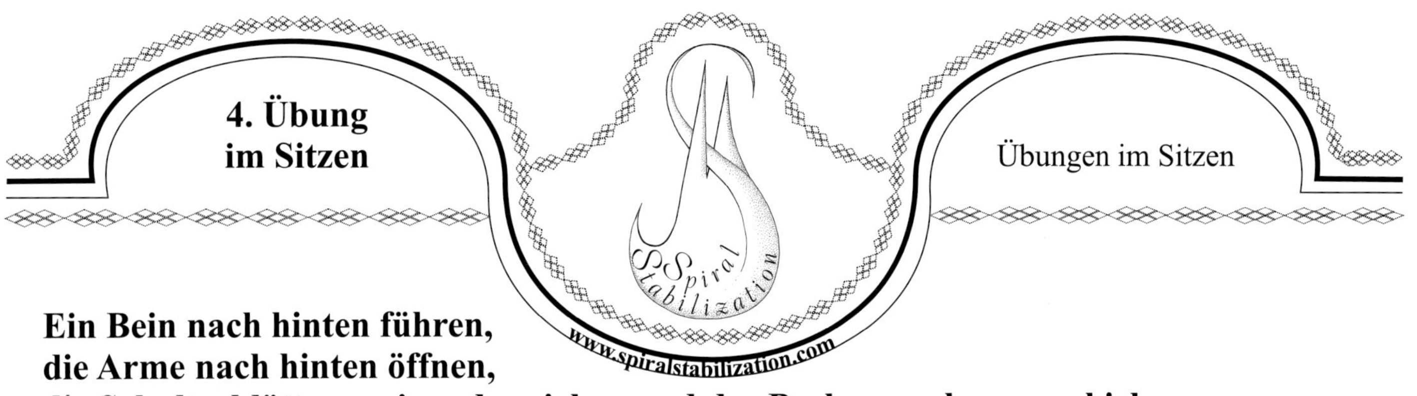

Ein Bein nach hinten führen, die Arme nach hinten öffnen, die Schulterblätter zueinander ziehen und das Becken nach vorn schieben.

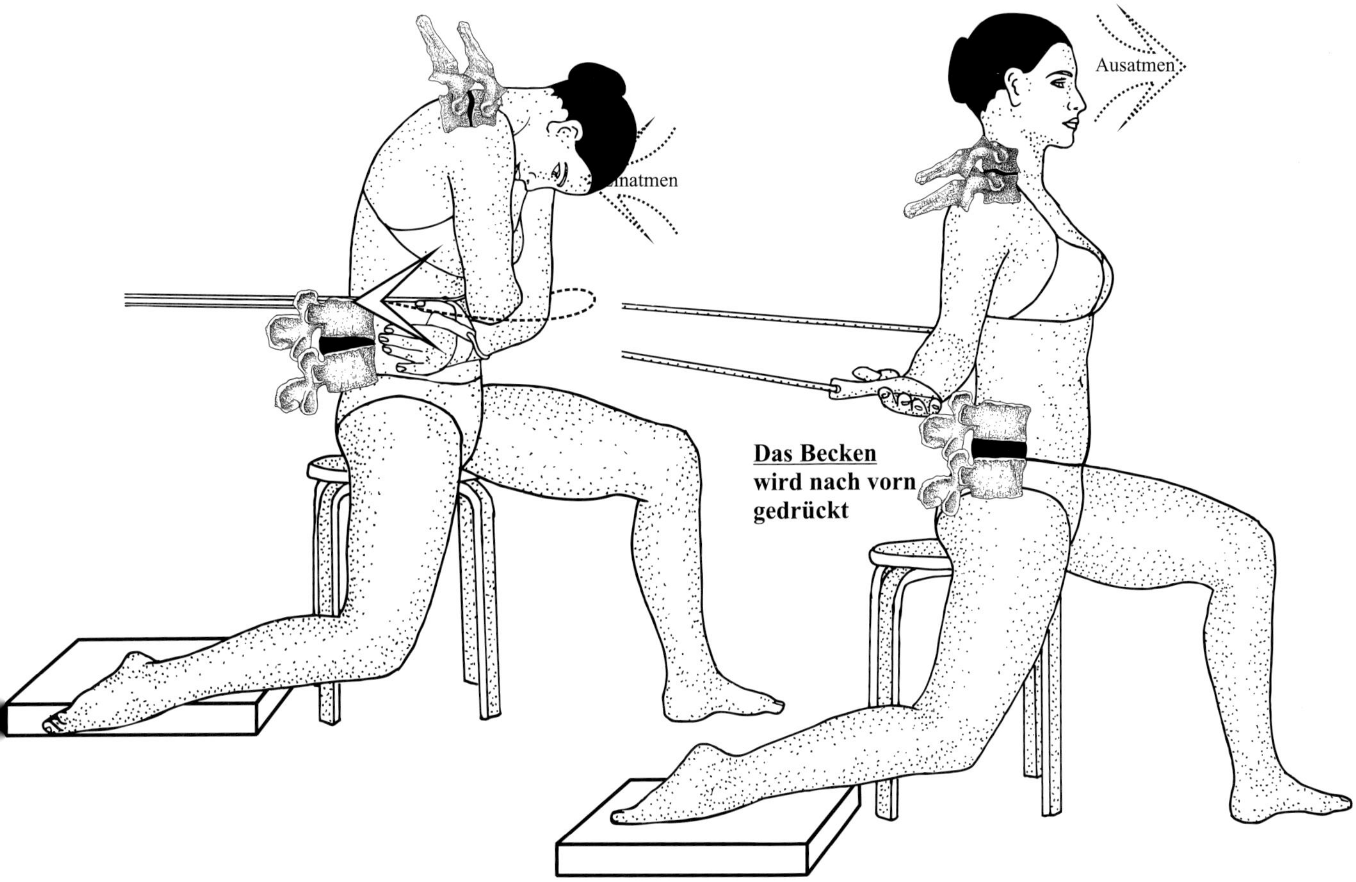

Ausatmen

Das Becken wird nach vorn gedrückt

Ausgangsposition - passiver Übungsteil

- Wir sitzen mit dem Rücken zur Befestigung des Seils, sind nach vorn gebeugt und der Rücken ist rund (Katzenbuckel).
Wichtig: Der Oberkörper darf nicht über das Becken vorgeschoben werden. (Brustbein bleibt oberhalb der Symphyse)
- Die Arme vor dem Körper kreuzen.
Das linke Bein ist vorn und im Knie gebeugt. Das rechte Bein ist gebeugt, nach hinten gestreckt und stützt sich ganz leicht auf dem Step ab.
- Der ganze Rücken ist entspannt, d.h. im Bereich des Hinterkopfs, des Nackens, der Schulterblätter und im Lendenbereich.
- In dieser Position wird eingeatmet.
- Die Ausgangsposition ist durch die PM Spirale stabilisiert.
Die Segmente der Lenden- und Halswirbelsäule treten auseinander und öffnen sich, jedoch mehr am hinteren Pol. An beiden Polen wird die Bandscheibe einer Auftriebskraft ausgesetzt.

Ausführung - aktiver Übungsteil

- Die Übung beginnt mit der Anspannung der Gesäßmuskeln und dem Ausgleichen des Beckens. Wir sollten darauf achten, dass die Wirbelsäule langsam von Kyphose in die aufrechte Position geführt wird, ohne eine Lordose zu verursachen. Nach und nach nehmen wir eine ausgeglichene Sitzposition ein und kräftigen dabei den Rumpf vom Becken nach oben. Die Arme öffnen sich langsam und rotieren nach außen. Die Unterarme bleiben in Höhe der Ellenbogen und werden nach außen horizontal zur Achse des Armknochens rotiert. Die Hände ziehen wir nach hinten. Die Ellenbogen bewegen sich nach hinten zueinander und dürfen die Mitte des Körpers nicht überschreiten. Die Handflächen zeigen nach oben (Supination). Wir heben den Zeigefinger leicht an, sodass das Seil zwischen Daumen und Zeigefinger bleibt. Der Brustkorb öffnet sich an der oberen Vorderseite, die unteren Rippen bleiben weiterhin nach unten gezogen.
Der Kopf ist in Achsstellung und der Hinterkopf wird angehoben. Der Nacken ist ganz entspannt. Wir spannen den Gesäßmuskel oberhalb des hinteren Beins noch mehr an und drücken das Becken nach vorn. Dies führt zur intensiven Dehnung der Hüftbeuger.
- Jetzt wird im Unterbauch ausgeatmet.
Die aktive Position wird durch die Spirale LD, TR stabilisiert.
Die Wirbelsäule ist aktiv nach oben gestreckt.

Jetzt kommen wir zurück in die Ausgangsposition.
- Wir heben den Hinterkopf an und rollen den Nacken Wirbel für Wirbel nach vorn ab.
Der obere Brustkorb wird gebeugt und das Brustbein nach unten in Richtung Schambein gezogen. Es ist wichtig, dass sich die Mitte des Brustkorbs nach hinten und nicht nach vorn bewegt. Auf diese Weise kann die vordere Bewegungsachse eingehalten werden.
Die vorgestreckten Arme sinken nach und nach bis zur Hüfthöhe ab.
Wir wechseln die Position der Beine und wiederholen die Übung auf die gleiche Weise.

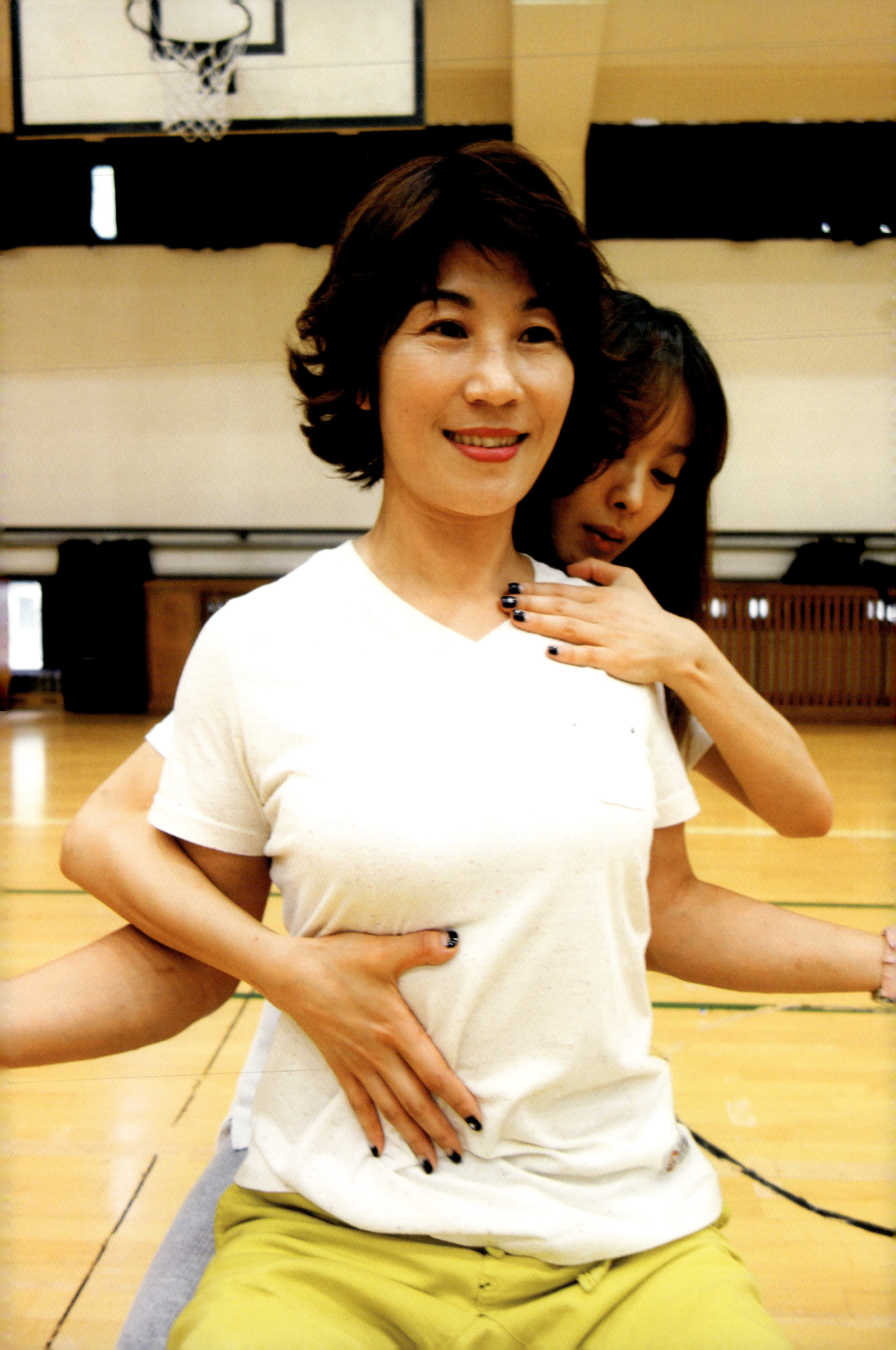

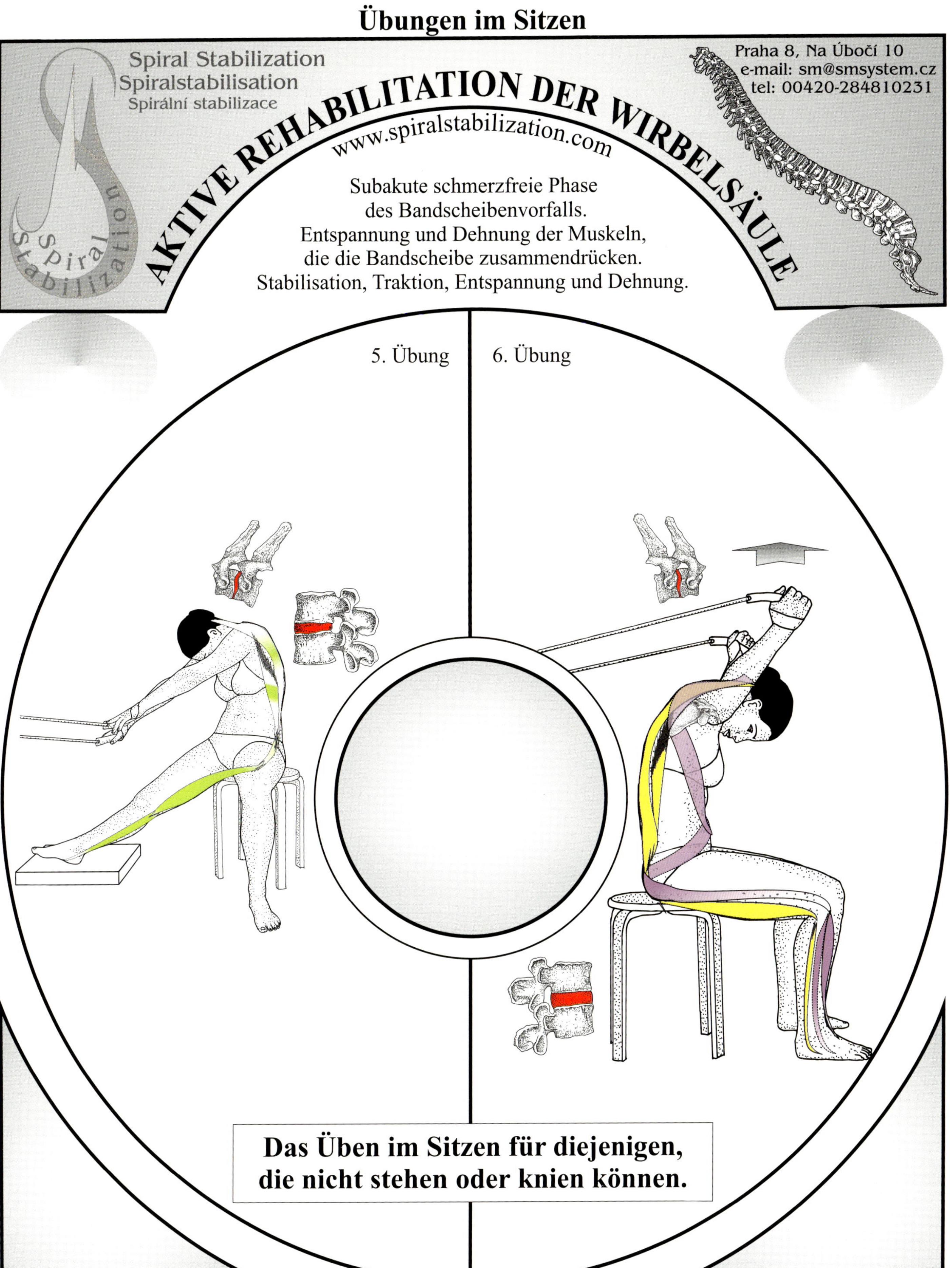

Die Übung 5 wird ähnlich wie die Übung 1 koordiniert und dient zur Dehnung der Rückenmuskulatur.

Die Übung 6 ist durch die spirale Muskelkette SA - serratus anterior (vorderer Sägemuskel) stabilisiert. Sie streckt die Wirbelsäule sehr effektiv nach oben und gleichzeitig dehnt sie die Rückenmukulatur. Bei größerer Verkürzung der Rückenmuskulatur muss das Bewegungsausmaß eingeschränkt werden. Falls eine Funktionsstörung der Schultergelenke besteht, können wir auch mit gebeugtem Ellenbogen üben, ohne die Arme hochzuheben.

Wir üben langsam und mit geringer Kraft.

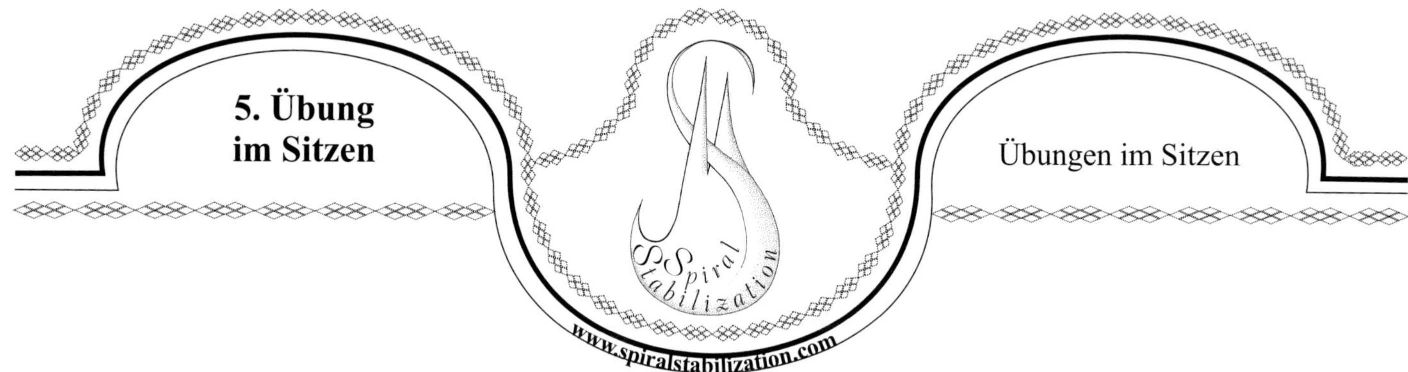

Dehnung des Rückens durch das Abrollen des Oberkörpers nach vorn, Ziehen mit beiden Arme nach hinten.

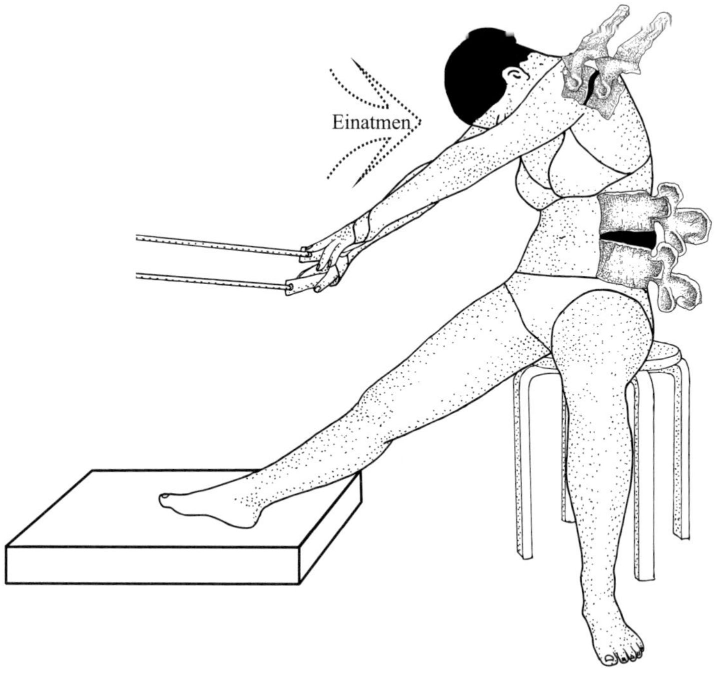

Einatmen

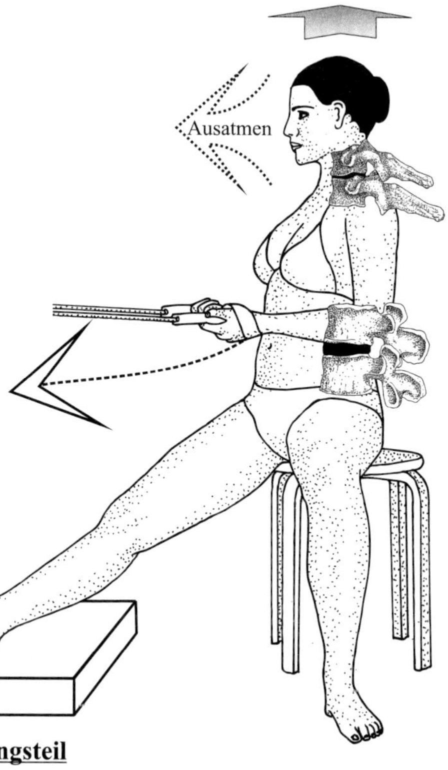

Ausatmen

Ausgangsposition - passiver Übungsteil

- Wir sitzen mit der Stirn zur Befestigung des Seils.
- Das rechte Bein ist mit durchgedrücktem Knie nach vorn gestreckt. Die Fußspitze ist nach vorn unten gestreckt. Das linke Bein mit gebeugtem Knie ist hinten, sodass es mit dem rechten Bein einen rechten Winkel bildet. Dies verleiht der Übung die Stabilität.
- Die Arme werden durch die Kraft des elastischen Seils passiv nach vorn gezogen.
- Der Oberkörper ist gebeugt und bildet eine lange Kyphose (Katzenbuckel).
- Der Kopf hängt passiv an den Nackenbändern.
- In der Ausgangsposition atmen wir ein.

Mit Hilfe dieser Übung wird die Rückenmuskulatur und die hintere Muskelgruppe des Oberschenkels gedehnt.

- 1. Übungsvariante: Die Arme werden in Richtung Knöchel des gestreckten Beins gerichtet, mit Betonung auf die Dehnung der hinteren Seite des Oberschenkels.
- 2. Übungsvariante: Die Arme sind senkrecht nach unten zum Boden gerichtet, mit Betonung auf die Dehnung des unteren Rückens.

Diese Übung wird durch die ES, QL Vertikale stabilisiert.

Ausführung - aktiver Übungsteil

- Die Übung beginnt mit der Anspannung der Gesäßmuskulatur, dem Ausgleichen des Beckens und der Lendenlordose! Nach und nach nehmen wir eine ausgeglichene Sitzposition ein und kräftigen den Rumpf vom Becken nach oben.
- Die Schulterblätter ziehen wir nach hinten unten, die Ellenbogen erreichen die Rumpfmitte, dürfen aber nicht weiter gehen!
- Der Kopf ist in Achsstellung, der Hinterkopf angehoben. Der Nacken ist ganz enspannt. Jetzt können wir die Hände öffnen und nach außen rotieren. Die Handflächen zeigen nach oben und die Ellbogen bleiben am Körper. In der aktiven Position atmen wir aus.

Die aktive Position ist durch die LD - latissimus dorsi Spirale stabilsiert.

Die Wirbelsäule wird durch die LD, TR Spirale aktiv nach oben gestreckt.

Ausführung - Wir kommen zum passiven Übungsteil zurück.

- Jetzt nehmen wir eine aktive Sitzposition ein, heben den Hinterkopf an und Wirbel für Wirbel rollen wir den Nacken nach vorn ab. Die untere und obere Brustwirbelsäule, sowie die Lendenwirbelsäule werden in dieser Bewegung miteinbezogen und werden gebeugt, sodass alle zusammen einen Bogen bilden. Der ganze Rücken, d.h. Lendenbereich, Schulterblätter, Nacken, Hinterkopf und Brustkorb sind entspannt.
- Diese Position ist durch die ES, QL Vertikale stabilisiert.

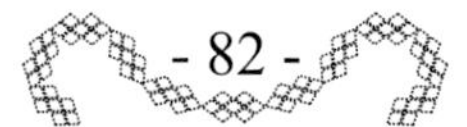

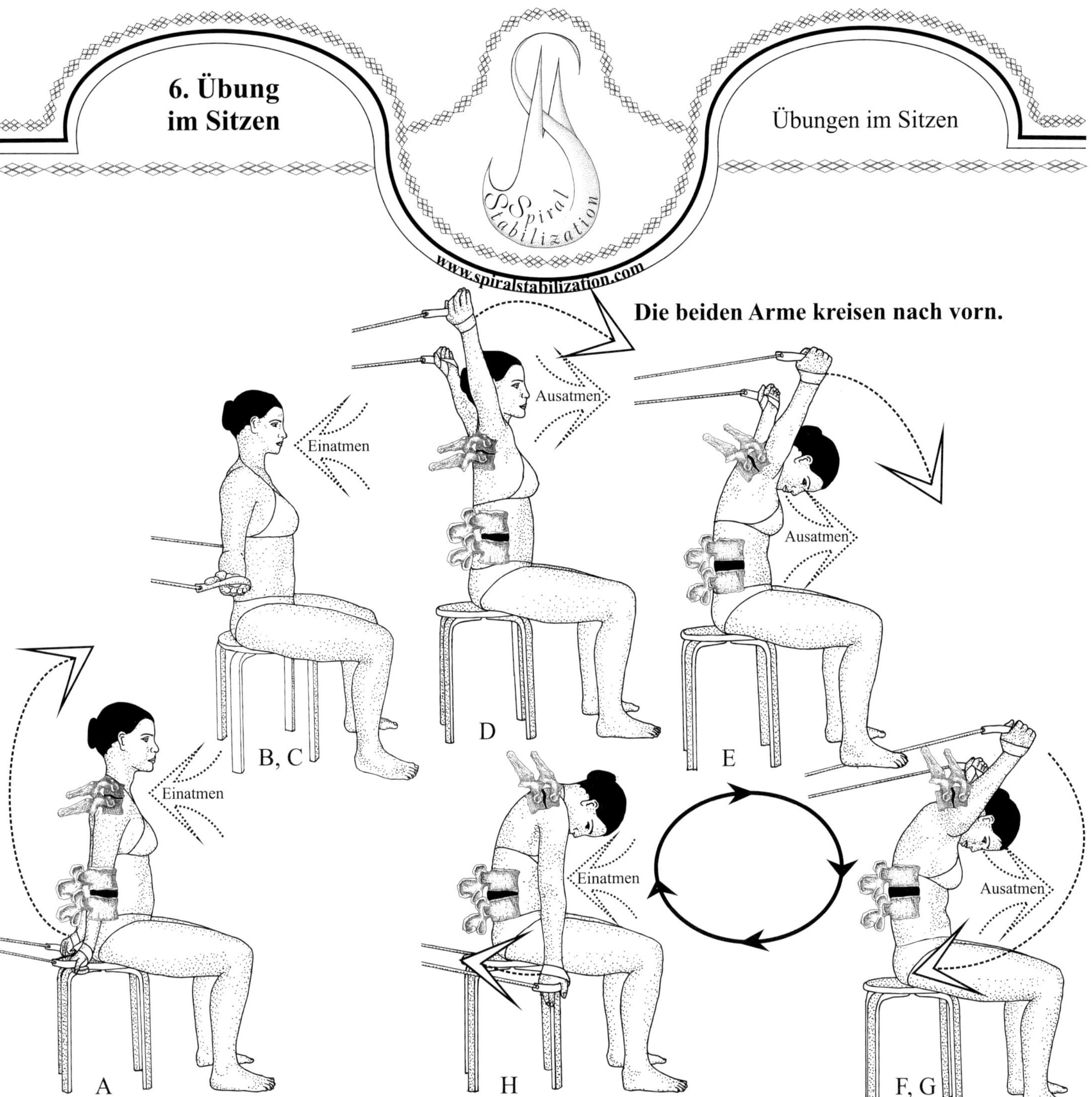

Ausgangsposition - passiver Übungsteil

- Wir sitzen mit dem Rücken zur Befestigung des Seils.
- Der Rücken ist zur hinteren Körperachse ausgeglichen.
- Die Arme hängen locker seitlich am Körper, die Handflächen sind nach außen gedreht und der Daumen zeigt nach hinten.
- Der ganze Rücken ist entspannt, d.h. im Bereich des Hinterkopfs, des Nackens, der Schulterblätter, des Oberkörpers und im Lendenbereich.
- In dieser Position wird eingeatmet.

Die Segmenten der Lenden- und Halswirbelsäule sind ausgeglichen und durch die Wirkung der Gravitationskraft leicht zusammengedrückt.

Die Ausgangsposition wird durch die ES, QL Vertikale stabilisiert.

Ausführung - aktiver Übungsteil

Bei dieser Übung werden wir seitlich und etwa 30 cm von der Schulter entfernt große Kreise mit den Arme beschreiben.

Phase A - Die Übung beginnt mit der Anspannung der Gesäßmuskeln, dem Ausgleichen des Beckens und der Lendenlordose.

- Nach und nach nehmen wir eine ausgeglichene Sitzposition ein, kräftigen den Rumpf vom Becken nach oben bis auf die Mitte der Schulterblätter Th 5 (5. Brustwirbel). Der Kopf ist in Achsstellung, der Hinterkopf wird angehoben.

Phase B - Die Unterarme werden bis auf die Ebene der Ellenbogen angehoben und nach außen horizontal zur Achse des Armknochens rotiert. Die Hände ziehen wir nach hinten. Die Ellenbogen bewegen sich nach hinten und zueinander, dürfen aber die Ebene des Körpers nicht überschreiten. Die Handflächen zeigen nach oben (Supination). Wir heben den Zeigefinger leicht an, sodass das Seil zwischen Daumen und Zeigefinger bleibt. Der Brustkorb öffnet sich an der oberen Vorderseite. Die unteren Rippen bleiben weiterhin nach unten gezogen. Der Kopf ist in Achsstellung und der Hinterkopf wird nach oben gestreckt. Der Nacken ist völlig entspannt.

Das Einatmen wird fortgesetzt.

Phase C - Die Arme bewegen sich weiterhin nach oben und die maximale Streckung des Schultergelenks nach hinten wird eingehalten.

Phase D - Die Bewegung nach oben beenden wir mit hochgestreckten und leicht in V- Form ausgebreiteten Armen.

Hier beenden wir das Einatmen.

Die Phasen B, C, und D sind durch die LD, TR Spirale stabilisiert.

Mit leichtem Ausatmen (ca. 20% der Kapazität) ziehen wir die Schulterblätter nach hinten unten und entspannen dabei ganz deutlich den Nacken.

Phase E - Wir strecken den Hinterkopf kräftig nach oben und beginnen die Halswirbelsäule Wirbel für Wirbel vom Hinterkopf nach unten abzurollen und das Kinn in Richtung Brustbein zu ziehen. Das Ausatmen wird fortgesetzt.

Phase F - Das Abrollen der Wirbelsäule im Brustbereich wird fortgesetzt und das Brustbein wird in Richtung Schambein gezogen.

Phase G - Das Abrollen der Wirbelsäule erreicht den Höchststand im Bereich der Lendenwirbelsäule. Wir bilden hier eine maximale Kyphose, die sich nach hinten auswölbt. Das Becken bleibt untergesetzt und der M. gluteus maximus aktiviert. Es ist wichtig, dass sich die Mitte des Brustkorbs nach hinten und nicht nach vorn bewegt. Auf diese Weise kann die vordere Bewegungsachse angehalten werden. Hier endet das Ausatmen.

Die Phasen E, F und G sind durch die SA Spirale stabilisiert.

Die Segmente der Lenden- und Halswirbelsäule treten auseinander und öffnen sich sowohl am vorderen als auch am hinteren Pol der Bandscheibe.

Phase H - Wir nehmen eine entspannte Sitzposition ein und lockern alle Muskeln einschließlich M. gluteus maximus.

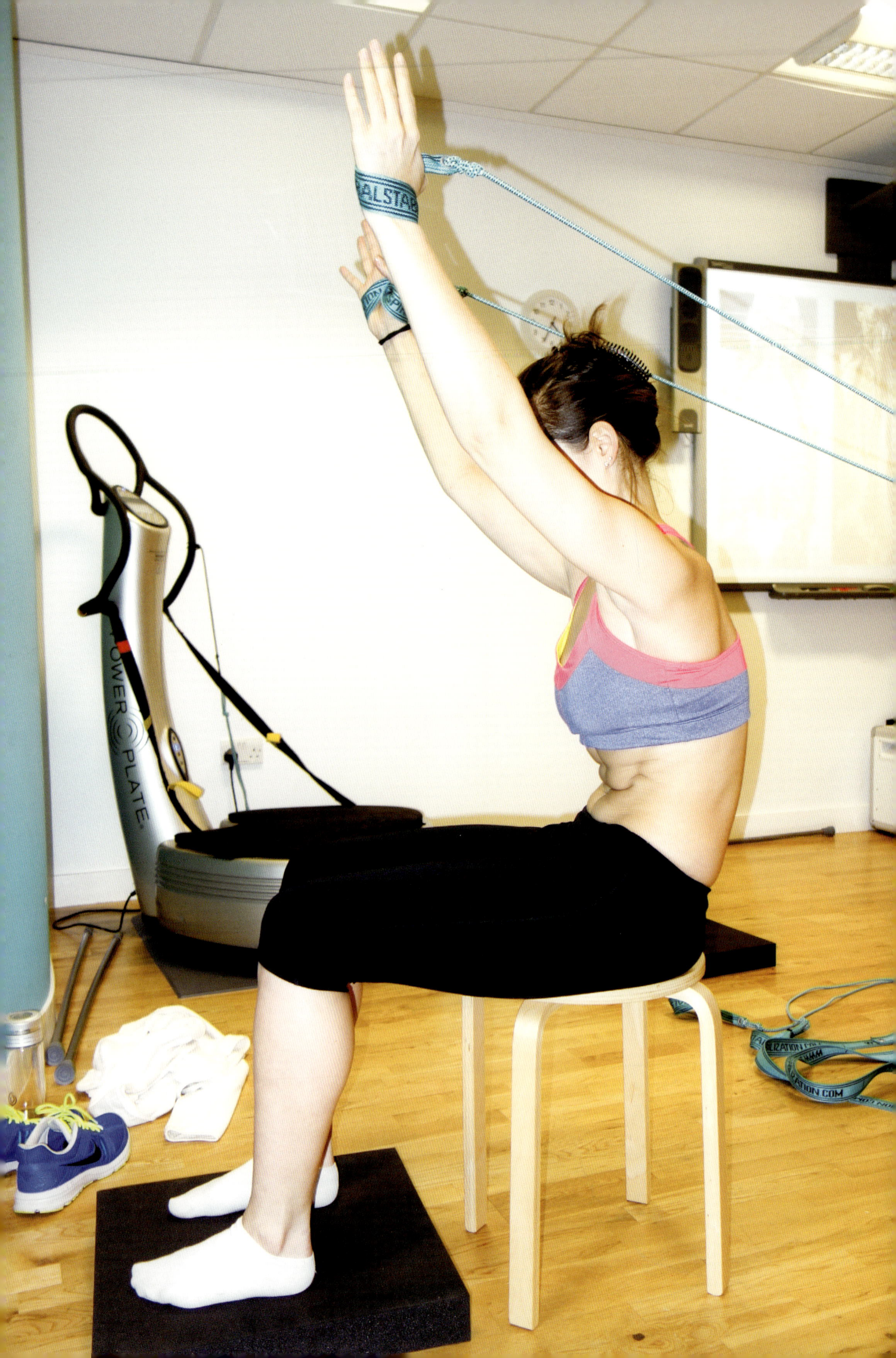
POWER PLATE

Übungen für Fortgeschrittene ausgeführt mit doppelter Ausatmung

Spiral Stabilization
Spiralstabilisation
Spirální stabilizace

Praha 8, Na Úbočí 10
e-mail: sm@smsystem.cz
tel: 00420-284810231

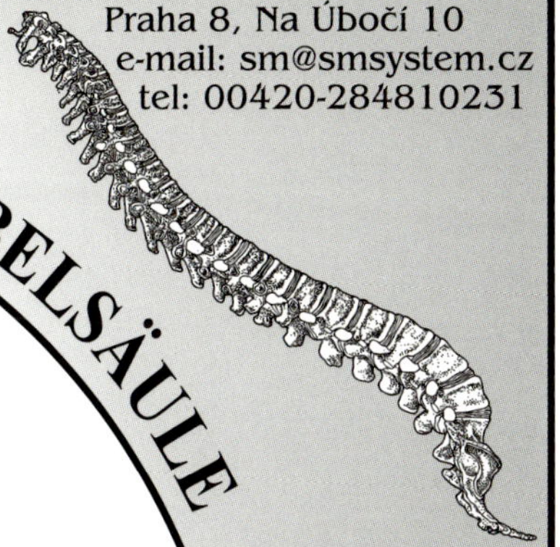

AKTIVE REHABILITATION DER WIRBELSÄULE

www.spiralstabilization.com

Subakute schmerzfreie Phase
des Bandscheibenvorfalls.
Die Betonung liegt auf der Dehnung im Bereich
der unteren Lendenwirbelsäule.

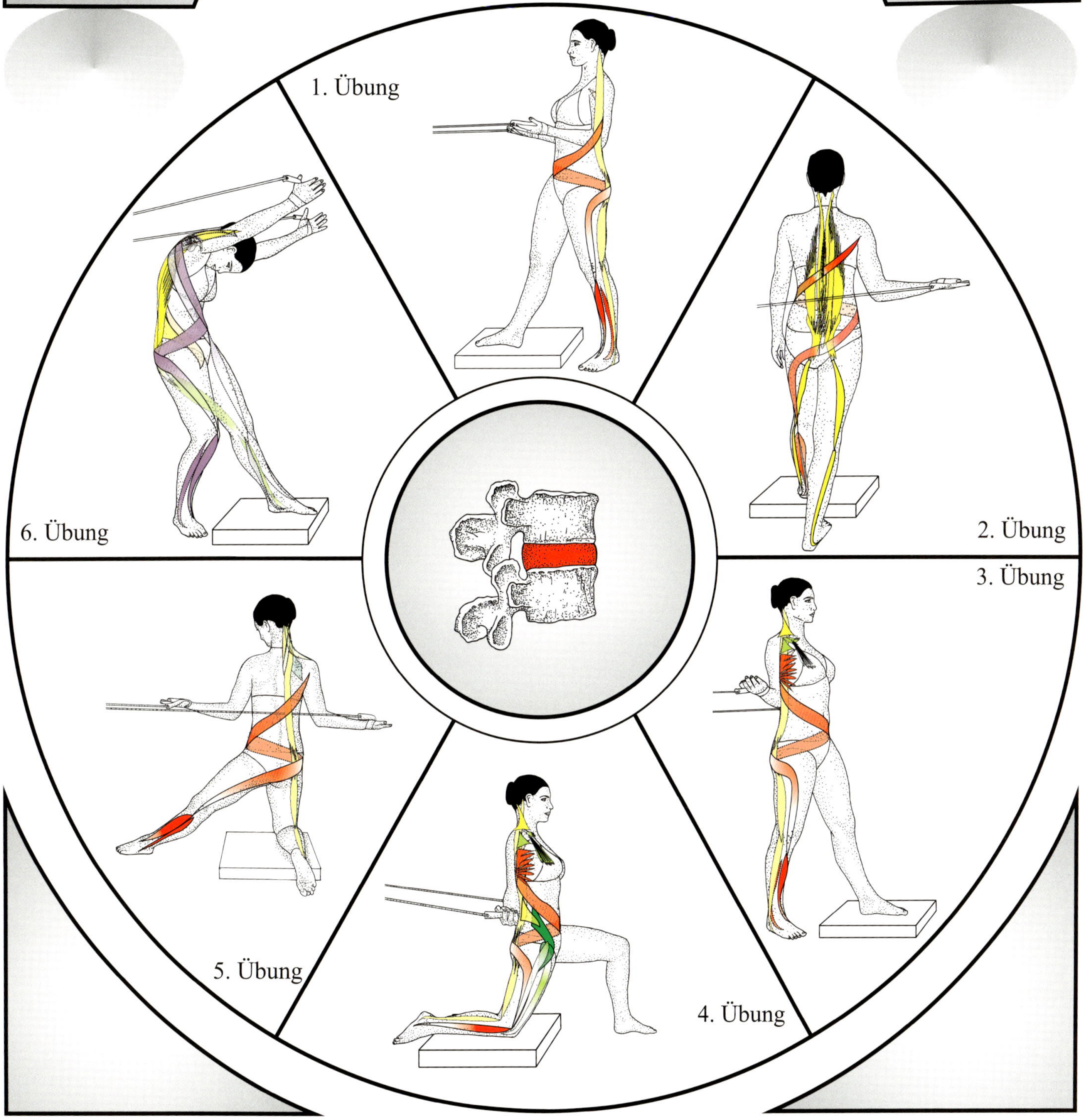

1. Übung

2. Übung

3. Übung

4. Übung

5. Übung

6. Übung

Die Übungen 1, 2, 3, 4 und 5, aktivieren die spiralen Muskelketten LD - latissimus dorsi (breiter Rückenmuskel) und TR - trapezius (Trapezmuskel) die den Körper bei der Bewegung der Arme nach hinten stabilisieren. Die Überkreuzbewegung der Arme vor dem Körper wird durch die PM - pectoralis major (großer Brustmuskel) und SA - serratus anterior (großer Sägemuskel) Muskelketten stabilisiert. In beiden Endpositionen der Übung ziehen die Muskelketten den Körperumfang zusammen und strecken den Körper nach oben. Die nach oben zielende Kraft vermindert den Druck auf die Zwischenwirbelscheiben und ermöglicht deren Versorgung, Regeneration und Heilung. Die zusammengedrückte Bandscheibe richtet sich wieder auf und wird entlastet. Wir üben langsam mit geringer Kraft und mit Betonung auf die konsequente Ausführung der Details der beiden Übungspositionen. Beim Ausatmen verstärkt sich die Kontraktion der schrägen Bauchmuskeln.

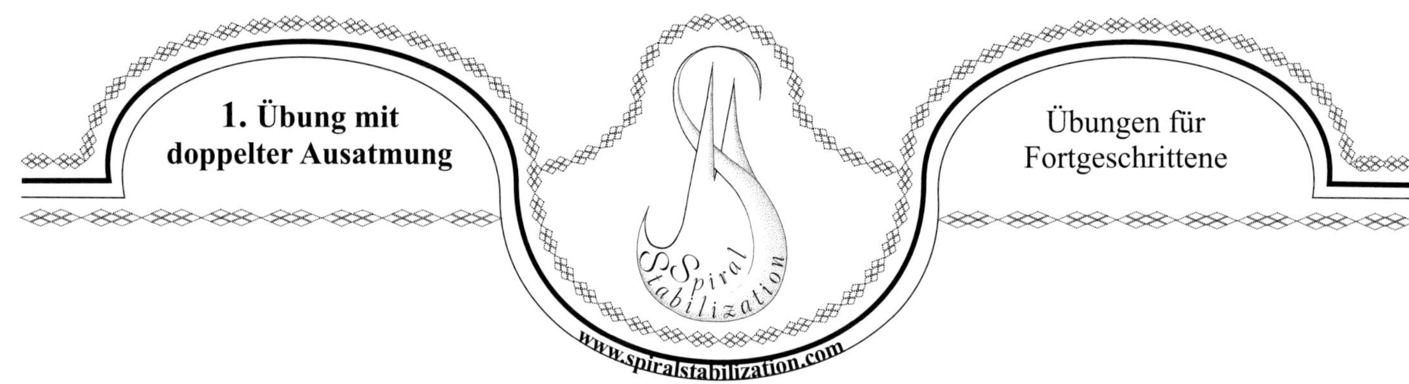

Ein Bein ist vorn auf dem Step, die beiden Arme ziehen das Seil nach hinten. In beiden Endpositionen wird ausgeatmet.

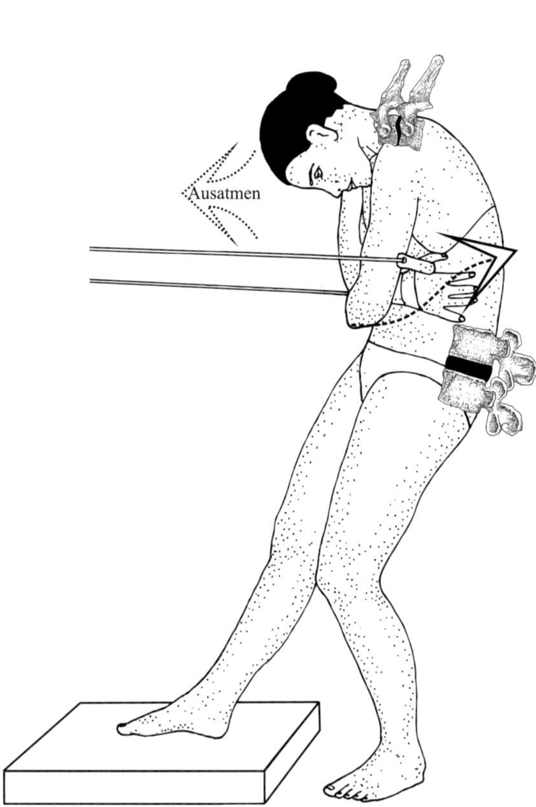

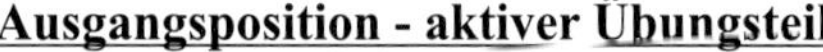

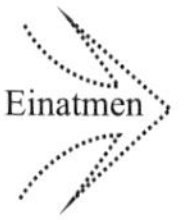

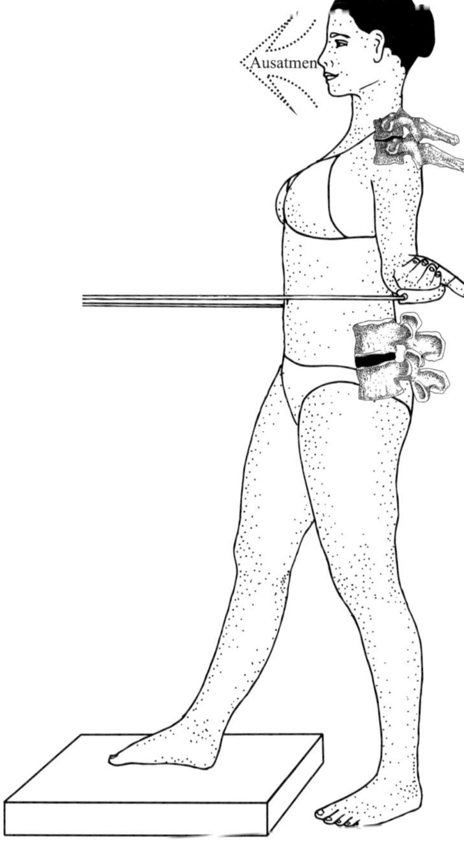

Ausgangsposition - aktiver Übungsteil

- Aktiver Stand mit der Stirn zur Befestigung des Seils.
- Das rechte Bein ist nach vorn gestreckt und der Fuß steht auf dem Step.
Das Knie ist durchgedrückt - darf nicht gebeugt werden!
- Das linke Bein wird im Knie gebeugt.
- Der Rücken wird gebeugt und bildet einen langen kyphotischen Bogen (Katzenbuckel), jetzt untersetzen wir das Becken und versuchen, die maximale Entfaltung der unteren Lendenwirbelsäule zu erreichen.
- Die Mitte des Rückens ist weiter hinten als das Becken (der Rücken wird nach hinten gedrückt und das Becken nach vorn).
- Der Step ermöglicht uns den kyphotischen Bogen der Wirbelsäule zu vertiefen, um die Rückenmuskulatur besser zu dehnen.
- Der Rumpf darf die Beckenbasis nicht verlassen, d.h. er wird zur vorderen Achse ausgeglichen.
- Wichtig: Der Oberkörper darf nicht über das Becken vorgeschoben werden. (Brustbein bleibt oberhalb der Symphyse).
- Beide Arme sind gekreuzt und ziehen aktiv am Seil.
- Die Handflächen zeigen zum Körper.
- Der ganze Rücken ist entspannt d.h. im Bereich des Hinterkopfs, des Nackens, der Schulterblätter, des Oberkörpers und im Lendenbereich.
- In der aktiven Position wird ausgeatmet.
Die Wirbelsäule wird aktiv nach oben gestreckt. Stabilisation durch die PM Spirale.
Die Segmente der Lenden- und Halswirbelsäule treten auseinander und öffnen sich sowohl am vorderen als auch am hinteren Pol. Hinten ist die Dehnung kräftiger.

Ausführung - aktiver Übungsteil

- Die Übung beginnt mit der Anspannung der Gesäßmuskeln, dem Ausgleichen des Beckens und der Lendenlordose!
- Jetzt wird eingeatmet.
- Das rechte Bein bleibt gestreckt und auch das linke Bein wird gestreckt.
- Das Körpergewicht ist auf dem hinteren bzw. linken Bein verlagert.
- Nach und nach nehmen wir eine ausgeglichene Stehposition ein, kräftigen den Rumpf vom Becken nach oben bis auf die Mitte der Schulterblätter Th 5 (5. Brustwirbel).
- Jetzt ziehen wir die Ellenbogen nach hinten und horizontal zur hinteren Rumpfebene, aber nicht weiter!
- Die Hand und der Unterarm sind entspannt.
- Die Unterarme rotieren entlang der Längsachse der Hand, sodass die Handfläche am Bewegungsende nach oben zeigt (Supination). Danach geht es weiter, mit der Öffnung der Arme und der Außenrotation der Schulter.
- Die Schulter dehnt sich im oberen Bereich leicht aus.
- Der untere Teil der Schulterblätter nähert sich der Wirbelsäule und sinkt leicht nach unten.
- Der Kopf erreicht die Achsstellung und der Hinterkopf wird angehoben.
- Der Nacken ist ganz entspannt.
- In der aktiven Endposition erfolgt die Ausatmung im Unterleib.
- Die Lendenwirbelsäule wird aktiv nach oben gestreckt.
Stabilisation erfolgt durch die LD, TR Spirale.
Die Segmente der Hals- und Lendenwirbelsäule treten auseinander und öffnen sich.

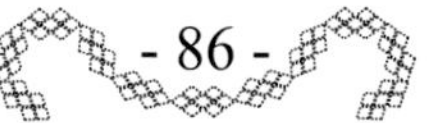

Ein Bein ist vorn auf dem Step, ein Arm zieht das Seil zur Seite. In beiden Endpositionen wird ausgeatmet.

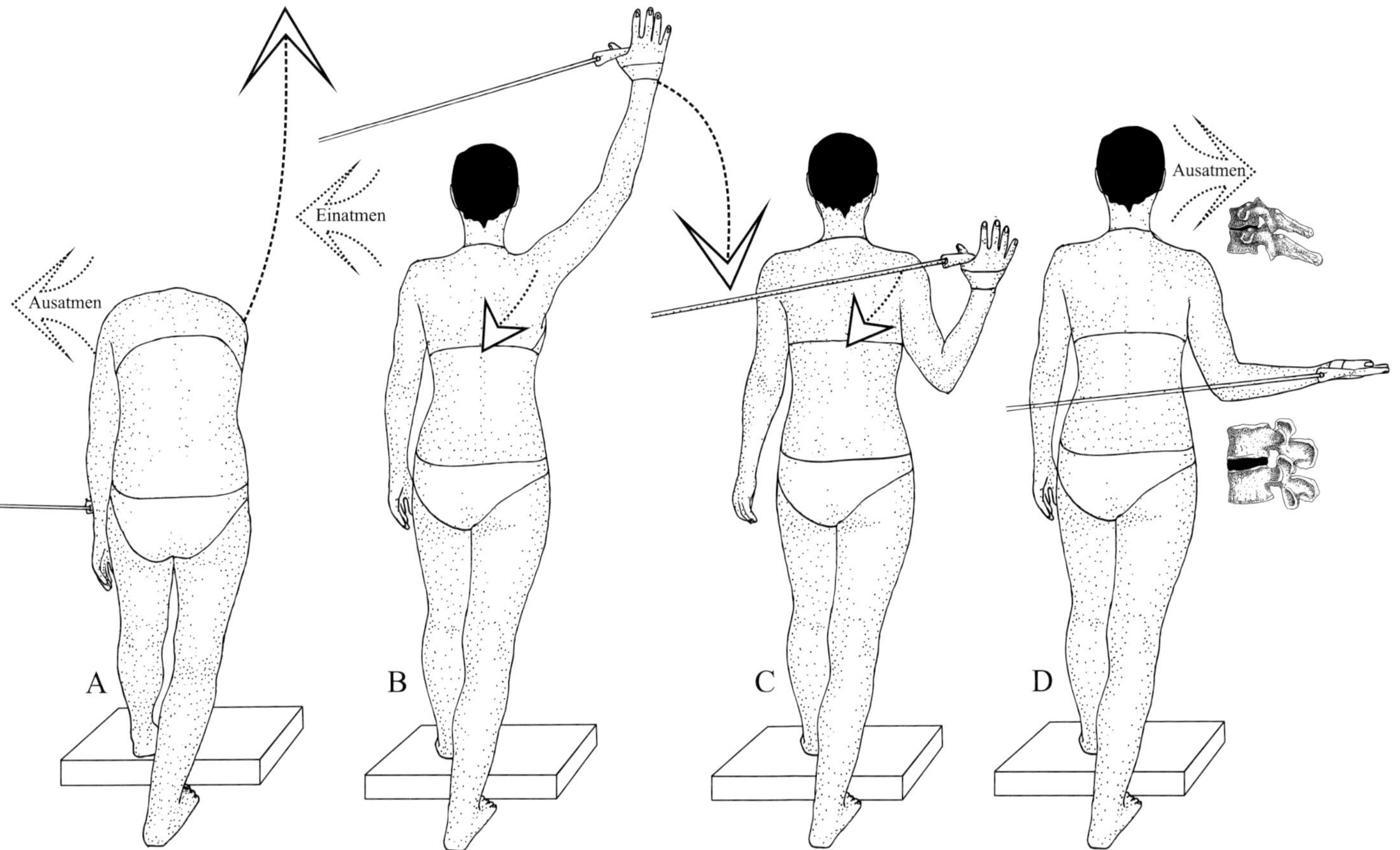

A - Ausgangsposition - aktiver Übungsteil

- Aktiver Stand seitlich zur Befestigung des Seils.
- Das linke Bein ist nach vorn gestreckt und steht auf dem Step.

Das Knie ist gestreckt und darf nicht gebeugt werden!

- Das rechte Bein wird im Knie gebeugt.
- Der Rücken bildet einen langen kyphotischen Bogen (Katzenbuckel),
- Die Mitte des Rückens ist weiter hinten als das Becken (der Rücken wird nach hinten gedrückt und das Becken nach vorn).
- Der Rumpf darf die Beckenbasis nicht verlassen.
- Wichtig: Der Oberkörper darf nicht über das Becken vorgeschoben werden. (Brustbein bleibt oberhalb der Symphyse).
- Der rechte Arm ist schräg vor dem Rumpf und wird aktiv zur Seite gezogen. Die Handfläche zeigt zum Körper.
- Der ganze Rücken ist entspannt, d.h. im Bereich des Hinterkopfs, des Nackens, der Schulterblätter, des Oberkörpers und im Lendenbereich.
- In der aktiven Position wird ausgeatmet.

Die Wirbelsäule wird in Rotation aktiv nach vorn gestreckt. Die Segmente der Lenden- und Halswirbelsäule treten auseinander und öffnen sich, jedoch mehr am hinteren Pol.

Die Ausgangsposition wird durch die PM Spirale stabilisiert.

Ausführung - aktiver Übungsteil

B- Die Übung beginnt mit der Anspannung der Gesäßmuskeln, dem Ausgleichen des Beckens und der Lendenlordose!

- Jetzt wird eingeatmet.
- Beide Beine werden gestreckt.
- Nach und nach nehmen wir eine ausgeglichene Stehposition ein und kräftigen den Rumpf vom Becken nach oben bis auf die Mitte der Schulterblätter Th 5 (5. Brustwirbel).
- Wir ziehen den rechten Ellenbogen nach hinten, heben ihn hoch, bis der Arm ganz nach oben gestreckt wird.

C - Jetzt führen wir den Arm weiter nach hinten, bis das Seil den hinteren Teil des Körpers erreicht hat, beugen wir den Ellenbogen und ziehen das Schulterblatt ganz intensiv nach hinten unten und zur Wirbelsäule. Die Handfläche zeigt nach vorn, der Daumen nach oben. Dies führt zur intensiven Dehnung im Bereich des oberen Brustkorbs und unter dem Schlüsselbein.

D - Der rechte Unterarm wird zuerst horizontal ausgeglichen und dann entlang der Längsachse der Hand rotiert, sodass am Ende der Bewegung die Handfläche nach oben und und der Daumen nach hinten zeigen (Supination). Das rechte Schulterblatt nähert sich der Wirbelsäule und sinkt leicht nach unten. An der aktiven Körperseite ist die Schulter weiter unten als an der passiven.

- Der Kopf ist in Achsstellung und der Hinterkopf wird angehoben.
- Der Nacken ist ganz entspannt.
- In der aktiven Position wird im Unterbauch ausgeatmet.

Die Wirbelsäule ist aktiv nach oben gestreckt - Traktion. Stabilisation durch die LD, TR Spirale.

Die Segmente der Lenden- und Halswirbelsäule treten auseinander und öffnen sich. Die Wirbelsäule wird zur mittleren Körperachse ausgeglichen - Zentrierung.

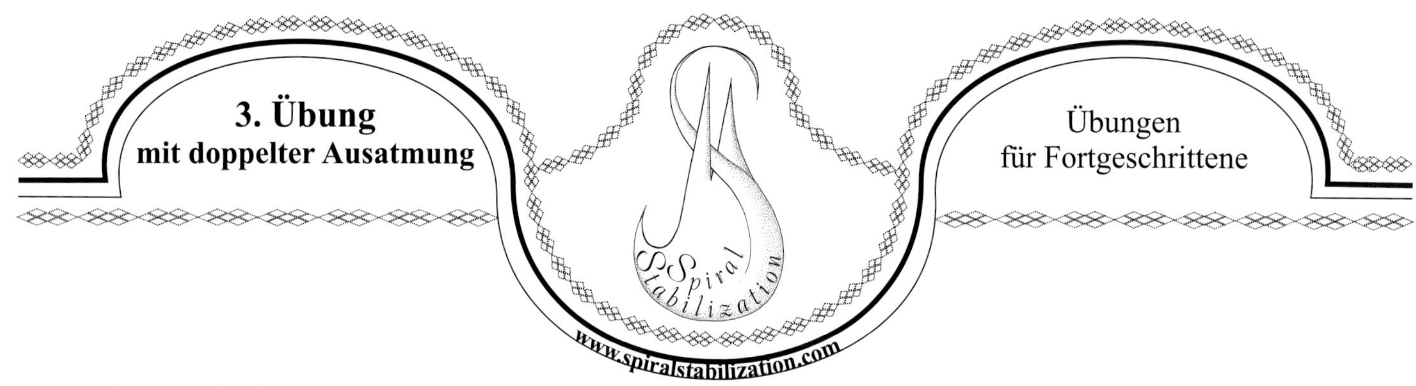

Ein Bein ist vorn auf dem Step. Die beiden Arme werden nach hinten geöffnet und die Schulterblätter zueinander gezogen. In beiden Endposition wird ausgeatmet.

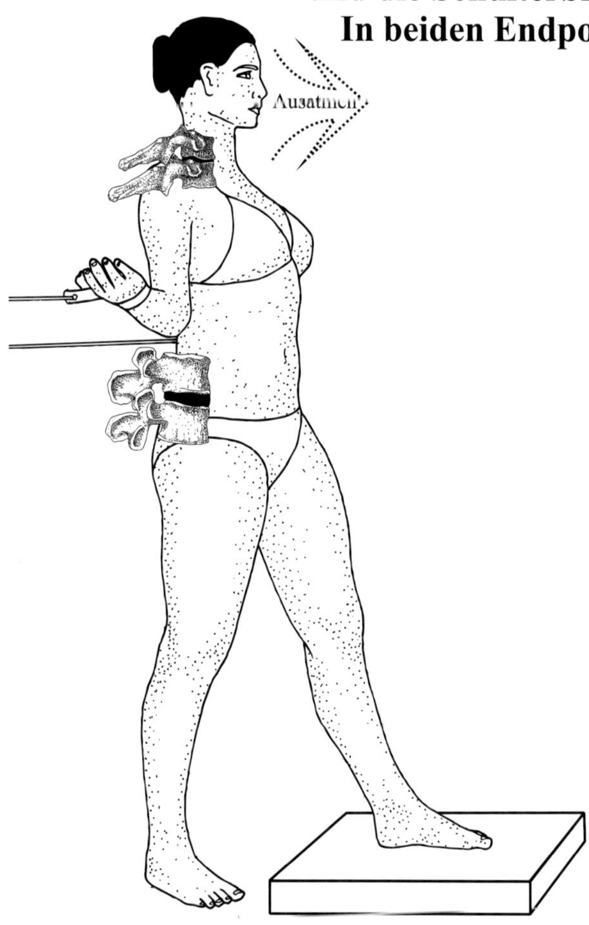

Ausatmen

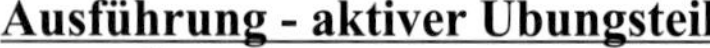

Ausführung - aktiver Übungsteil

B- Die Übung beginnt mit der Anspannung der Gesäßmuskeln, dem Ausgleichen des Beckens und der Lendenlordose!
- Jetzt wird eingeatmet.
- Beide Beine werden gestreckt.
- Nach und nach nehmen wir eine ausgeglichene Stehposition ein, kräftigen den Rumpf vom Becken nach oben bis auf die Mitte der Schulterblätter Th 5 (5. Brustwirbel).
- Die Unterarme rotieren nach außen hinten, horizontal zur Achse des Armknochens.
- Die Handflächen zeigen nach oben (Supination).
Wir heben den Zeigefinger leicht an, sodass das Seil zwischen den Daumen und dem Zeigefinger bleibt.
- Die Schulterblätter bewegen sich zueinander und leicht nach unten.
- Der Brustkorb öffnet sich an der oberen Vorderseite, die unteren Rippen bleiben weiterhin nach unten gezogen und dadurch wird das Ausatmen erleichtert.
- Die Ellenbogen bewegen sich nach hinten, dürfen aber die Körpermitte nicht überschreiten und am Ende der Übung ziehen wir sie ganz kräftig zueinander.
- Der Kopf ist in Achsstellung und der Hinterkopf wird nach oben gestreckt.
- Der Nacken ist ganz entspannt.
- In der aktiven Position wird im Unterbauch ausgeatmet.
- Die Wirbelsäule wird durch die LD, TR Spirale nach oben gestreckt.
Die Segmente der Lenden- und Halswirbelsäule treten auseinander und öffnen sich.

Ausgangsposition - aktiver Übungsteil

- Wir stehen mit dem Rücken zur Befestigung des Seils.
- Das linke Bein ist nach vorn gestreckt und steht auf dem Step. Das Knie ist durchgedrückt und darf nicht gebeugt werden!
- Das rechte Bein wird im Knie gebeugt.
- Der Rücken wird gebeugt und bildet einen langen kyphotischen Bogen (Katzenbuckel).
- Die Mitte des Rückens ist weiter hinten als das Becken (der Rücken wird nach hinten gedrückt und das Becken nach vorn).
- Wichtig: Der Oberkörper darf nicht über das Becken vorgeschoben werden. (Brustbein bleibt oberhalb der Symphyse).
- Die Arme sind vor dem Körper gekreutzt.
- Die Handflächen zeigen zum Körper.
- Der ganze Rücken ist entspannt,
d.h. im Bereich des Hinterkopfs, des Nackens, der Schulterblätter, des Oberkörpers und im Lendenbereich.
- In dieser Position wird ausgeatmet.
Die Wirbelsäule wird aktiv nach oben gestreckt.
Stabilisation durch die PM Spirale. Die Segmente der Lenden- und Halswirbelsäule treten auseinander und öffnen sich jedoch mehr am hinteren Pol. Am vorderen sowie auch am hinteren Pol wird die Bandscheibe einer Auftriebskraft ausgesetzt.

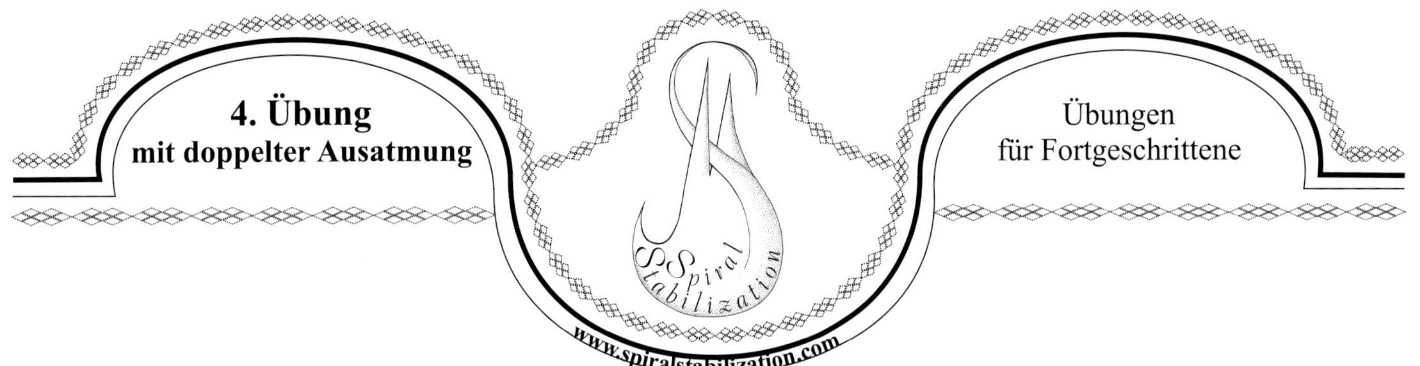

Die beiden Arme werden nach hinten geöffnet, die Schulterblätter zueinander gezogen und das Becken nach vorn gedrückt. In beiden Endpositionen wird ausgeatmet.

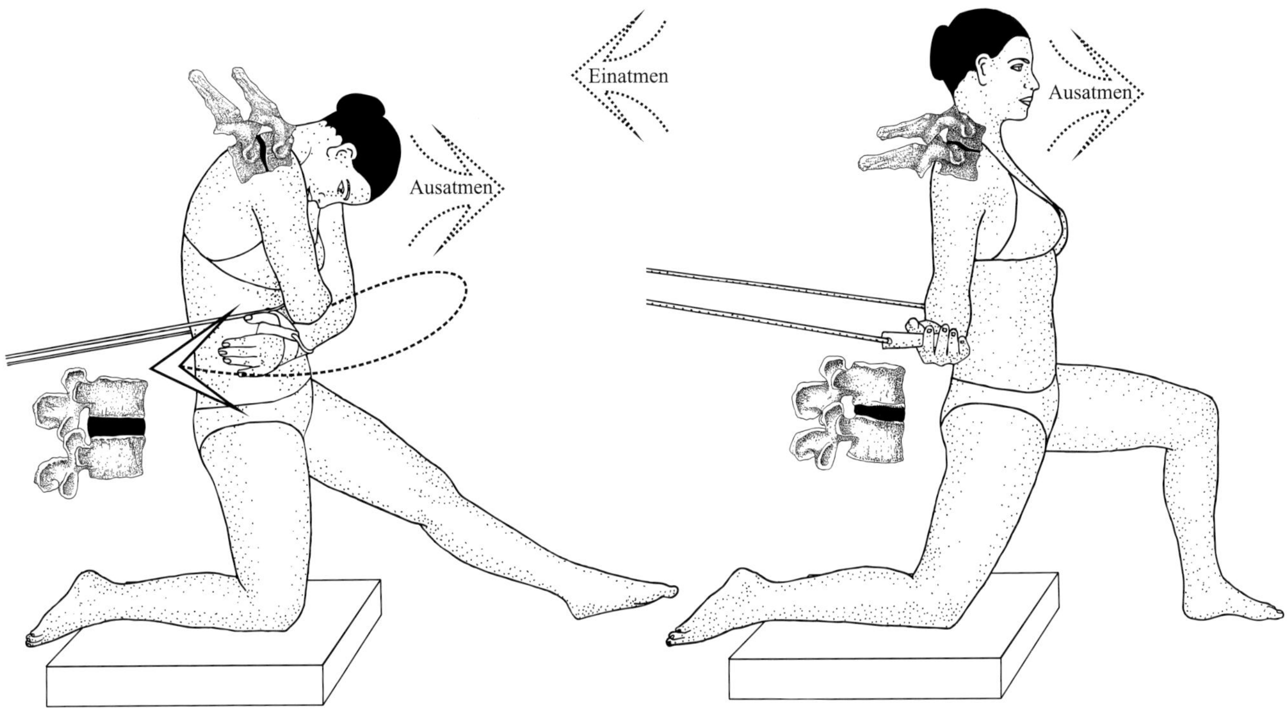

Ausgangsposition - aktiver Übungsteil

Wir knien auf dem rechten Knie mit dem Rücken zur Befestigung des Seils. Der Oberkörper ist nach vorn gebeugt und der Rücken bildet eine lange lockere Kyphose (Katzenbuckel). Wichtig: Der Oberkörper darf nicht über das Becken vorgeschoben werden. (Brustbein bleibt oberhalb der Symphyse)

- Die Arme vor dem Körper kreuzen.
- Das linke Bein ist nach vorn gestreckt. Der Unterschenkel des linken Beins ist in anterior-posterior-Richtung.
- Der ganze Rücken sowie Lendenbereich, Schulterblätter, Nacken und Hinterkopf sind enspannt.
- In dieser Position wird ausgeatmet.
- Die Ausgangsposition ist durch die Spirale PM stabilisiert.
- Die Segmente der Lenden- und Halswirbelsäule treten auseinander und öffnen sich, jedoch mehr am hinteren Pol. Am vorderen, sowie auch am hinteren Pol, wird die Bandscheibe einer Auftriebskraft ausgesetzt.

Ausführung - aktiver Übungsteil

- Die Übung beginnt mit der Anspannung der Gesäßmuskeln und dem Ausgleichen des Beckens. Wir sollten darauf achten, dass die Wirbelsäule langsam von Kyphose in die aufrechte Position geführt wird, ohne eine Lordose zu verursachen.
- Jetzt atmen wir ein.
- Nach und nach nehmen wir einen aufrechten Kniestand ein und kräftigen den Rumpf vom Becken nach oben. Die Arme öffnen sich langsam und rotieren nach außen, die Unterarme bleiben angewinkelt und werden nach außen horizontal zur Achse des Armknochens rotiert. Die Hände ziehen wir nach hinten. Die Ellenbogen bewegen sich nach hinten zueinander und dürfen die Mitte des Körpers nicht überschreiten.

Die Handflächen zeigen nach oben (Supination). Wir heben den Zeigefinger leicht an, sodass das Seil zwischen Daumen und Zeigefinger bleibt. Der Brustborb öffnet sich an der oberen Vorderseite, die unteren Rippen bleiben weiterhin nach unten gezogen. Der Kopf ist in Achsstellung und der Hinterkopf wird angehoben.

- Der Nacken ist ganz entspannt. Wir spannen den Gesäßmuskel oberhalb des hinteren Beins noch mehr an und drücken das Becken nach vorn. Dies führt zur intensiven Dehnung der Hüftbeuger.

Jetzt wird im Unterbauch ausgeatmet.

- Die Endposition ist durch die LD, TR Spirale stabilisiert.
- Die Wirbelsäule ist aktiv nach oben gestreckt.
- Zurück in die Ausgangsposition.
- Wir heben den Hinterkopf an und rollen den Nacken Wirbel für Wirbel nach vorn ab.

Der obere Brustkorb wird in einer Bogenform gebeugt und das Brustbein nach unten in Richtung Schambein gezogen. Es ist wichtig, dass sich die Mitte des Brustkorbs nach hinten und nicht nach vorn bewegt. Auf diese Weise kann die vordere Bewegungsachse eingehalten werden. Jetzt atmen wir ein.

Die Arme werden vor dem Körper gekreuzt.

- Wir wechseln die Position der Beine und wiederholen die Übung auf die gleiche Weise.

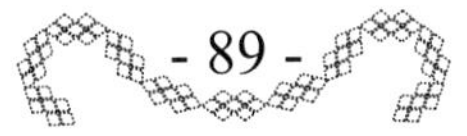

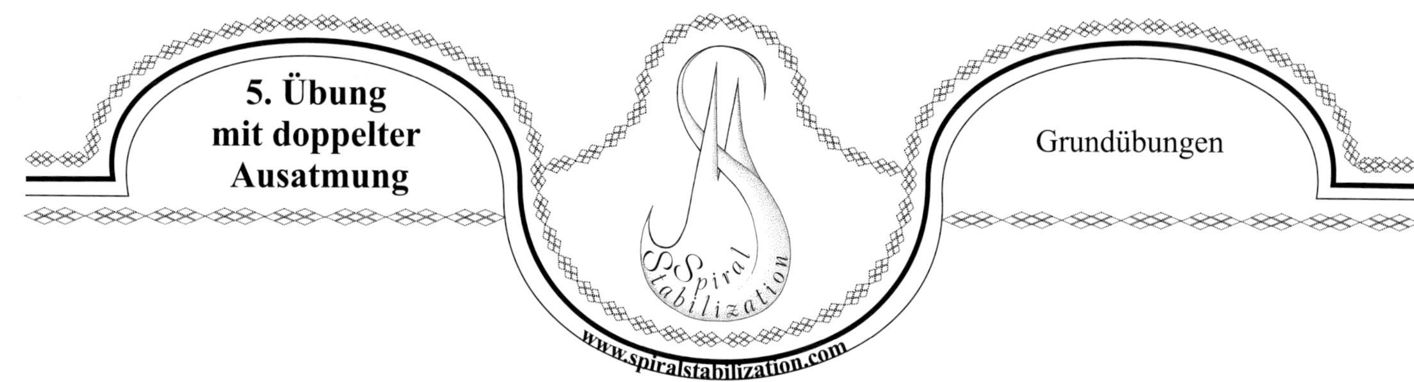

Im Kniestand, Dehnung des Rückens, Die beiden Arme ziehen das Seil erst nach hinten und dann weiter über den Kopf. In beiden Endpositionen wird ausgeatmet.

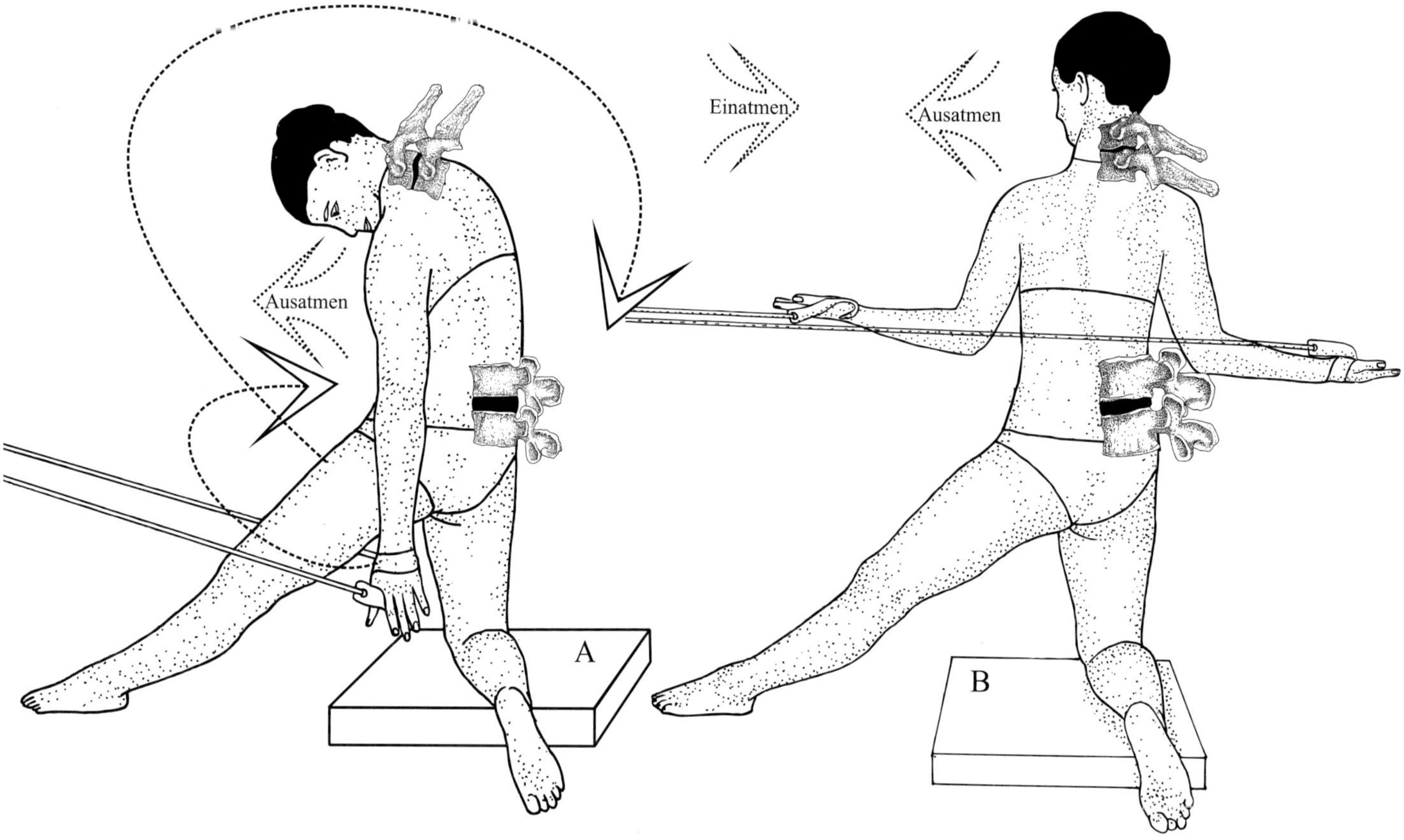

A - Ausgangsposition - aktiver Übungsteil

- Im Kniestand mit der Stirn zur Befestigung des Seils.
- Das linke Bein ist in Richtung des Seils nach vorn gestreckt und im Knie durchgedrückt. Die Fußspitze ist nach vorn unten gestreckt. Das rechte Bein ist hinten, im Knie gebeugt, sodass es im rechten Winkel zum linken Bein steht.

Dies verleiht der Übung die Stabilität.

- Die Arme zeigen zum Knie des hinteren, gebeugten Beins.
- Der Brustkorb bildet eine lange Kyphose (Katzenbuckel).

Der Kopf hängt passiv an den Nackenbändern.

- In der Ausgangsposition wird ausgeatmet.

Mit Hilfe dieser Übung werden die paravertebralen Muskeln, mit Betonung auf die Muskeln des unteren Rückens, gedehnt.

Die Ausgangsposition wird durch die ES, QL Vertikale stabilisiert.

B - Ausführung - aktiver Übungsteil

Die Übung beginnt mit der Anspannung der Gesäßmuskeln, dem Ausgleichen des Beckens und der Lendenwirbelsäule!

- Jetzt atmen wir ein.
- Nach und nach nehmen wir einen ausgeglichenen Kniestand ein und kräftigen den Rumpf vom Becken nach oben.
- Jetzt ziehen wir die Schulterblätter nach hinten unten und führen das Seil über den Kopf.

Die Ellenbogen erreichen die Rumpfebene, gehen aber nicht weiter.

- Der Kopf ist in Achsstellung und der Hinterkopf ist angehoben.

Der Nacken ist entspannt und der Kopf wird in Richtung der Seilbefestigung gedreht.

Jetzt können wir die Hände öffnen und nach außen rotieren.

Die Handflächen zeigen nach oben und die Ellenbogen bleiben am Körper.

In der aktiven Position atmen wir aus.

Die aktive Position ist durch die LD, TR Spirale stabilsiert.

Die Wirbelsäule wird aktiv nach oben gestreckt.

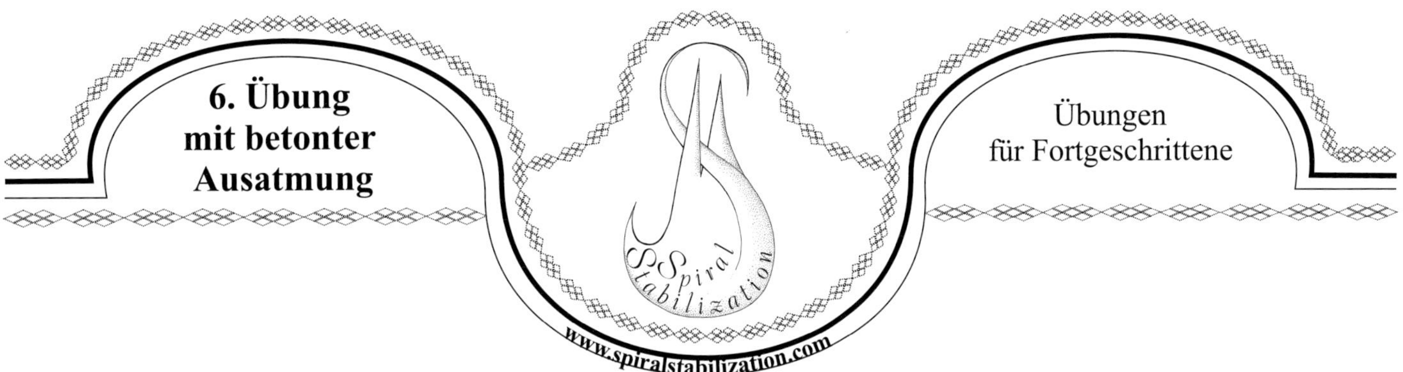

Ein Bein steht auf dem Step, die beiden Arme kreisen nach vorn, betonte Ausatmung im Unterbauch.

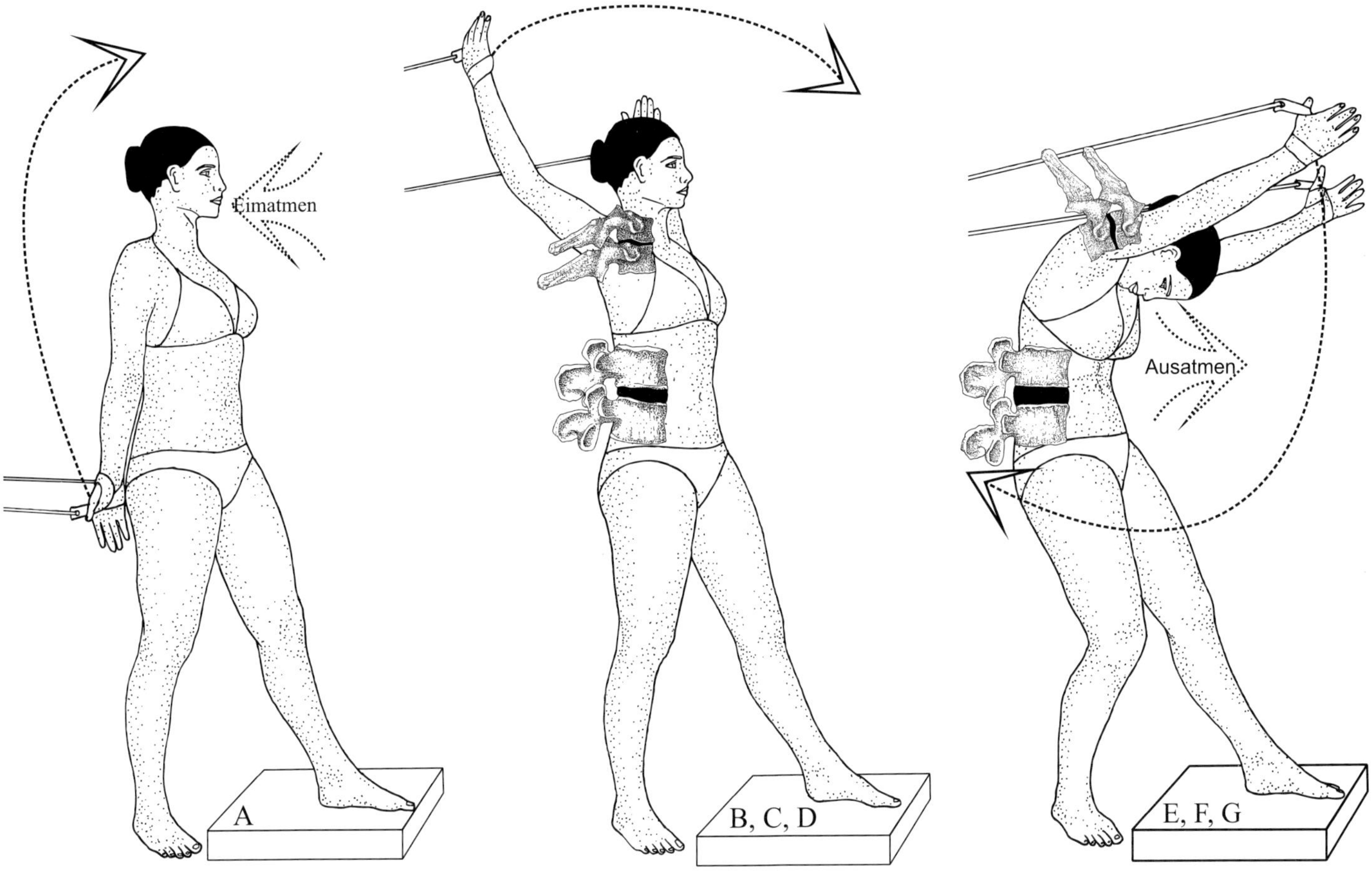

Einatmen

Ausatmen

A

B, C, D

E, F, G

Ausgangsposition - passiver Übungsteil

- Stand mit dem Rücken zur Seilbefestigung.
- Beide Beine sind gestreckt. Das Körpergewicht ist auf das hintere Bein verlagert.
- Der Rücken ist zur hinteren Körperachse ausgeglichen.
- Die Arme lassen wir am Körper locker hängen, die Handflächen sind nach außen gedreht und der Daumen zeigt nach hinten.
- Der ganze Rücken, d.h. Lendenbereich, Schulterblätter, Nacken, Hinterkopf und Brustkorb sind entspannt.
- In dieser Position wird eingeatmet.
- Die Segmente der Lenden- und Halswirbelsäule sind ausgeglichen und ganz leicht durch den Einfluss der Gravitationskraft zusammengedrückt.

Die Ausgangsposition ist durch die ES Vertikale stabilisiert.

Ausführung - aktiver Übungsteil

Bei dieser Übung werden wir seitlich und etwa 30 cm von der Schulter entfernt große Kreise mit den Armen beschreiben.

Phase A - Die Übung beginnt mit der Anspannung der Gesäßmuskeln, dem Ausgleichen des Beckens und der Lendenlordose.

- Nach und nach nehmen wir eine ausgeglichene Stehposition ein, kräftigen den Rumpf vom Becken nach oben bis auf die Mitte der Schulterblätter Th 5 (5. Brustwirbel). Der Kopf ist in Achsstellung, der Hinterkopf wird angehoben.

Phase B - Die Unterarme werden bis auf die Ebene der Ellenbogen angehoben und nach außen horizontal zur Achse des Armknochens rotiert. Die Hände ziehen wir nach hinten. Die Ellenbogen bewegen sich nach hinten und zueinander, dürfen aber die Mitte des Körpers nicht überschreiten. Die Handflächen zeigen nach oben (Supination). Wir heben den Zeigefinger leicht an, sodass das Seil zwischen Daumen und Zeigefinger bleibt. Der Brustkorb öffnet sich an der oberen Vorderseite.

Die unteren Rippen bleiben weiterhin nach unten gezogen. Der Kopf ist in Achsstellung und der Hinterkopf wird nach oben gestreckt.

Der Nacken ist ganz entspannt. Das Einatmen wird fortgesetzt.

Phase C - Die Arme bewegen sich weiterhin nach oben und die maximale Streckung des Schultergelenks nach hinten wird eingehalten.

Phase D - Die Bewegung nach oben beenden wir mit hochgestreckten und leicht in V- Form ausgebreiteten Armen.

Hier beenden wir das Einatmen.

Mit leichtem Ausatmen (ca. 20% der Kapazität) ziehen wir die Schulterblätter nach hinten unten und entspannen dabei ganz deutlich den Nacken.

Phasen B, C und D werden durch die LD, TR Spirale stabilisiert.

Phase E - Wir strecken den Hinterkopf kräftig nach oben und beginnen die Halswirbelsäule Wirbel für Wirbel vom Hinterkopf nach unten abzurollen und das Kinn in Richtung Brustbein zu ziehen. Das Ausatmen wird fortgesetzt.

Phase F - Das Abrollen der Wirbelsäule im Brustbereich wird fortgesetzt und das Brustbein wird in Richtung Schambein gezogen.

Phase G - Das Abrollen der Wirbelsäule erreicht den Höchststand im Lendenwirbelsäulenbereich. Wir bilden hier eine maximale Kyphose, die sich nach hinten auswölbt. Das Becken bleibt untergesetzt und der M. gluteus maximus aktiviert. Es ist wichtig, dass sich die Mitte des Brustkorbs nach hinten und nicht nach vorn bewegt. Auf diese Weise kann die vordere Bewegungsachse eingehalten werden. Das Becken ist vorn und der mittlere Bereich des Brustkorbs neigt sich nach hinten.

Auf diese Weise kann die vordere Bewegungsachse eingehalten werden. Hier betonen wir das Ausatmen.

Die Phasen E, F und G sind durch die SA Spirale stabilisiert.

Die Wirbelsäule wird aktiv nach oben und nach vorn gestreckt.

Die Segmente der Lenden- und Halswirbelsäule treten auseinander und öffnen sich sowohl am vorderen als auch am hinteren Pol der Bandscheibe.

Phase H - Wir nehmen eine entspannte Stehposition ein und lockern dabei alle Muskeln einschließlich M. gluteus maximus.

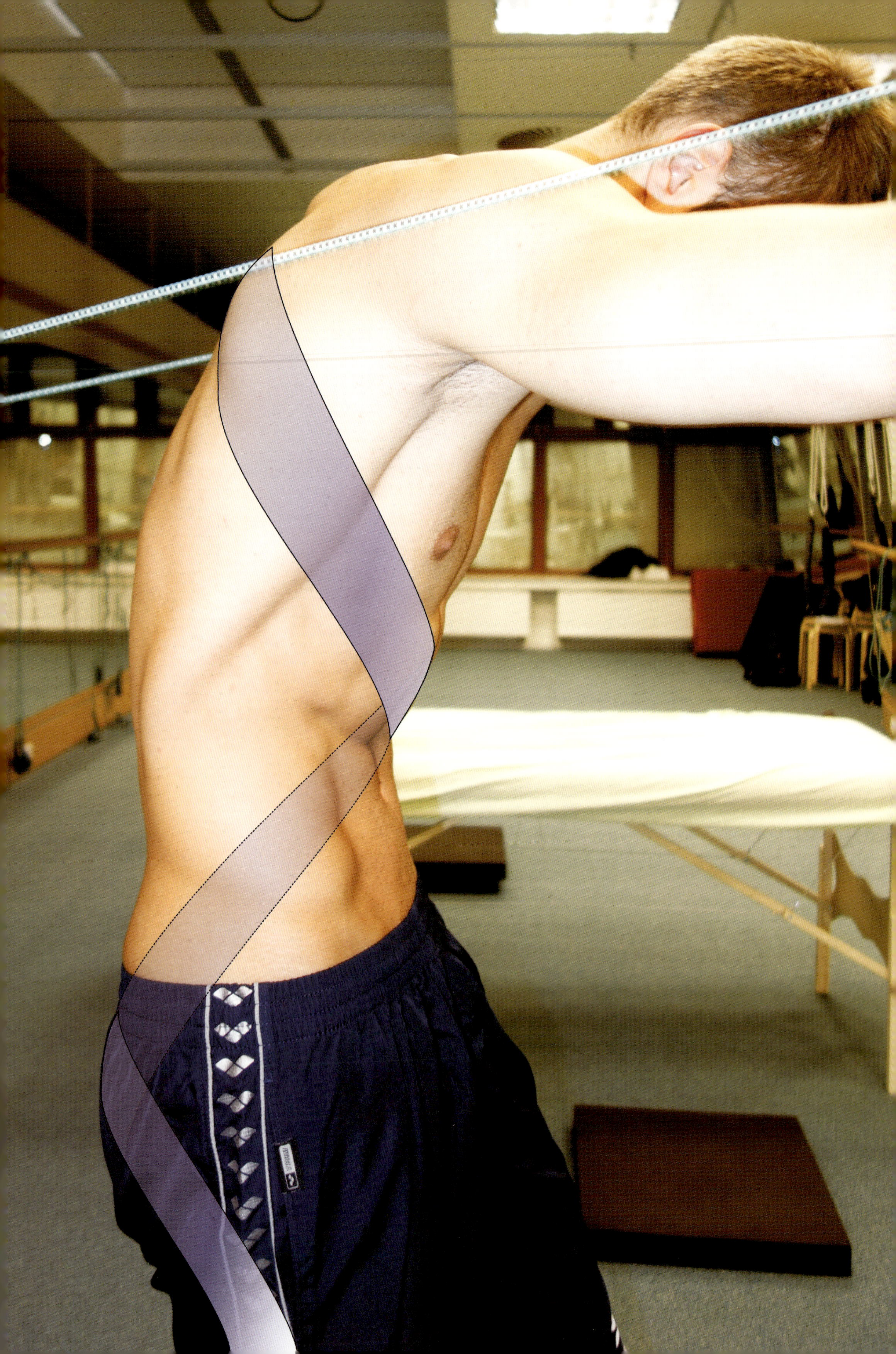

Spiral Stabilization
Spiralstabilisation
Spirální stabilizace

Praha 8, Na Úbočí 10
e-mail: sm@smsystem.cz
tel: 00420-284810231

AKTIVE REHABILITATION DER WIRBELSÄULE

www.spiralstabilization.com

Dehnung der Hauptmuskelgruppen, die eine Tendenz zur Verkürzung haben.

12. Übung

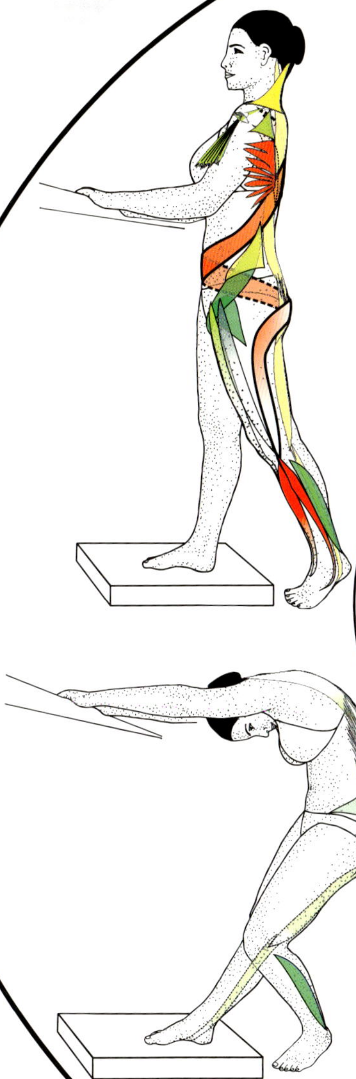

13.Übung

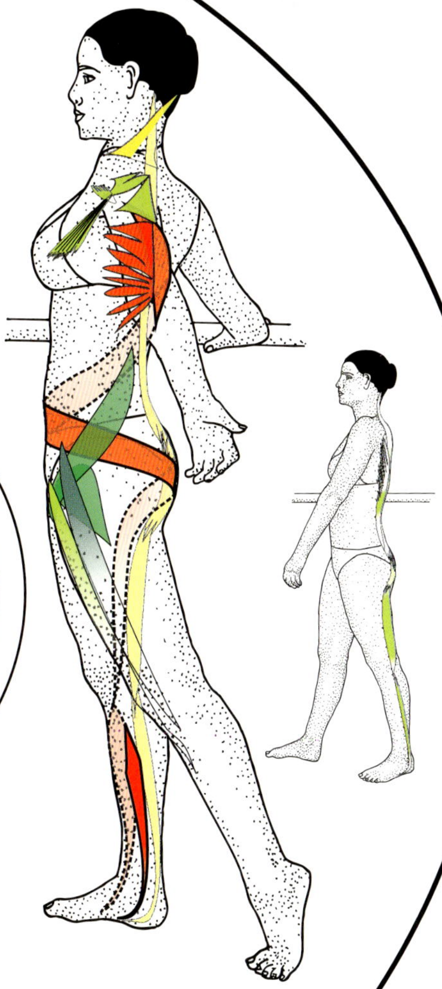

Dehnung der Hauptmuskeln, die in Verbindung mit der Wirbelsäulenfunktion stehen.

Die Übungen 12 und 13 aktivieren die spiralen Muskelketten LD - latissimus dorsi (breiter Rückenmuskel) und TR - trapezius (Trapezmuskel), die den Körper stabilisieren. Sie trainieren die Koordination des Gangs und dehnen die in Verbindung mit der Wirbelsäulenfunktion stehenden Muskeln. Im Schultergürtel werden die M. subclavius, M. pectoralis minor und M. serratus anterior gedehnt und im Beckengürtel die M. iliopsoas, M. rectus femoris, M. tensor fasciae latae, M. pectineus, M. adductor brevis, longus und vorderer Teil des M. gluteus medius. Im Rumpf dehnen wir den M. erector spinae.

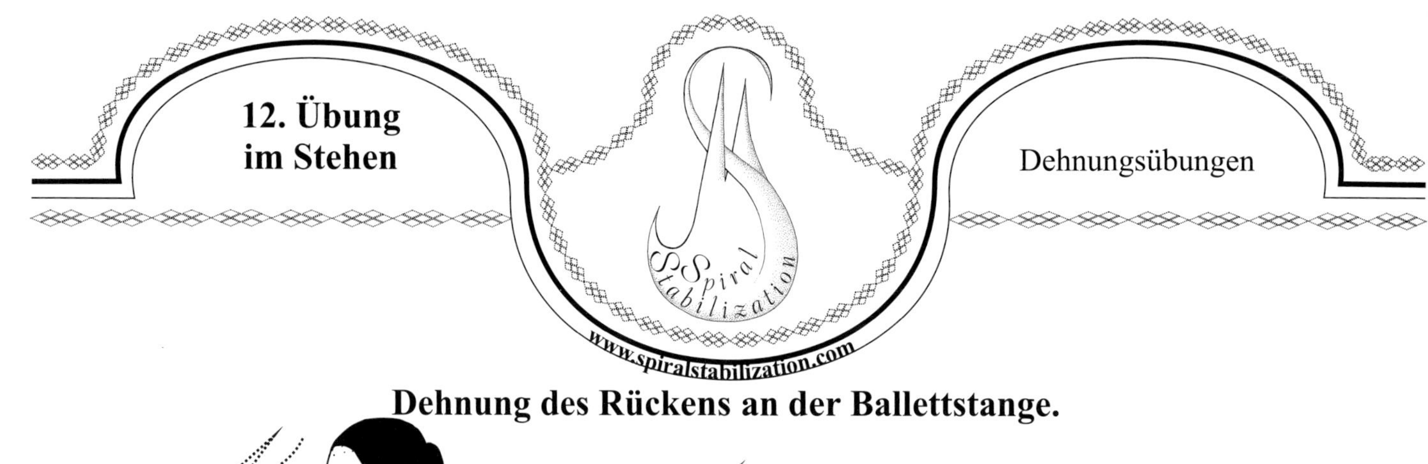

Dehnung des Rückens an der Ballettstange.

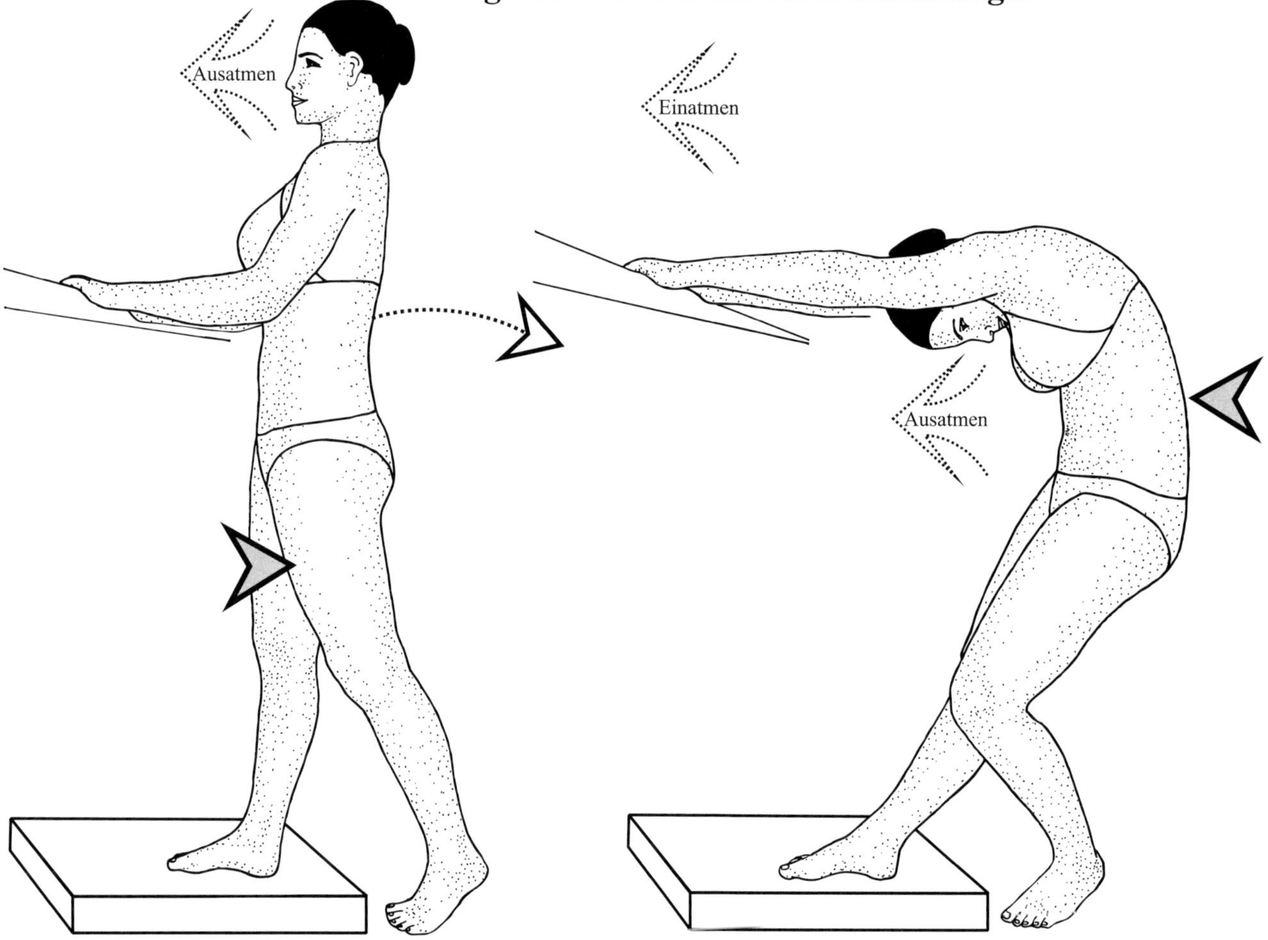

Ausgangsposition - aktiver Übungsteil

- Das gesamte Körpergewicht wird auf das rechte und auf dem Step stehende Bein verlagert.
- Das linke Bein ist locker und in leichter Hüftextension. Diese Position darf keine Lordose verursachen.
- Die Arme halten sich vorn an der Ballettstange fest.
- Der Rücken wird zur hinteren Körperachse ausgeglichen.
- Die Schulerblätter sind zueinander und nach unten gezogen.
- Das Becken ist durch das aktive Zusammenziehen des großen Gesäßmuskels (M. gluteus maximus) ausgeglichen.
- In dieser Position wird ausgeatmet.
- Jetzt atmen wir ein und führen den zweiten Teil der Übung mit Ausatmung.

In dem aktiven Übungsteil dehnen wir die Muskeln an der vorderen Seite des Beckengürtels:

- M. iliopsoas (Lenden-Darmbeinmuskel)
- M. gluteus medius (mittlerer Gesäßmuskel, vorderer Teil)
- M. tensor fasciae latae (Oberschenkelbindenspanner)
- M. rectus femoris (gerader Muskel des Oberschenkels).

Die Muskeln an der vorderen Seite des Schultergürtels werden nur zum Teil gedehnt:

- M. subclavius (Unterschlüsselbeinmuskel)
- M. pectoralis minor (kleiner Brustmuskel)
- M. pectoralis major (großer Brustmuskel)
- M. serratus anterior (vorderer Sägemuskel)

Ausführung - passiver Übungsteil

- Das Körpergewicht wird auf das im Knie gebeugte hintere linke Bein verlagert. Das rechte Bein ist nach vorn auf dem Step gestreckt.
- Der Brustkorb wird nach hinten geschoben und das Becken bleibt vorn.
- Der Rücken ist gebeugt und bildet einen kyphotischen Bogen.
- In der aktiven Position wird im Unterbauch ausgeatmet.
- Diese Übung dient der Vorbereitung auf die Übungen für Fortgeschrittene.

In der Endposition dehnen wir die Rückenmuskulatur:

- M. erector spinae (Wirbelsäulenaufrichter)
- M. quadratus lumborum (viereckiger Lendenmuskel)

Dehnung der Muskeln an dem hinteren Oberschenkel des gestreckten Beins:

- Ischiocrurale Muskulatur (Hamstrings)
- M. biceps femoris (zweiköpfiger Muskel des Oberschenkels)
- M. semimembranosus (halbmembranöser Muskel)
- M. semitendinosus (Halbsehnenmuskel)
- M. adductor magnus (großer Adduktor)

Dehnung der Muskeln des gebeugten Beins:

- M. soleus (Schollenmuskel)

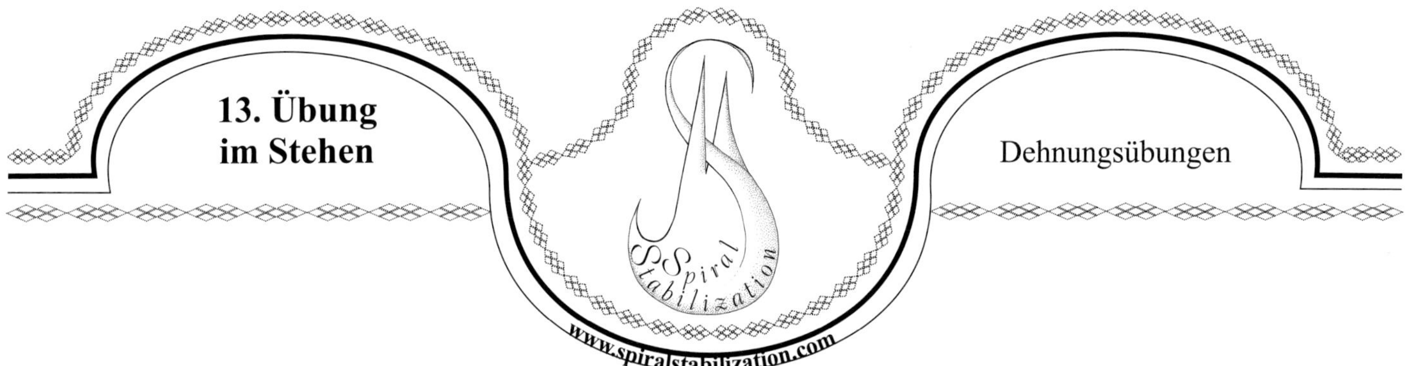

Übertragen des Körpergewichts nach vorn auf das stehende Bein. Die Ballettstange dient als Stütze.

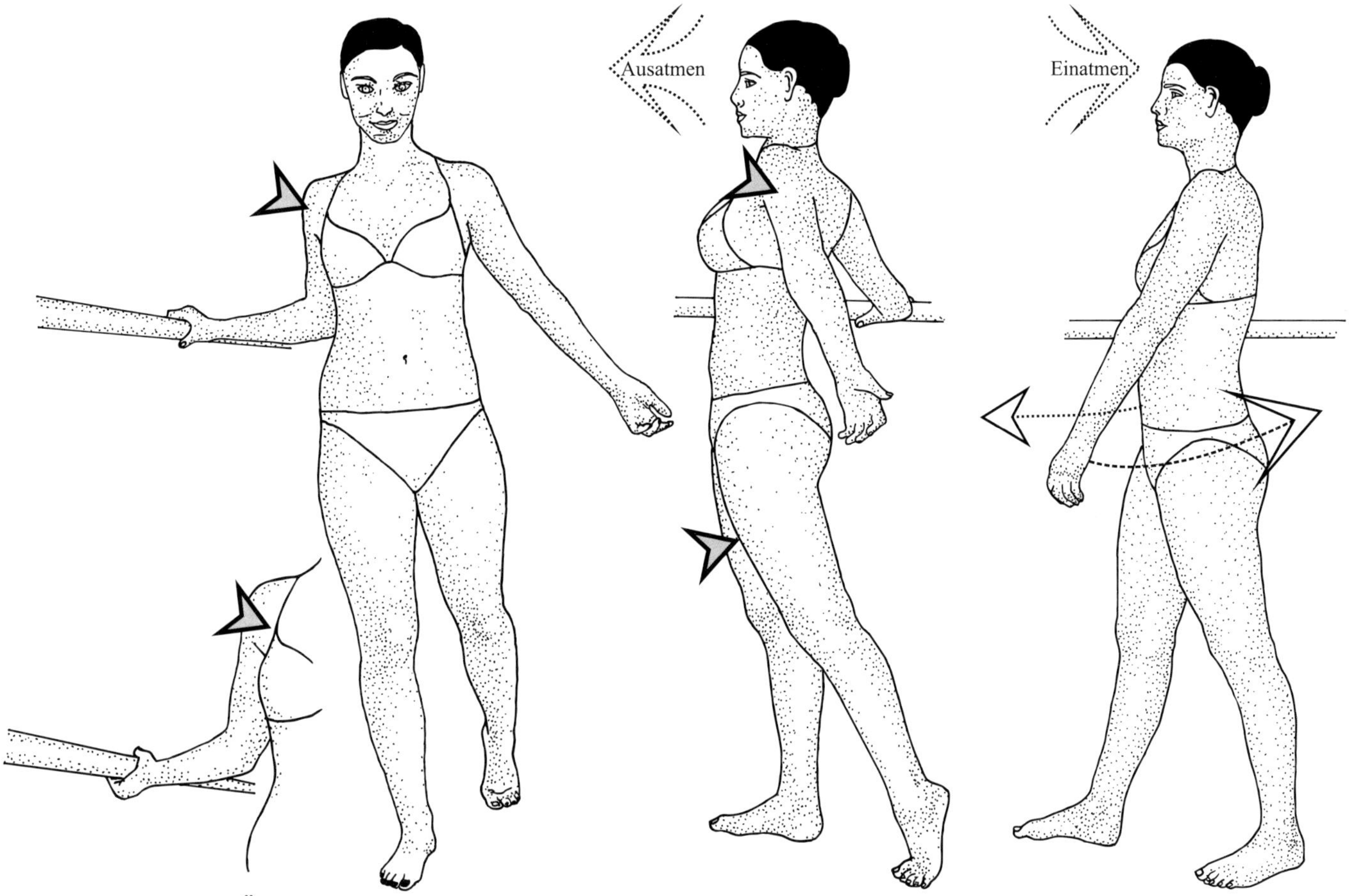

Ausatmen

Einatmen

Ausführung - aktiver Übungsteil

- Wir schieben den Körper nach vorn und verlagern das Körpergewicht auf das rechte stehende und gestreckte Bein.
- Das Gesäß wird aktiviert und das Becken ausgeglichen.
- Der Rücken wird zur hinteren Körperachse ausgeglichen.
- In der aktiven Position atmen wir im Unerbauch aus.

Durch das Ausatmen erhöhen wir die Stabilisation des Bauchs.

- Das Schulterblatt ziehen wir nach hinten unten zur Wirbelsäule.
- Diese Übung dient der Vorbereitung auf den optimal koordinierten und stabilisierten Gang.

In dem aktiven Übungsteil dehnen wir die Muskeln an der vorderen Seite des Beckengürtels:

- M. iliopsoas (Lenden-Darmbeinmuskel)
- M. gluteus medius (mittlerer Gesäßmuskel, vorderer Teil)
- M. tensor fasciae latae (Oberschenkelbindenspanner)
- M. rectus femoris (gerader Muskel des Oberschenkels).

Dehnung der Muskeln an der vorderen Seite des Schultergürtels:

- M. subclaviuus (Unterschlüsselbeinmuskel)
- M. pectoralis minor (kleiner Brustmuskel)
- M. pectoralis major (großer Brustmuskel)
- M. serratus anterior (vorderer Sägemuskel)

Die Übung wird mit dem Untergriff wiederholt.
Diese Übungsversion führt zur besseren Dehnung des:

- M. subscapularis (Unterschulterblattmuskels)

Ausgangsposition
- passiver Übungsteil

- Entspannter Stand, das rechte Bein ist vorn.
- Der rechte Arm hält sich seitlich an der Ballettstange fest.
- Die Ballettstange wird im Ristgriff auf der Ebene des Ellenbogengelenks gehalten.
- Der Ellenbogen ist im rechten Winkel gebeugt.
- Der Rücken ist entspannt.

- In dieser Position wird eingeatmet.

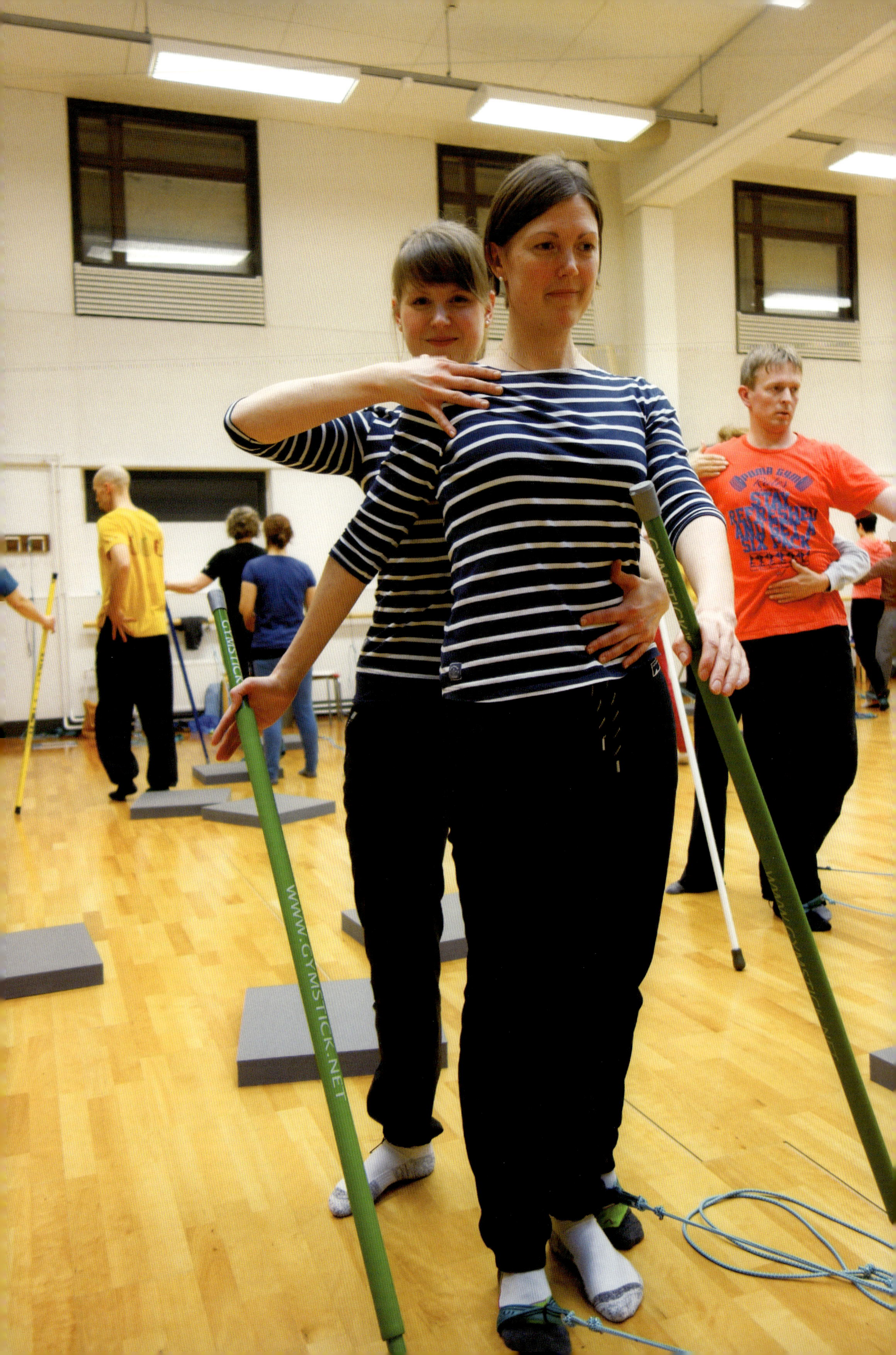
WWW.GYMSTICK.NET
STAY
REFRESHED
AND GET A
SIX PACK

4. Untersuchung der Muskeln während der Bewegung und während der Ruhephase.

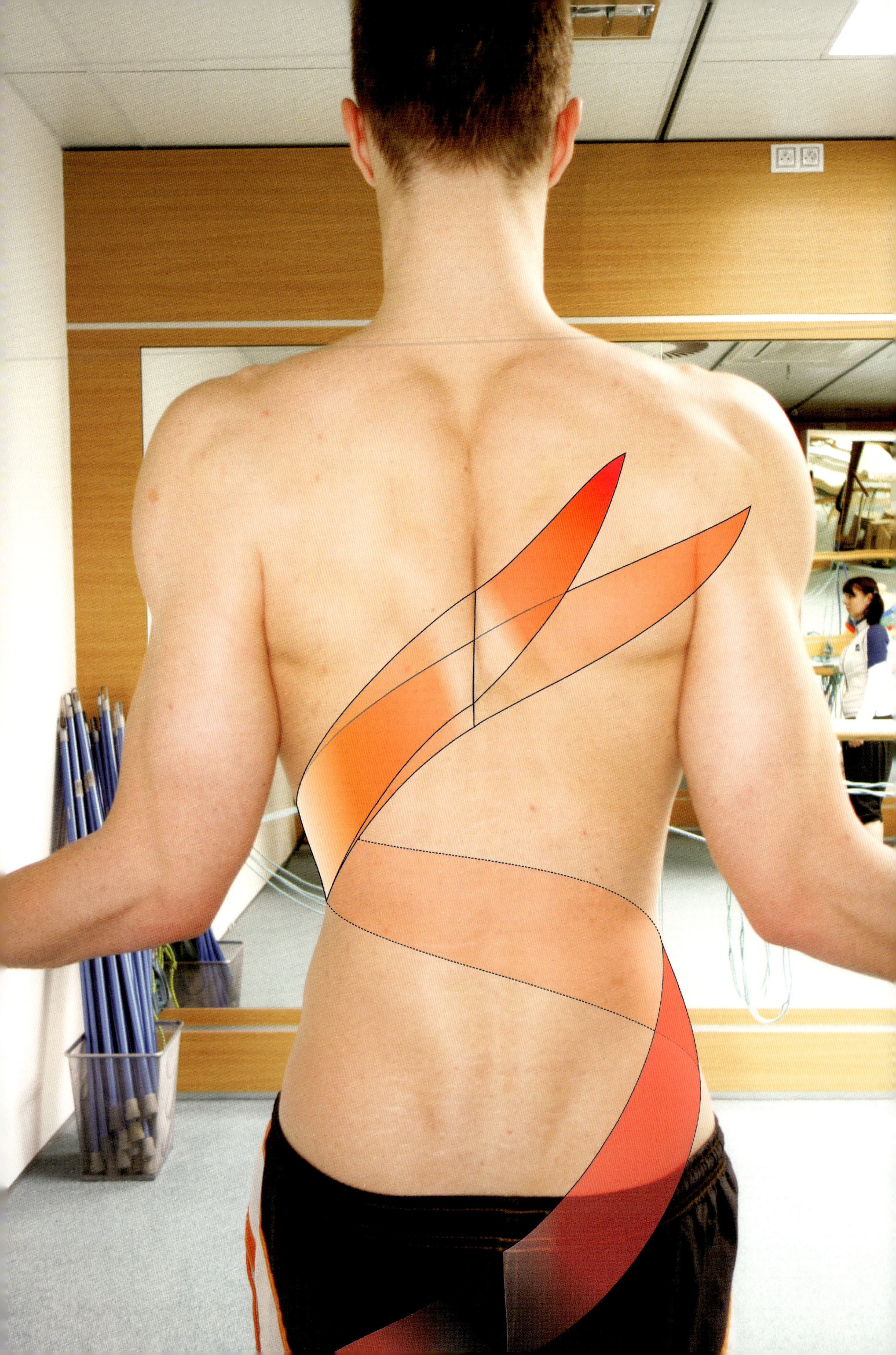

DIE UNTERSUCHUNG DER MUSKELN IN DER SPANNUNG UND ABCHWÄCHUNG

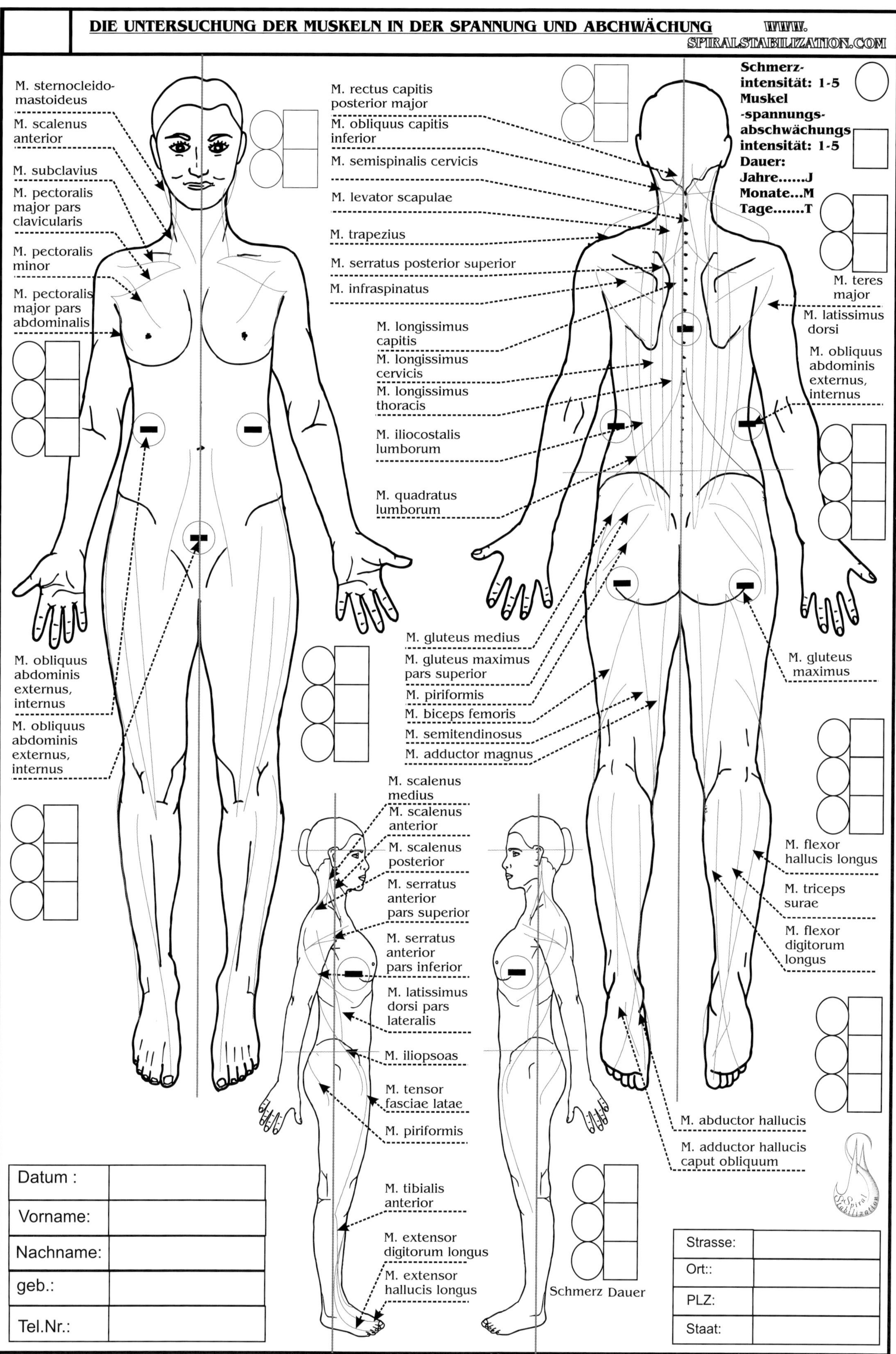

Datum :	
Vorname:	
Nachname:	
geb.:	
Tel.Nr.:	

Strasse:	
Ort::	
PLZ:	
Staat:	

DIE UNTERSUCHUNG DER EXTENSION

DIE EXTENSION (Streckung) IM **SCHULTERGÜRTEL**

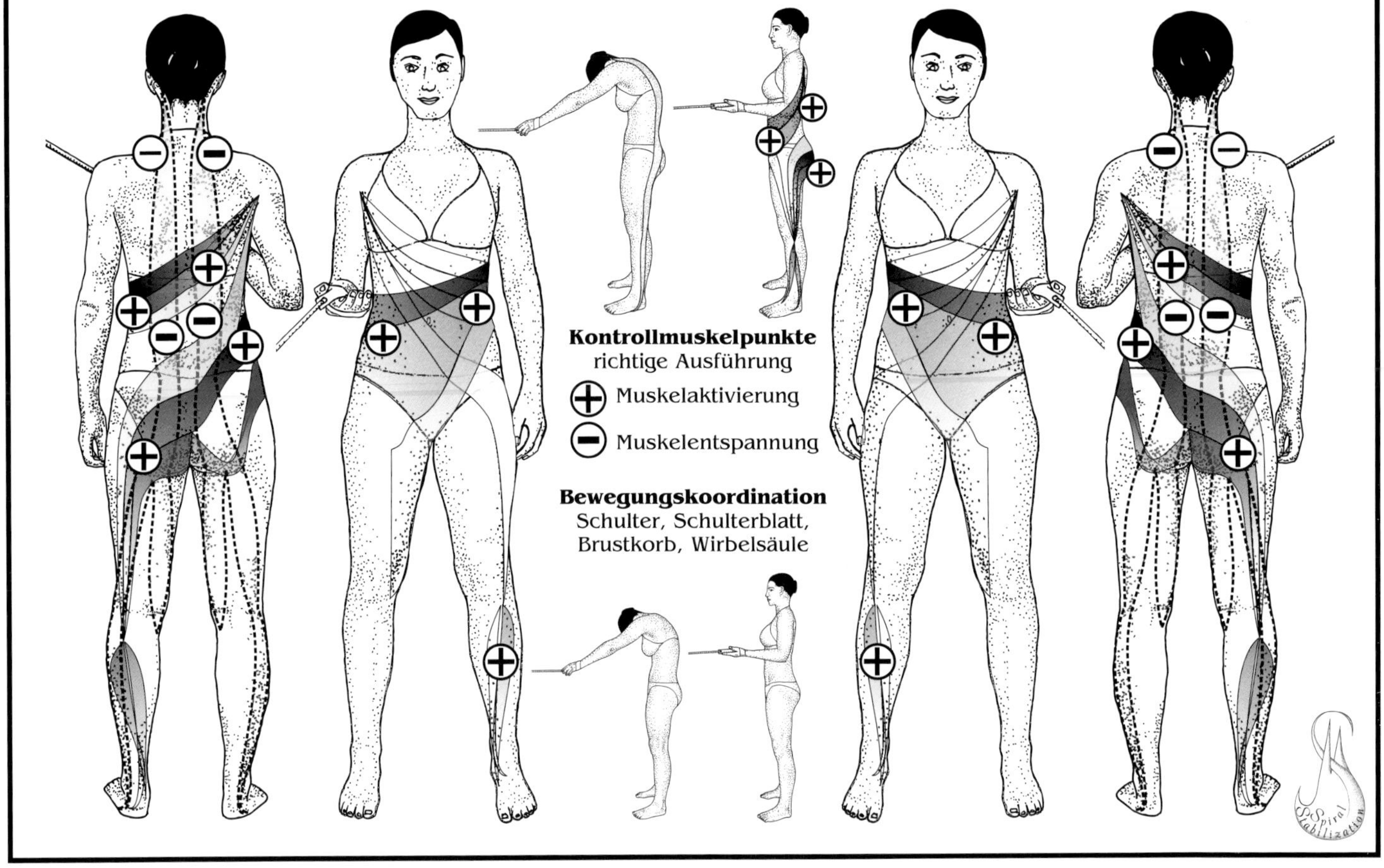
Kontrollmuskelpunkte
richtige Ausführung
Muskelaktivierung
Muskelentspannung
Bewegungskoordination
Schulter, Schulterblatt,
Brustkorb, Wirbelsäule
Spiral Stabilization

DIE UNTERSUCHUNG DER EXTENSION

WWW.
SPIRALSTABILIZATION.COM

DIE EXTENSION (Streckung) IM SCHULTERGÜRTEL UND **BECKENGÜRTEL**

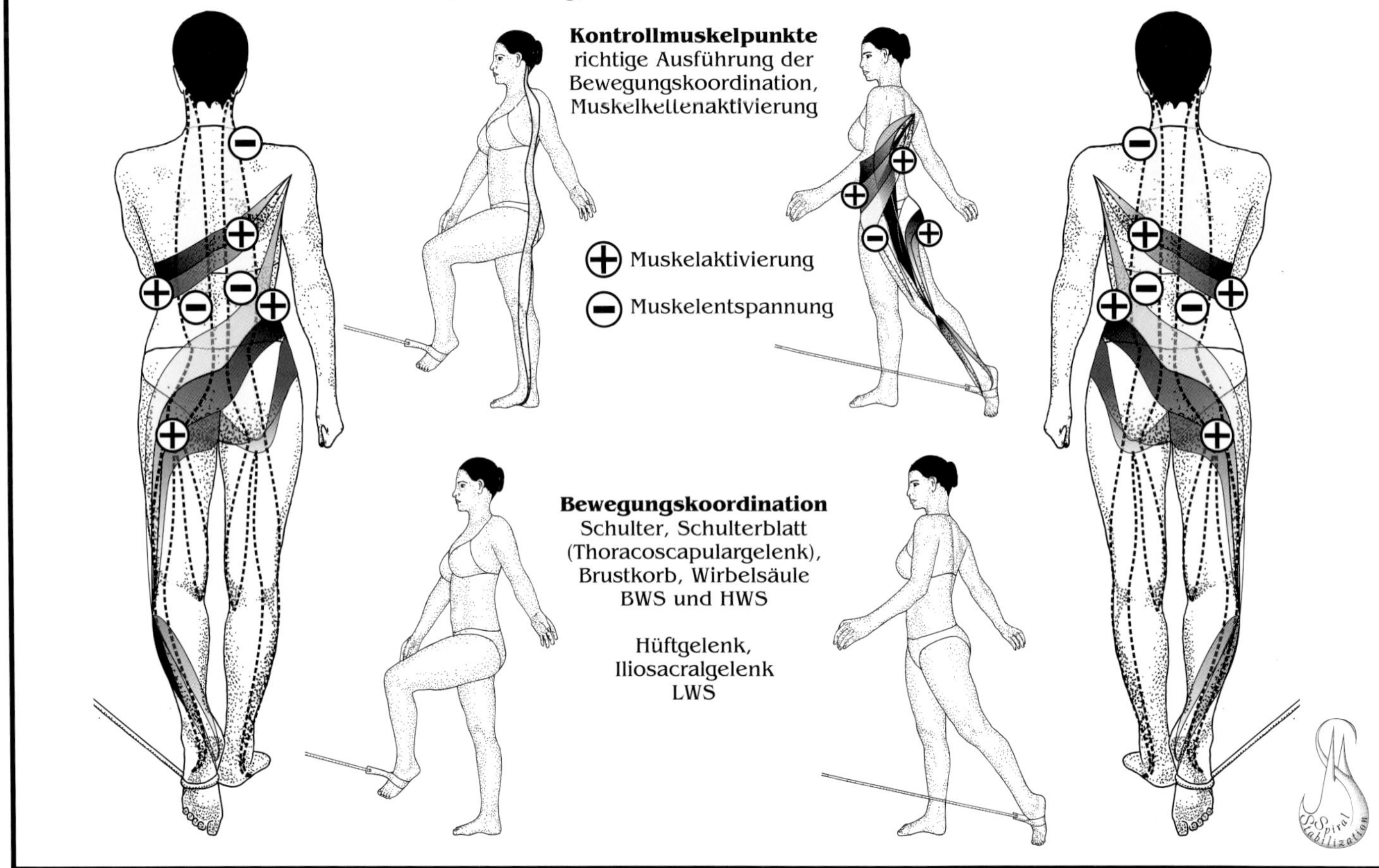
Kontrollmuskelpunkte
richtige Ausführung der
Bewegungskoordination,
Muskelkettenaktivierung
Muskelaktivierung
Muskelentspannung
Bewegungskoordination
Schulter, Schulterblatt
(Thoracoscapulargelenk),
Brustkorb, Wirbelsäule
BWS und HWS
Hüftgelenk,
Iliosacralgelenk
LWS
Spiral Stabilization

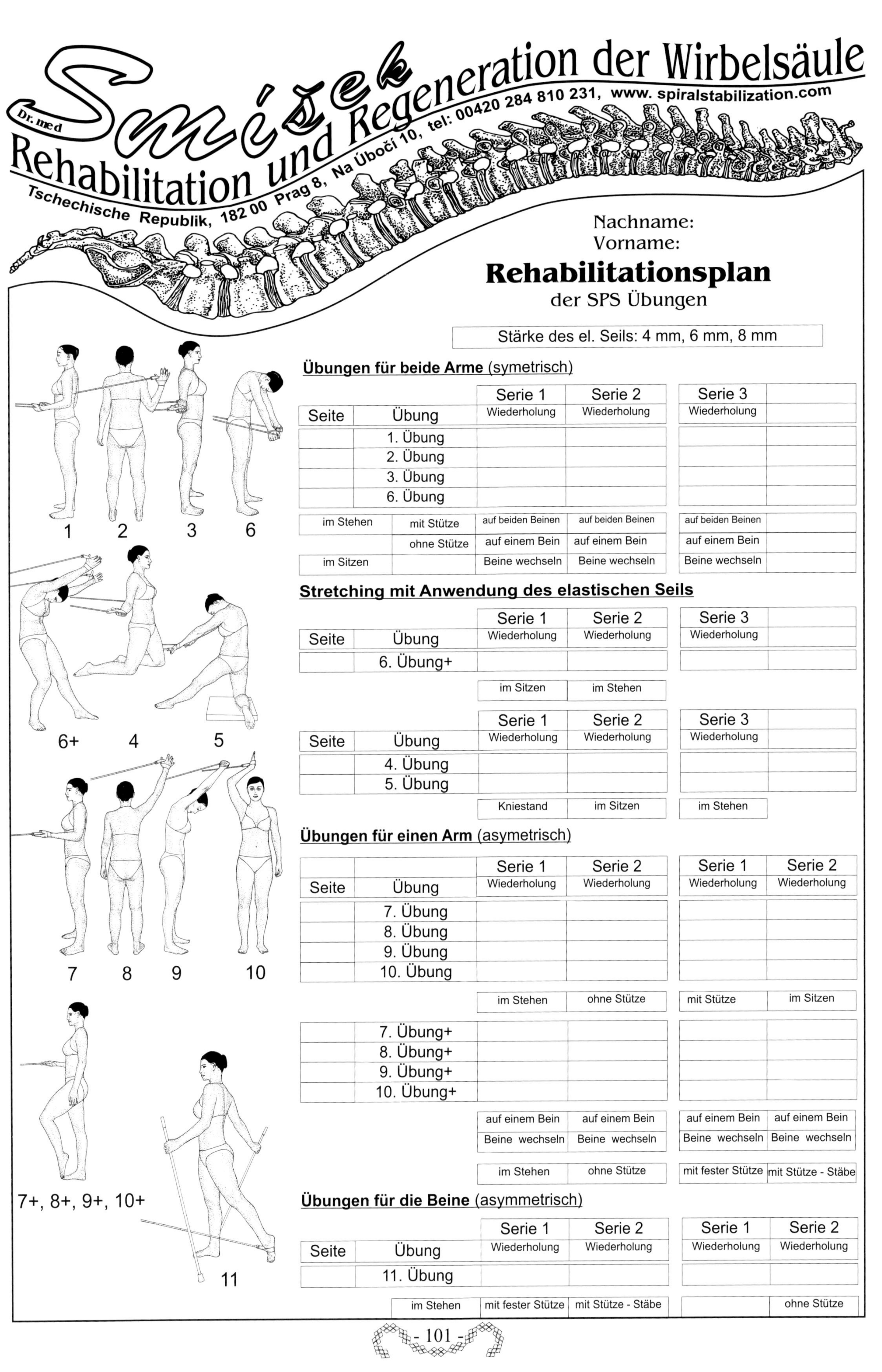

Nachname:
Vorname:

Rehabilitationsplan
der SPS Übungen

Stärke des el. Seils: 4 mm, 6 mm, 8 mm

Übungen für beide Arme (symetrisch)

Seite	Übung	Serie 1 Wiederholung	Serie 2 Wiederholung	Serie 3 Wiederholung	
	1. Übung				
	2. Übung				
	3. Übung				
	6. Übung				
im Stehen	mit Stütze	auf beiden Beinen	auf beiden Beinen	auf beiden Beinen	
	ohne Stütze	auf einem Bein	auf einem Bein	auf einem Bein	
im Sitzen		Beine wechseln	Beine wechseln	Beine wechseln	

Stretching mit Anwendung des elastischen Seils

Seite	Übung	Serie 1 Wiederholung	Serie 2 Wiederholung	Serie 3 Wiederholung	
	6. Übung+				
		im Sitzen	im Stehen		

Seite	Übung	Serie 1 Wiederholung	Serie 2 Wiederholung	Serie 3 Wiederholung	
	4. Übung				
	5. Übung				
		Kniestand	im Sitzen	im Stehen	

Übungen für einen Arm (asymetrisch)

Seite	Übung	Serie 1 Wiederholung	Serie 2 Wiederholung	Serie 1 Wiederholung	Serie 2 Wiederholung
	7. Übung				
	8. Übung				
	9. Übung				
	10. Übung				
		im Stehen	ohne Stütze	mit Stütze	im Sitzen
	7. Übung+				
	8. Übung+				
	9. Übung+				
	10. Übung+				
		auf einem Bein	auf einem Bein	auf einem Bein	auf einem Bein
		Beine wechseln	Beine wechseln	Beine wechseln	Beine wechseln
		im Stehen	ohne Stütze	mit fester Stütze	mit Stütze - Stäbe

Übungen für die Beine (asymmetrisch)

Seite	Übung	Serie 1 Wiederholung	Serie 2 Wiederholung	Serie 1 Wiederholung	Serie 2 Wiederholung
	11. Übung				
	im Stehen	mit fester Stütze	mit Stütze - Stäbe		ohne Stütze

Wir messen die entscheidenden Parameter für die Muskelkettenfunktion.

Spiral Stabilization

1.
Extension im Schultergürtel.

Entfernung zwischen dem äußeren Gehörgang und dem vorderen Teil des Akromions (Olecranon). Wir bewerten die geänderte Entfernung sowohl in der vorderen als auch in der hinteren Position des Arms. Der Parameter bewertet die Fähigkeit der unteren Fixation des Schulterblatts und die Aktivation der LD - latissimus dorsi Spirale.

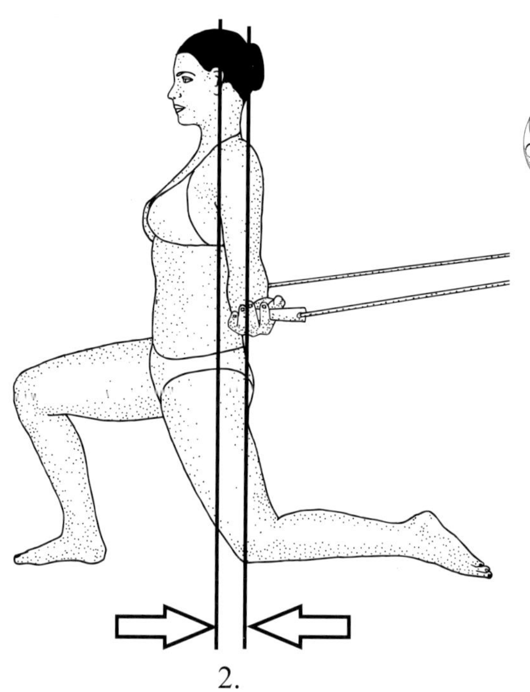

2.
Extension im Beckengürtel.

Entfernung zwischen der Körperachse und der Patella (Kniescheibe). Die Körperachse verläuft von oben durch den äußeren Gehörgang senkrecht zur Bodenfläche (im Lot) und unten durch die Mitte des Beckens.. Entlang der hinteren Körperseite wird ein Stab gestellt, der eine lordosische Krümmung von mehr als 1,5 cm. (dies enspricht einer Fingerbreite) nicht zulässt. Der Parameter bewertet die Fähigkeit, den Schritt durch die Extension im Hüftgelenk und im SI Gelenk zu verlängern.

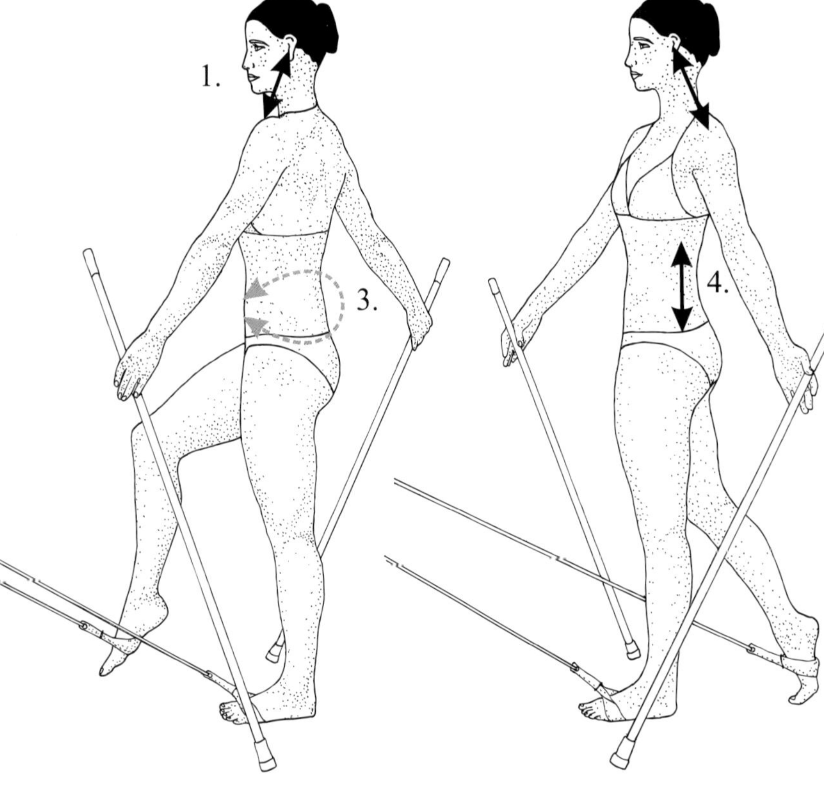

3.
Änderung des Körperumfangs im Nabelbereich.

Der Parameter bewertet die Fähigkeit, den Taillenumfang durch die Aktivation der schrägen Bauchmuskeln und des queren Bauchmuskels zu verschmälern.

4.
Anhebung zwischen dem Becken und der 10. Rippe. Wir messen 8 cm. vom hinteren Körperrelief.

Der Parameter bewertet die Fähigkeit, die Lordose und die Bandscheiben zu dehnen.

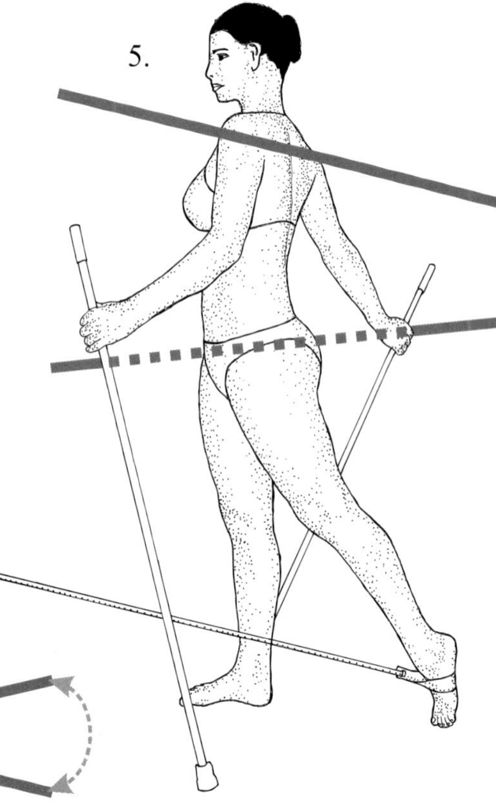

5.
Rotation des Brustkorbs gegen das Becken.

Der Winkel zwischen Schulter- und Beckengürtel Wir messen den Winkel zwischen den Stäben bei der Aufsicht von oben auf den Schulter- und Beckengürtel.

Der Parameter bewertet die Fähigkeit, den Schritt durch die Rotation des Beckens zu verlängern.

Wir messen die entscheidenden Parameter für die Muskelkettenfunktion.

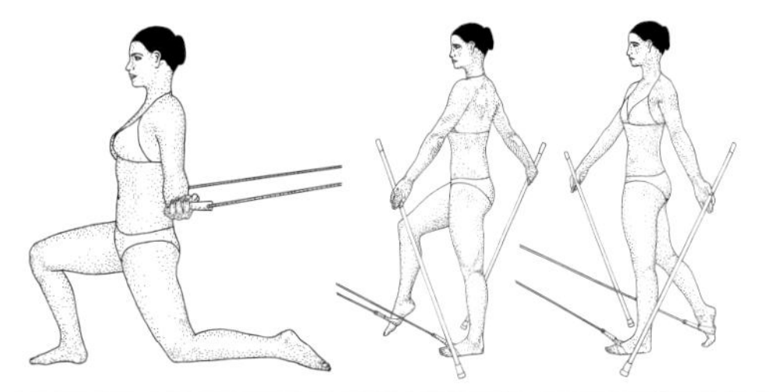

Ordnungsnummer

WWW.SPIRALSTABILIZATION.COM

Name Vorname	Datum der Messung	1. Extension im Schulter- gürtel	2. Extension im Becken- gürtel	3. Taillen- umfang	4.Anhebung der Lenden- wirbelsäule	5. Rotation des Brustkorbs gegen das Becken	

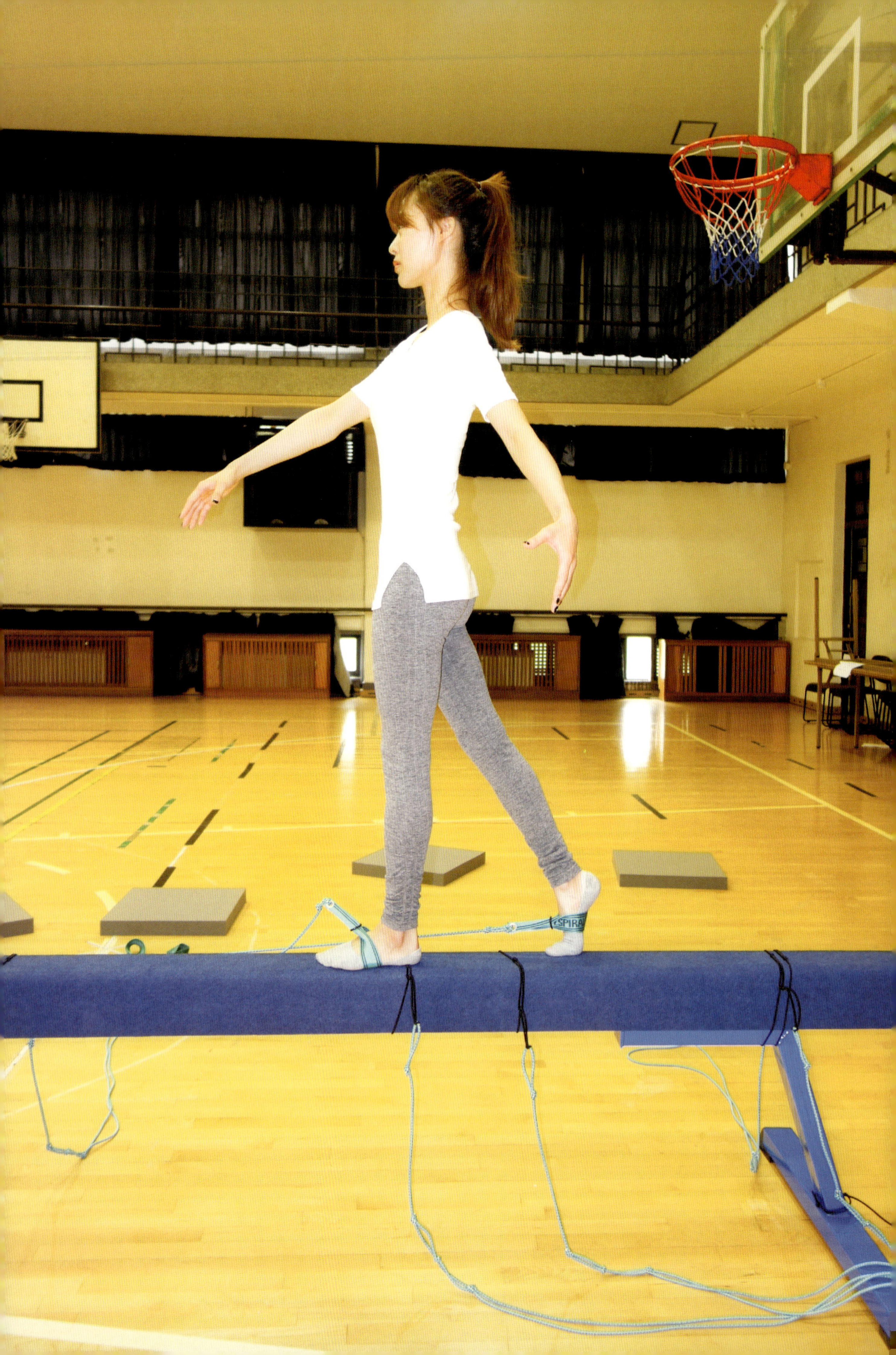

5.
Beschreibende und funktionelle Anatomie der stabilisierenden Hauptmuskelketten.

Spirale Muskelkette **LD-A - latissimus dorsi** (breiter Rückenmuskel) - seitliche Stabilisation

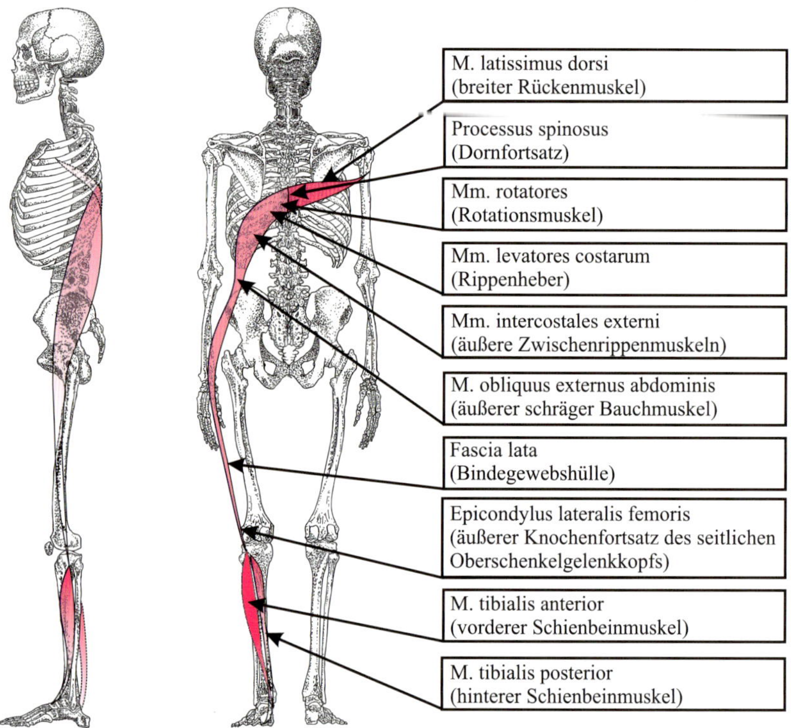

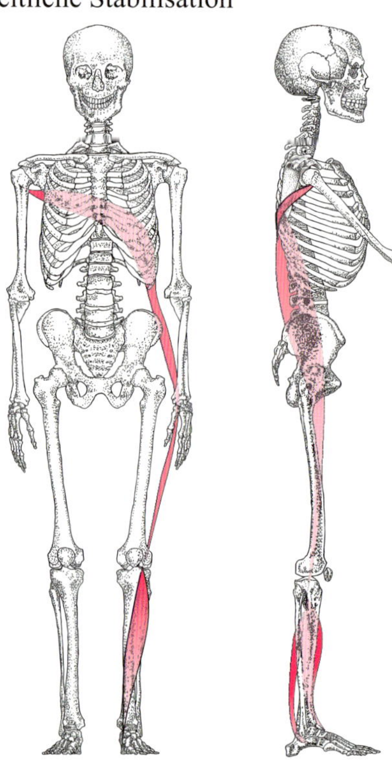

Spirale Muskelkette **LD-B - latissimus dorsi** (breiter Rückenmuskel) - Traktion - Streckung des Rumpfs nach oben

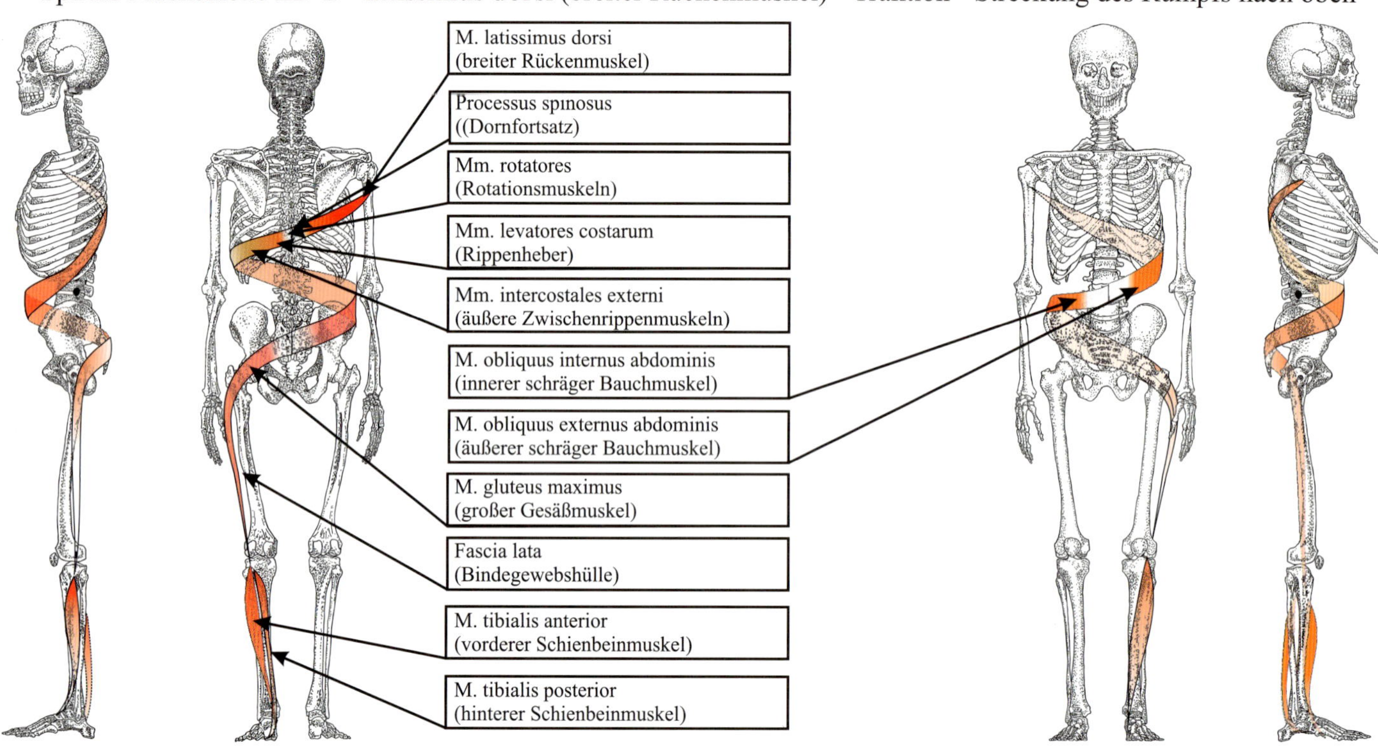

Spiral Stabilization

www.spiralstabilization.com

Spirale Muskelkette **LD-C - latissimus dorsi** (breiter Rückenmuskel) - Traktion, Rotation - rotiert den Brustkorb gegen das Becken bei gleichzeitiger Streckung nach oben.

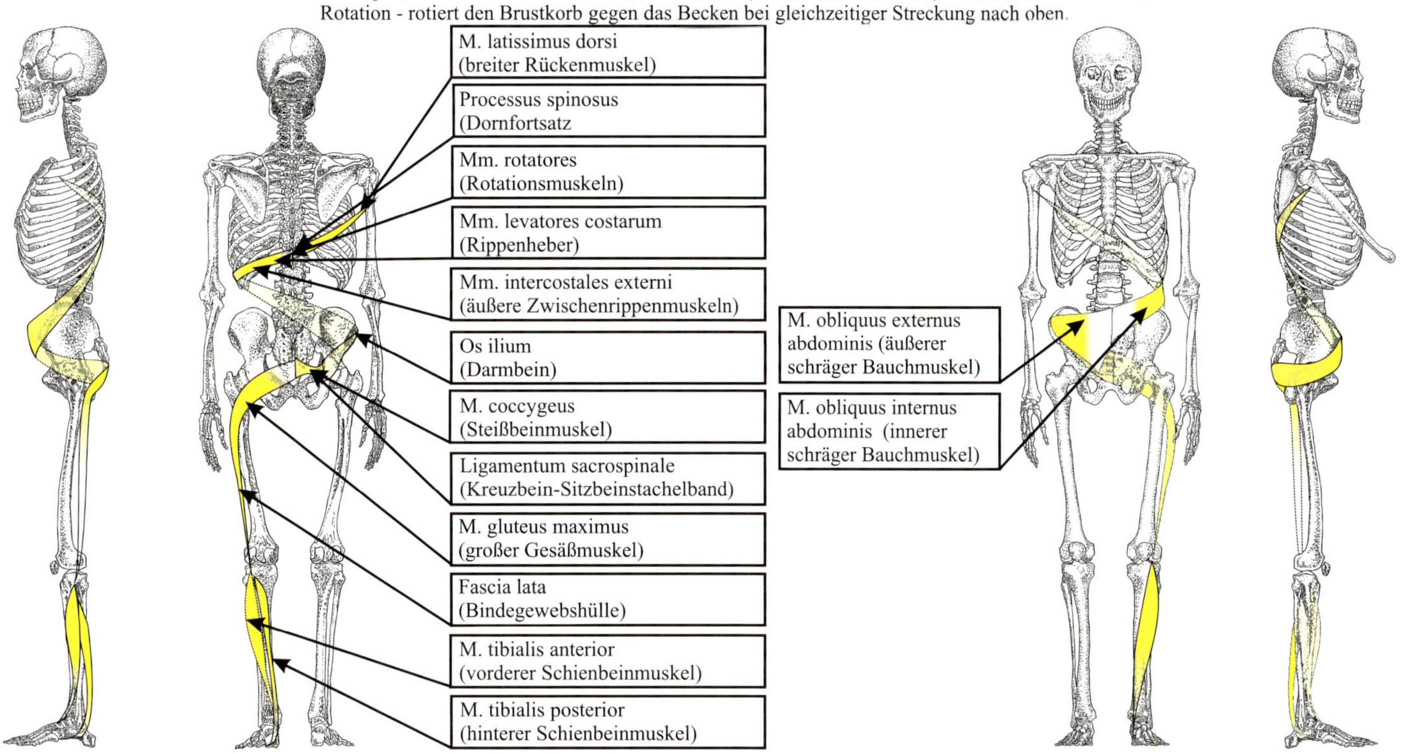

M. latissimus dorsi (breiter Rückenmuskel)

Processus spinosus (Dornfortsatz)

Mm. rotatores (Rotationsmuskeln)

Mm. levatores costarum (Rippenheber)

Mm. intercostales externi (äußere Zwischenrippenmuskeln)

Os ilium (Darmbein)

M. coccygeus (Steißbeinmuskel)

Ligamentum sacrospinale (Kreuzbein-Sitzbeinstachelband)

M. gluteus maximus (großer Gesäßmuskel)

Fascia lata (Bindegewebshülle)

M. tibialis anterior (vorderer Schienbeinmuskel)

M. tibialis posterior (hinterer Schienbeinmuskel)

M. obliquus externus abdominis (äußerer schräger Bauchmuskel)

M. obliquus internus abdominis (innerer schräger Bauchmuskel)

Spirale Muskelkette **LD-E - latissimus dorsi** (breiter Rückenmuskel) - aktiviert die Beckenbodenmuskulatur und sorgt für einen stabilen Schritt.

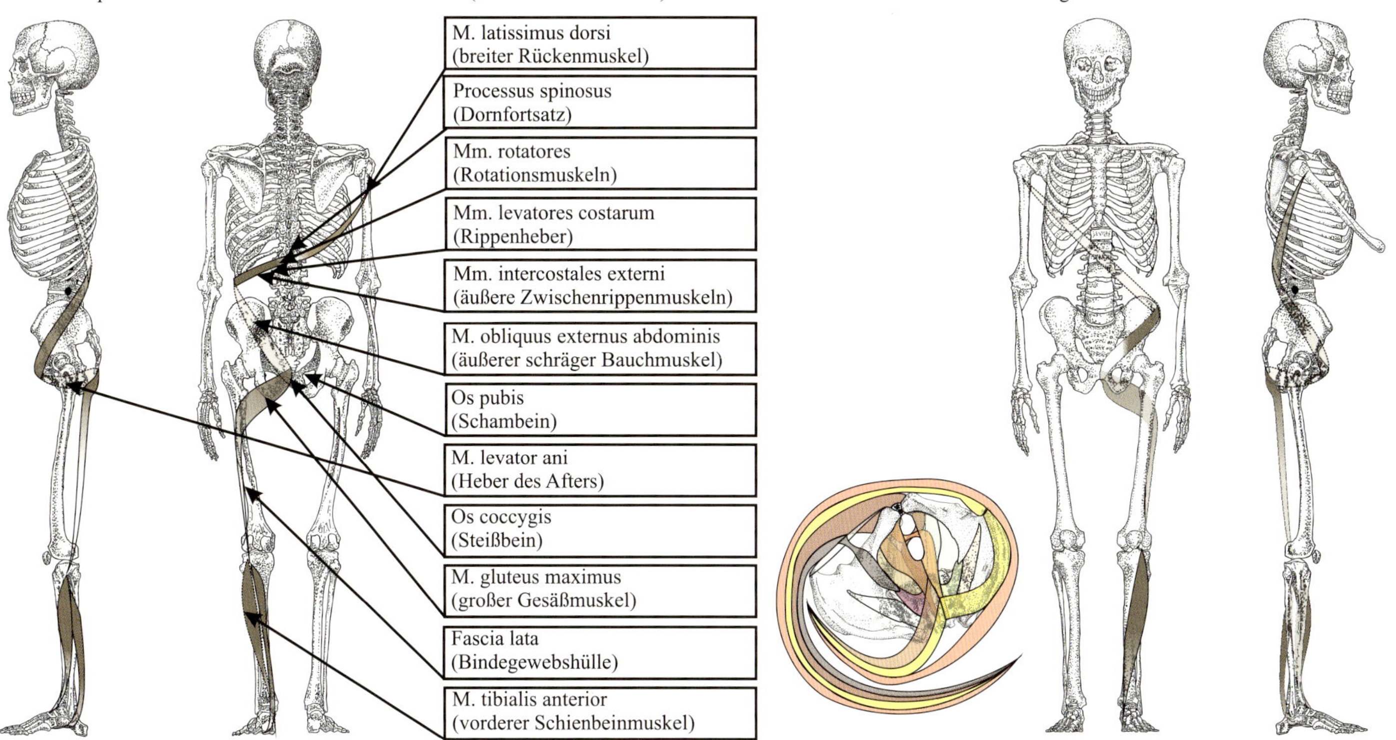

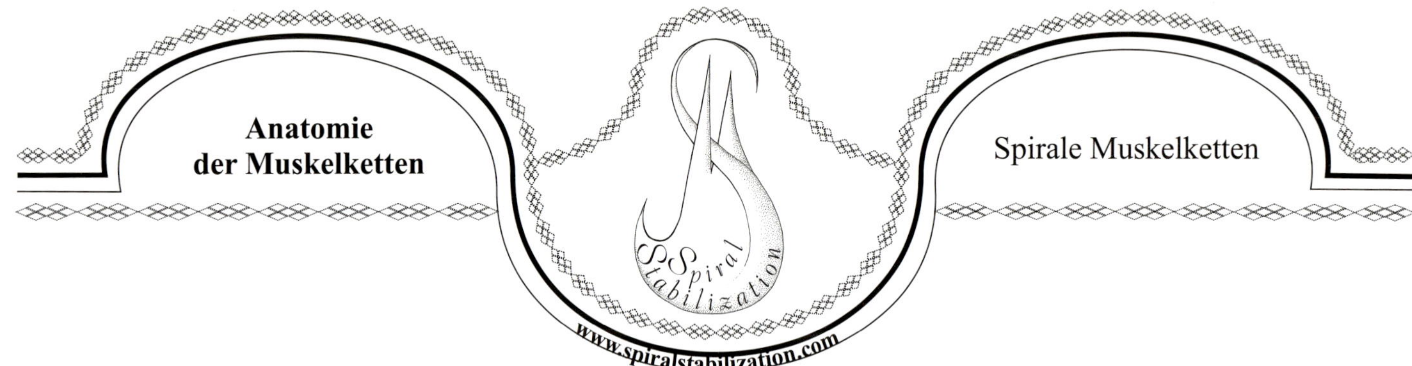

Spirale Muskelkette **TR-C - trapezius** (Trapezmuskel) - Traktion - streckt zusammen mit der LD-B den Rumpf nach oben.

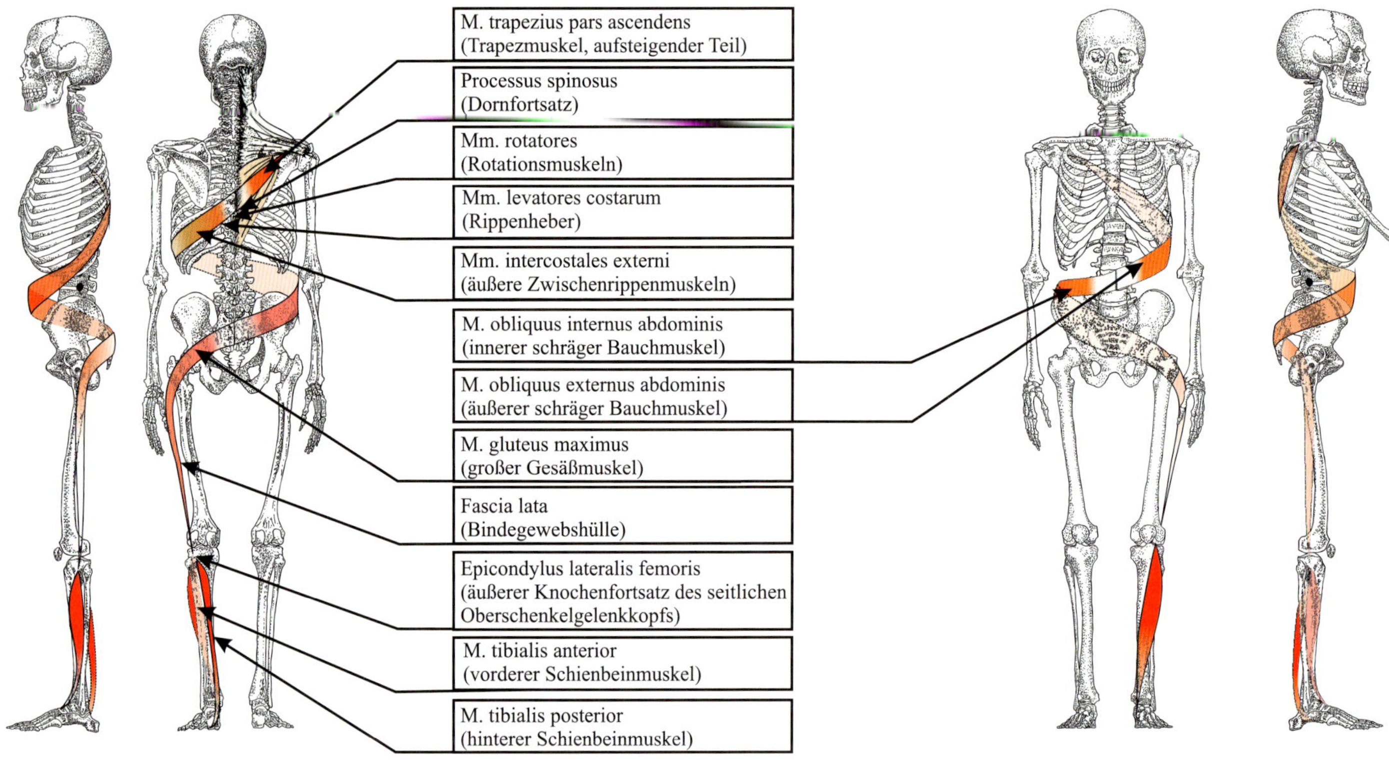

Spirale Muskelkette **TR-E - trapezius** (Trapezmuskel) - aktiviert die Beckenbodenmuskulatur - sorgt zusammen mit der LD-E für einen stabilen Schritt.

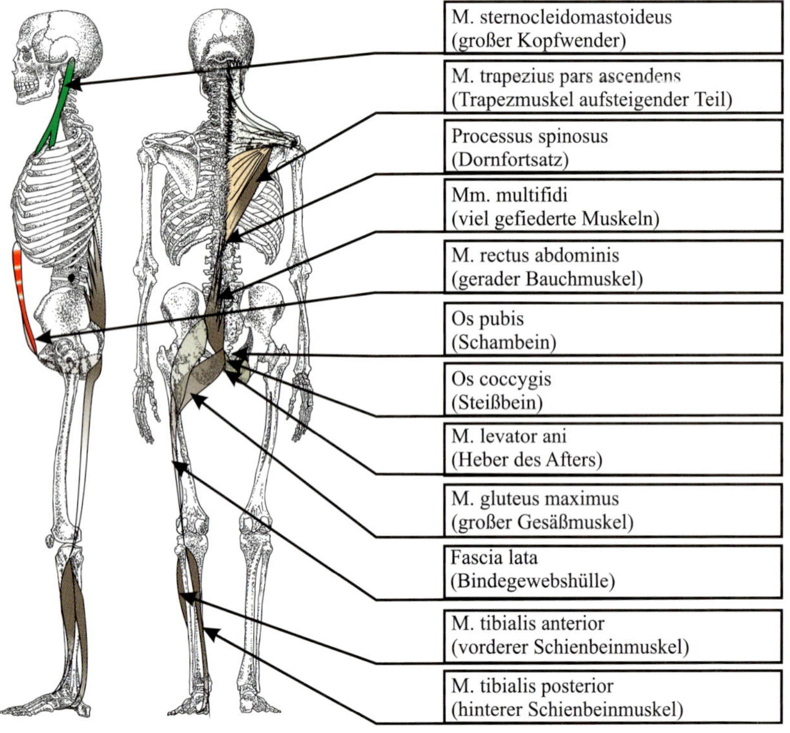

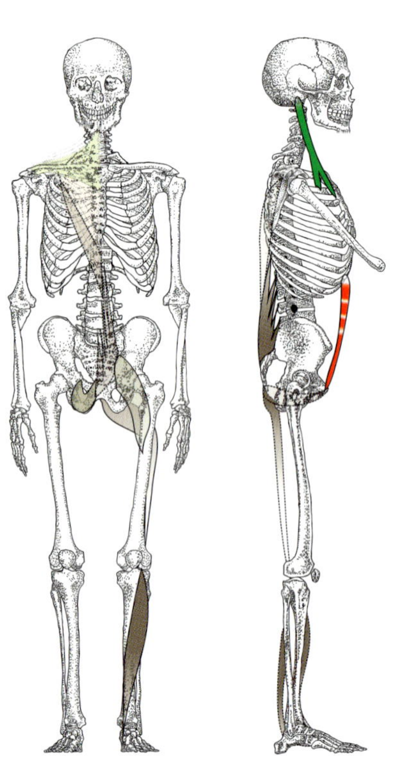

Spirale stabilisierende Muskelkette **SA-B - serratus anterior** (vorderer Sägemuskel) - Traktion - Streckung des Rumpfs nach oben.

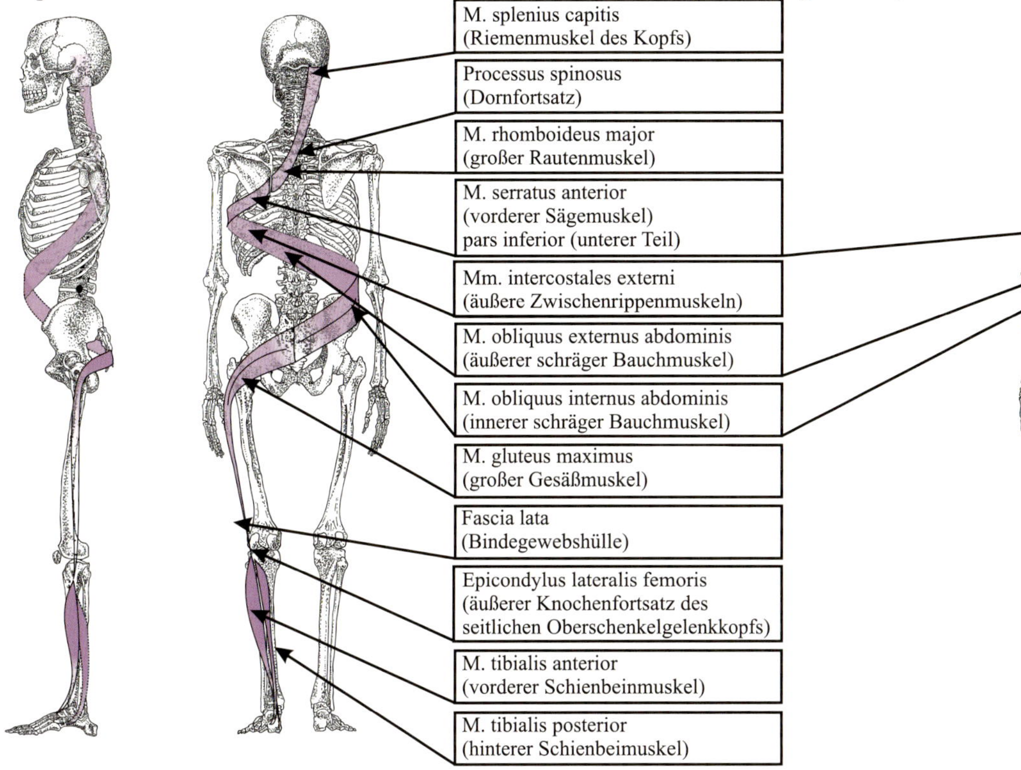

Spirale stabilisierende Muskelkette **PM-B - pectoralis major** (großer Brustmuskel) - Traktion - Streckung des Rumpfs nach oben

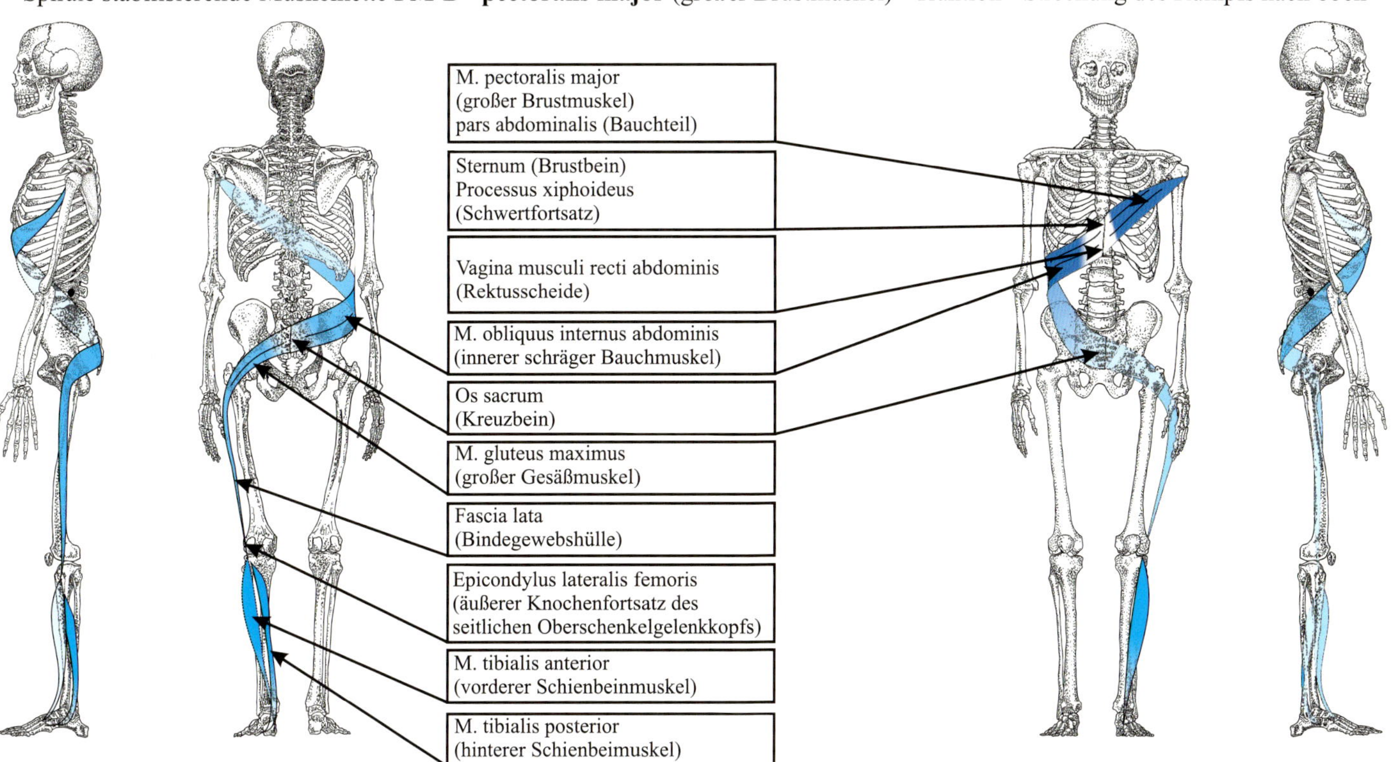

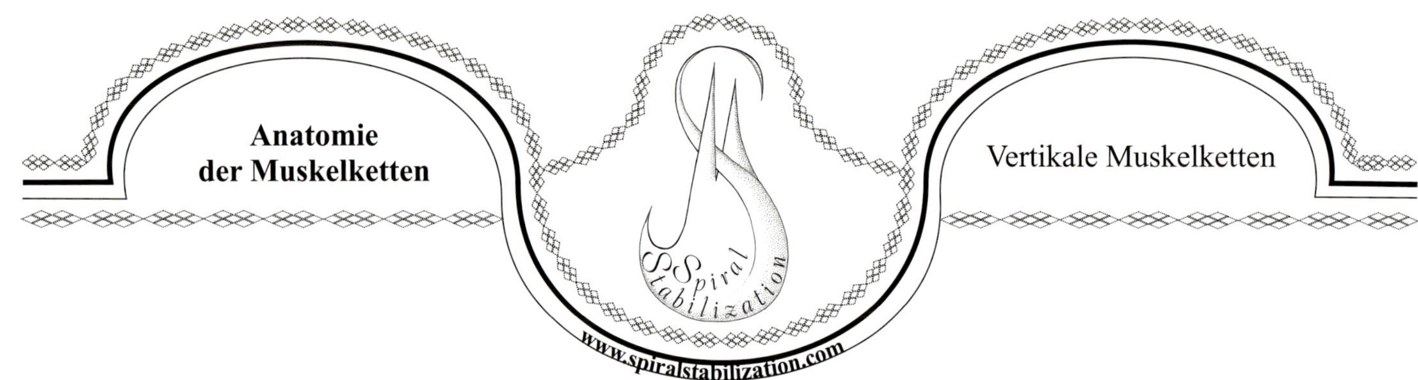

Vertikale Muskelkette **ES - erector spinae** (Wirbelsäulenaufrichter) - stabilisiert den Rumpf während der Ruheposition.

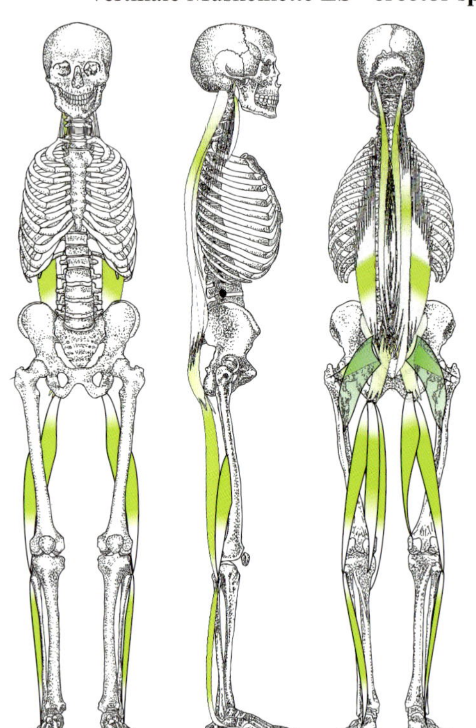

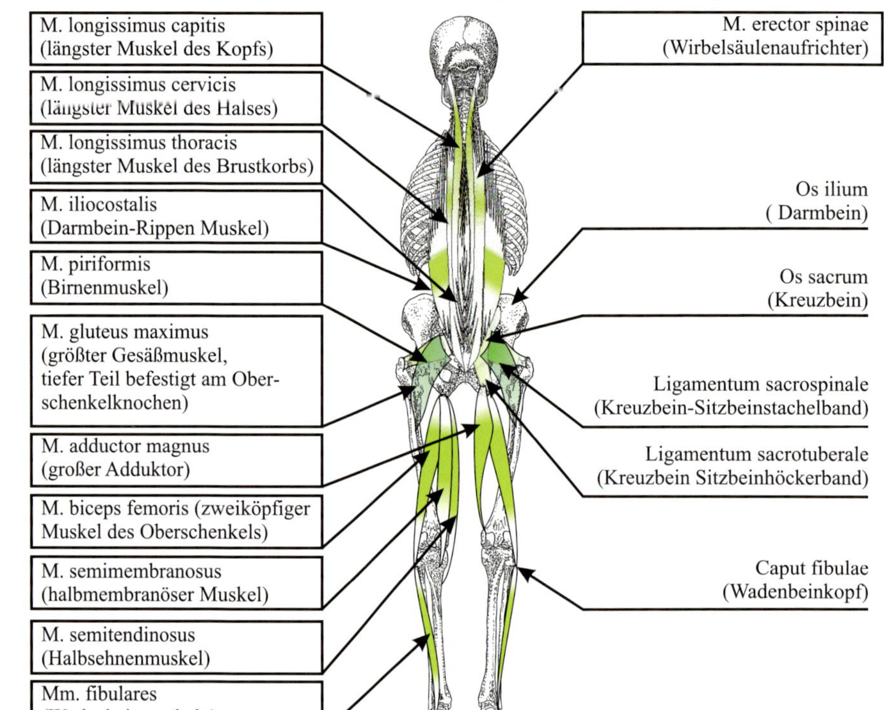

Vertikale stabilisierende Muskelkette **QL-A - quadratus lumborum** (quadratischer Lendenmuskel) - stabilisiert den Rumpf während der Ruheposition.

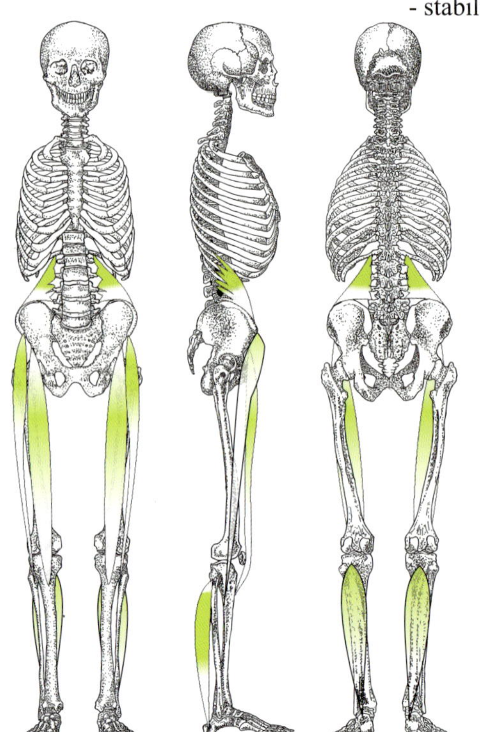

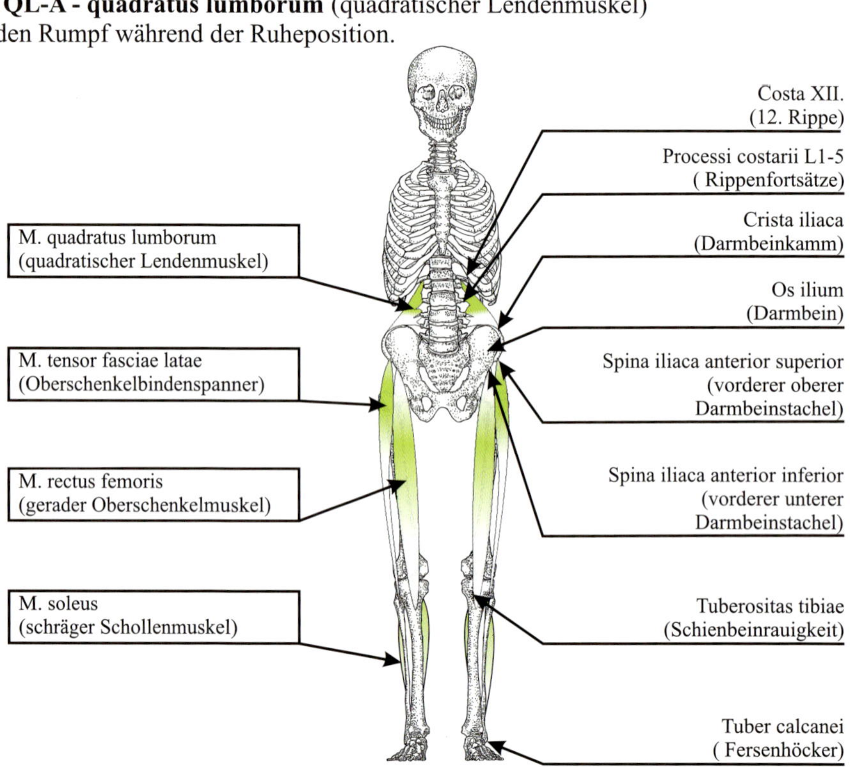

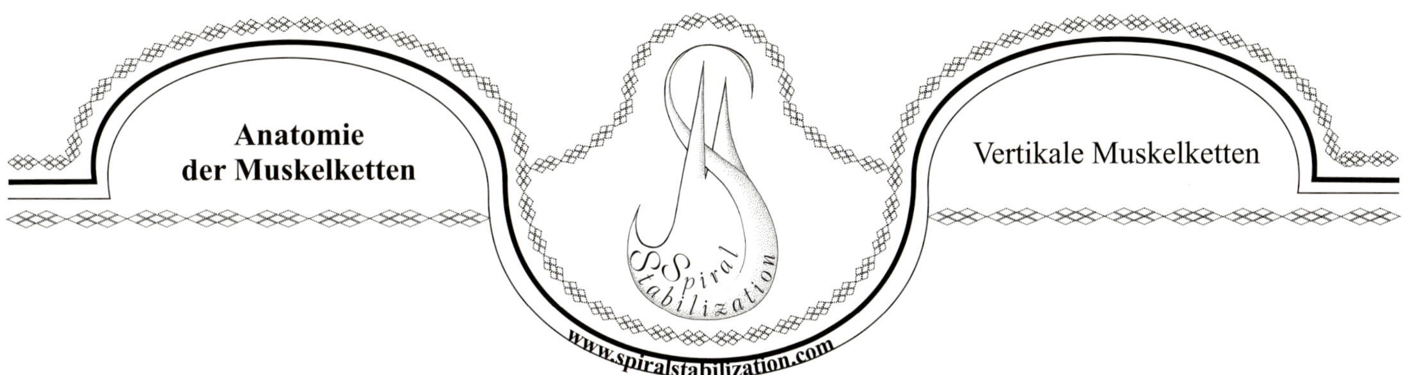

Vertikale stabilisierende Muskelkette **IP-B - iliopsoas** (Lenden-Darmbeinmuskel) - stabilisiert den Rumpf während der Ruheposition.

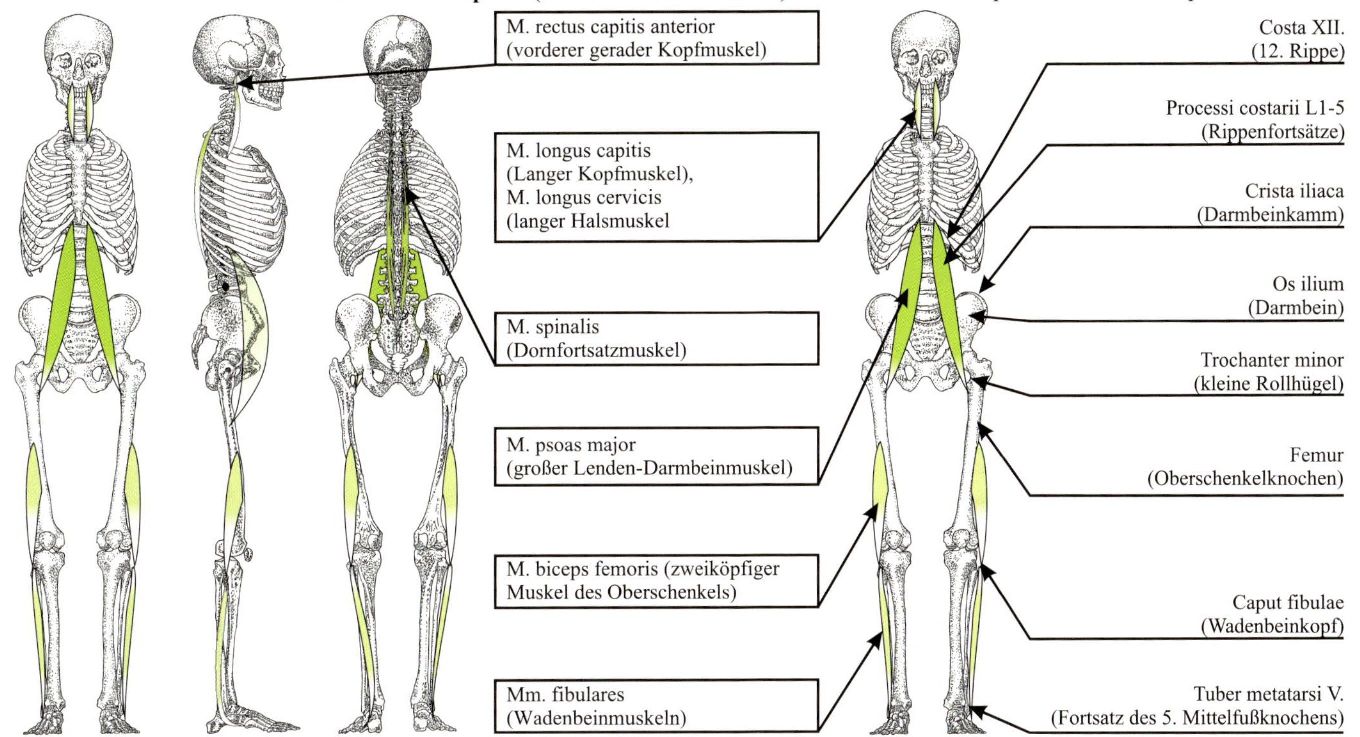

Vertikale stabilisierende Muskelkette **RA - rectus abdominis** (gerader Bauchmuskel) - stabilisiert den Rumpf während der Ruheposition.

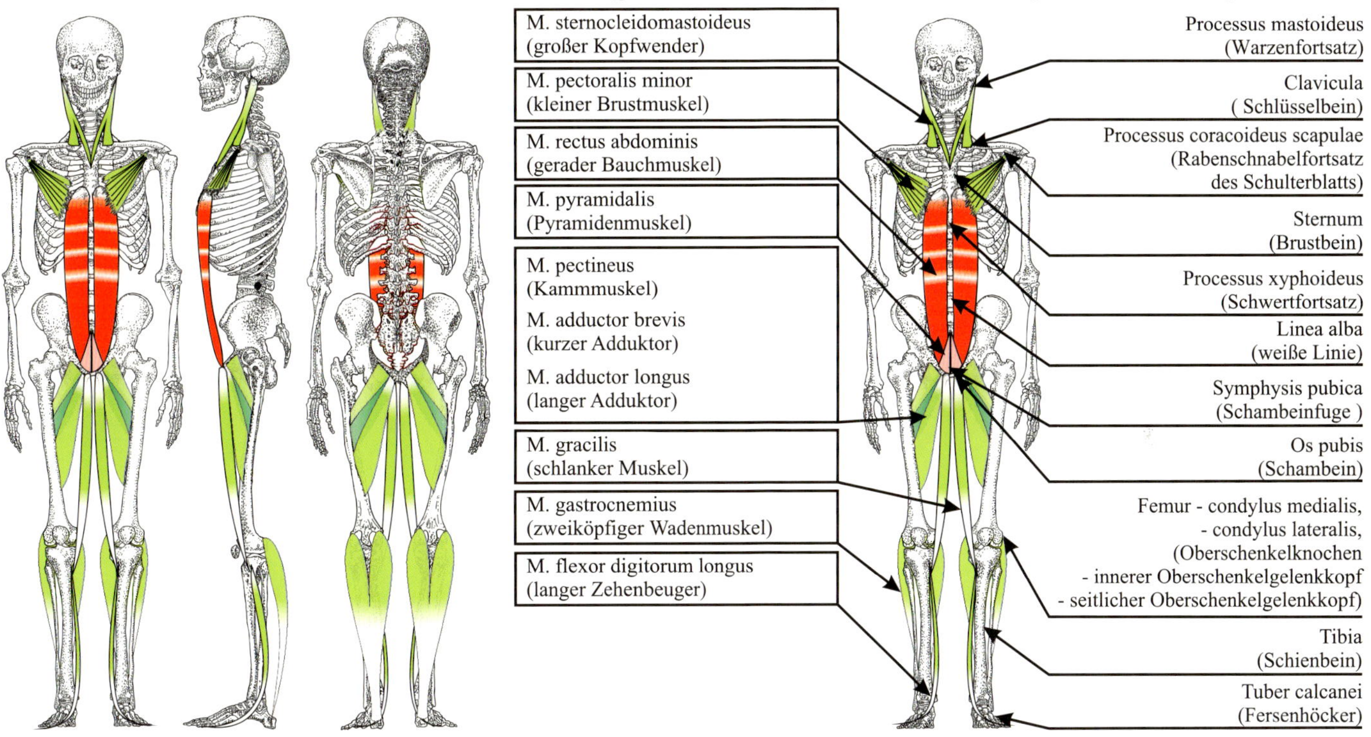

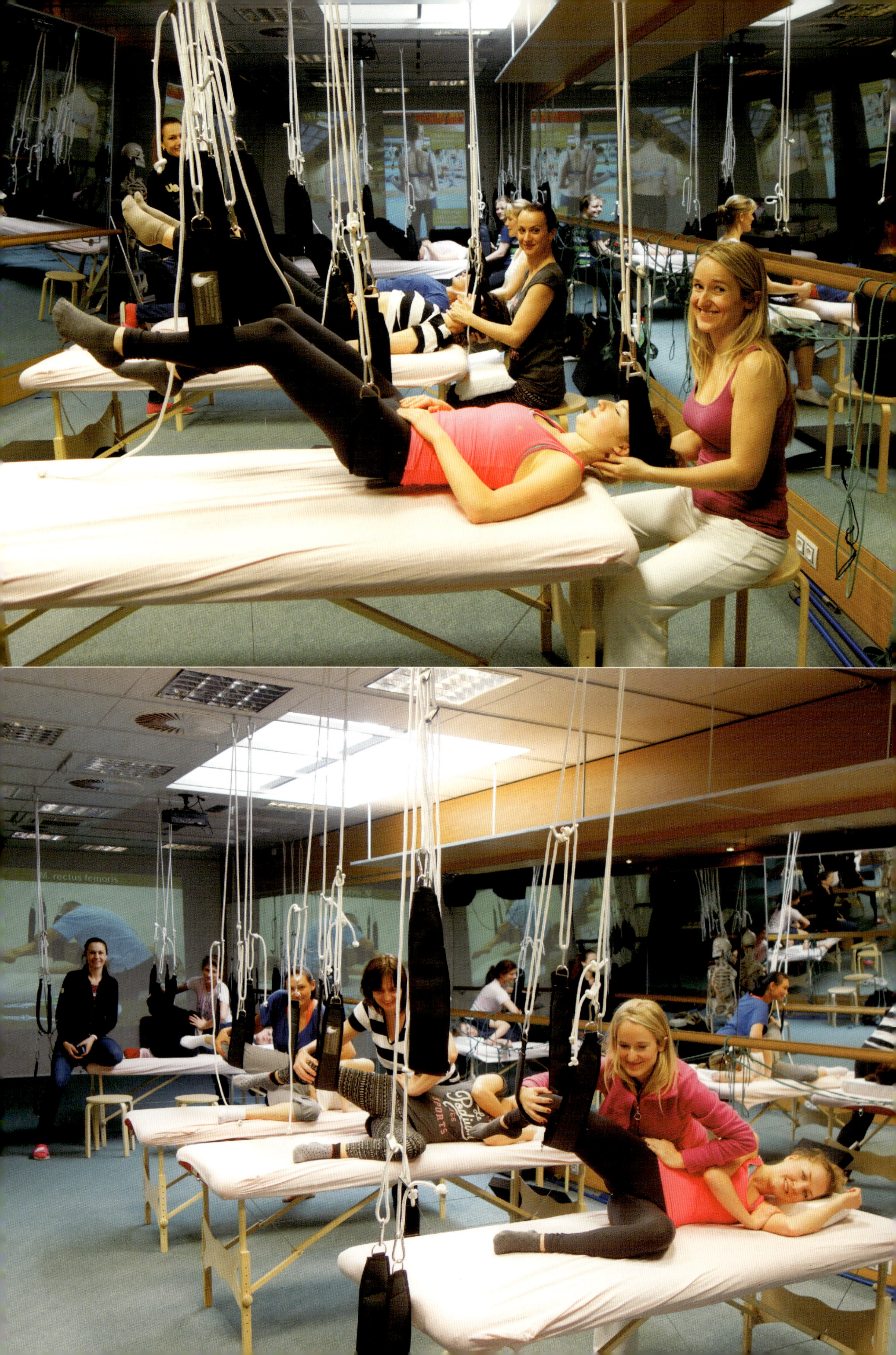
M. rectus femoris

5.
Kurse der SPS Methode für Fachleute, Laien und Patienten.

KURSE DER SPS METHODE - SPIRALSTABILISATION DER WIRBELSÄULE

1. Kurs – 4 Tage (2x2 Tage 1A, B, 1C, D) *(4x 8 = 32 Lehrstunden)*
   <u>Einführung in die SPS Methode</u> – Prävention, Regeneration
   Prinzipien der Methode, Grundübungen, die essentielle Grundlage für alle weiteren Manuellen Techniken und Grundtechniken der Massagentherapie.
   Ursachen die zur Überlastung der Wirbelsäule führen, Prävention, Regeneration und Kondition.

2. Kurs – 4 Tage (2x2 Tage 2A, 2B) *(4x 8 = 32 Lehrstunden)*
   <u>Lenden- und Halswirbelsäule</u> - Therapie durch die SPS Methode - Bandscheibenvorfall, Beschwerden nach einer Wirbelsäulenoperation
   Ursachen die zur Entstehung eines Bandscheibenvorfalls, einer Spondylodese und Spondylarthrose führen. Therapie durch die Anwendung von Übungen, Massagen und Manuellen Techniken.
   2A - Lendenwirbelsäule
   2B - Hals- und Brustwirbelsäule
   **Trainer der SPS Methode *(64 Lehrstunden)*

3. Kurs – 4 Tage (2x2 Tage 3A, 3B) *(4x 8 = 32 Lehrstunden)*
   3A - <u>obere Extremität</u> - Therapie durch die SPS Methode
   Karpaltunnel, epicondylitis radialis, ulnaris, Syndrom der schmerzenden Schulter (Schulter Impingement) – zervikobrachiales Syndrom
   3B - <u>untere Extremität</u> - Therapie durch die SPS Methode
   Plattfuß, Hallux valgus, digiti mallei, calcar calcanei, Gonarthrose, Coxarthrose

4. Kurs – 4 Tage (2x2 Tage 4A, 4B) *(4x 8 = 32 Lehrstunden)*
   <u>Muskelketten</u> – Therapie, Prävention und Kondition durch die SPS Methode
   spirale Muskelketten, vertikale Muskelketten
   Anwendung im Bereich der Therapie, Regeneration und Sport

5. Kurs – 4 Tage (2x2 Tage 5A, 5B) *(4x 8 = 32 Lehrstunden)*
   <u>Skoliose</u> - Therapie durch die SPS Methode
   5A -Während der Wachstumsperiode zwischen 6 und 18 Jahren kann eine bestehende skoliotische Verkrümmung vollständig kompensiert werden, genau wie Muskeldysbalancen, die am Ende der Wachstumsperiode bis 25 Jahren in Folge der Korsetttherapie entstanden sind.
   5B - Im mittleren Alter - Entwicklung von Degenerationen - Bandscheibenvorfälle, höheres Alter - Spinalstenose und cor kyphoscolioticum.

6. Kurs – 4 Tage (2x2 Tage 6A, 6B, C) *(4x 8 = 32 Lehrstunden)*
   <u>Vertebroviszerale Beziehungen</u> - Therapie durch die SPS Methode
   6A - zervikokranialcs Syndrom - Kopfschmerzen, zervikogener Schwindel
   6B - kardiovaskuläres System, pulmonales System, metabolisches Syndrom
   6C - urogenitales System – funktionelle Sterilität, chronische Entzündungen, Impotenz, Inkontinenz
   **Therapeut der SPS Methode *(192 Lehrstunden)*
   Übungen auf neurophysiologischer Grundlage.
7. Kurs – 4 Tage (2x2 Tage 6A, 6B, C) *(4x 8 = 32 Lehrstunden)*
   <u>Sport</u> - Training durch die SPS Methode
   Kondition, Leistunssteigerung, Regeneration, Kompensation
8. Kurs – 4 Tage (2x2 Tage 8A, 8B) *(4x 8 = 32 Lehrstunden)*
   Lehrer der SPS Methode – Prävention, **Therapie durch die SPS Methode**
   Lehrer 1. Grades. Wiederholung und Präzisierung der Übungen, MT, Prinzipien, Methodik des Unterrichts für die Kurse 1 A, B, 1C, D
   (Der Lehrer muss die Kurse 1-8 *(256 Lehrstunden)* absolviert haben, um sich als Assistent an drei Kursen, die er später führen wird, persönlich zu beteiligen).

**Lehrer der SPS Methode 1. Grades *(256 Lehrstunden)*

Lehrer 2. Grades. Methodik des Unterrichts für die Kurse 1 - 10 (Der Lehrer muss die Kurse 1-10 *(320 Lehrstunden)* absolviert haben, um sich als Assistent an 1-10 Kursen *(320 Lehrstunden insgesamt 640 Lehrstunden)* persönlich zu beteiligen).
**Lehrer der SPS Methode 2. Grades *(640 Lehrstunden einschließlich Praktikum)*

9. Kurs – 4 Tage *(4x 8 = 32 Lehrstunden)*
Wiederholen der Übungen - Üben nach SPS Methode, Therapie, Prävention, Kondition
Muskelanalyse, üben nach der Muskelanalyse, Stabilisation der Übungen durch die Aktivität der Muskelketten, Übungen für alle Alters- und Leistungsgruppen.

10. Kurs – 4 Tage *(4x 8 = 32 Lehrstunden)*
Wiederholen der Manuellen Techniken und der Massagentechniken - Therapie, Prävention, Kondition
Grundtechniken im Liegen, Sitzen und Stehen. Techniken für die Behandlung im Bereich des Nackens, im orofazialen Bereich und im Bereich des Brustkorbs und des Beckens sowie Techniken für die oberen und unteren Extremitäten.
Beziehungen zwischen Übungen und Manuellen Techniken.

11. Kurs – 4 Tage (oder 2x2 Tage 11A, 11B) *(4x 8 = 32 Lehrstunden)*
rheumatologisch /neurologische Rehabilitation

12. Kurs – 4 Tage (oder 2x2 Tage 12A, 12B) *(4x 8 = 32 Lehrstunden)*
funktionelle RTG, MR, CT Diagnostik

13. Kurs – 2 Tage *(2x 8 = 16 Lehrstunden)*
Kurs für Ärzte – Indikation der SPS Methode im Gesundheitswesen.
Prinzipien der SPS Methode, Indikationen oder Anwendung bei folgenden Beschwerden: Wirbelsäulenstörungen, Störungen des Bewegungsapparats und Funktionsstörungen der inneren Organe.
Regenerationsprogramm für Ärzte – Beseitigung der negativen Faktoren, die der Beruf mit sich bringt.

14. Kurs – 20 Tage *(mindestens 150 Lehrstunden)*
Kurs Trainer für gesunde Körpererziehung - Trainer der SPS (SMS) Methode
Fachgebiet - Prävention, Kondition, Regeneration, Nachsorgephase nach Therapieende, Übungen für Menschen mit Behinderungen.
Der Kurs ist durch das Schulministerium anerkannt, akkreditiert.und dient zur Ausstellung eines Gewerbescheins.
Pflichtteilnahme an den Kursen 1, 2, 3, 6 und 9.

15. Kurs – 20 Tage *(mindestens 150 Lehrstunden)*
Kurs Masseur – Massagetechniken nach SPS (SMS) Methode
Fachgebiet - Prävention, Kondition, Regeneration, Nachsorgephase nach Therapieende, Übungen für Menschen mit Behinderungen.
Der Kurs ist durch das Schulministerium anerkannt, akkreditiert und dient zur Ausstellung eines Gewerbescheins.
Pflichtteilnahme an den Kursen 1, 2, 3, 6, und 10.

16. Kurs – 1 Tag *(8 Lehrstunden)*
Kurs für Führunskräfte im Gesundheitswesen, Sport, Freizeitmanagement, Schulwesen - Therapie, Prävention, Kondition.
Prinzipien der SPS Methode
Anwendung im Gesundheitswesen – Bewegungsapparat, innere Organe.
Anwendung im Sport – Prävention, Kondition, Regeneration und Kompensation.
Anwendung im Freizeitmanagement – gesunder Urlaub.
Anwendung im Schulwesen – Regeneration bei Studenten, Ausbildung in der SPS Methode.

17. Kurs – 4 Tage *(4x 5 = 20 Lehrstunden)*
Kurs für Patienten mit Skoliose - Therapie, Prävention, Kondition.
Ursachen, die zur Entstehung der Skoliose führen, Entwicklung der skoliotischen Verkrümmung, RTG, MR Untersuchung, kausale Therapie, Therapieorganisation.
Anlernen von Übungen und deren Korrektur durch die Eltern oder Partner.
Der Kurs ist für alle Altersgruppen geeignet.

18. Kurs – 4 Tage *(4x 5 = 20 Lehrstunden)*
Kurs für Patienten mit Störungen an der Hals- und Lendenwirbelsäule - Bandscheibenvorfall und postoperative Beschwerden
Ursachen, die zur Enstehung von degenerativen Änderungen der Wirbelsäule und zur Degenerationsentwicklung führen, RTG, MR Untersuchung, kausale Therapie, Therapieorganisation.
Anlernen von Übungen und deren Korrektur.
Auf Wunsch besteht die Möglichkeit einen Arzttermin, sowie RTG oder MR Untersuchung, Massagen und eine individuelle Therapie zu vereinbaren. Der Kurs eignet sich für Patienten, die schon eine ärztliche Untersuchung absolviert haben und mindestens 5 Grundübungen beherrschen, Patienten mit akuten Beschwerden sollten sich an dem Kurs nicht aktiv beteiligen.

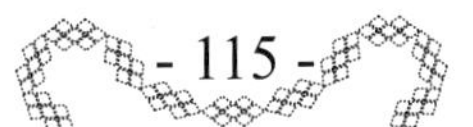

Ausbildungsunterlagen zur SPS Methode

Autoren: Dr. med. Smíšek Richard, Dr. med. Smíšková Kateřina, Dr. med. Smíšková Zuzana

- Das Buch - **Gesunder Rücken – Spiralstabilisation der Wirbelsäule**

Prinzipien der SPS Methode, Grundübungen, Behandlungsschritte, Hauptmuskelketten, Übungen für Fortgeschrittene, Dehnungsübungen. Therapie des Bandscheibenvorfalls, Behandlung von Beschwerden nach einer Wirbelsäulenoperation, Skoliosetherapie ohne OP und ohne Korsett. Stabiler Gang nach einer Hüftoperation.

C - ISBN 978-80-904292-1-5

Ausbildungsunterlagen zur SPS Methode in digitaler Form auf CD bzw. DVD für PC (Windows 7, 8 office 2010)

Daten DVD mit Präsentationen PP Windows 7, 8 Office 2010, Fotos und Videos MP4

- I. Daten **DVD 11 Grundübungen** (Foto und Video von Grundübungen im Stehen, im Sitzen und im Stehen mit einem Bein auf dem Step).

    D - ISBN 978-80-87568-34-7

- II. Daten **DVD 120 Übungen für die Wirbelsäule Fotos von Übungen** (Fotos von Übungen für Patienten, Fortgeschrittene, Sportler, wichtige Muskeln, elementare Aufteilung der Muskelketten auf dynamische und statische)

    D- ISBN 978-80-87568-16-3

- III. Daten **DVD 40 Übungen für die Wirbelsäule – Video** (Videoaufnahme der gesamten Zusammensetzung von Übungen für Fitness)

    D- ISBN 978-80-87568-17-0

- IV Daten **DVD 150 Übungen für die Wirbelsäule** (Varianten der Übungen, jede Übung wird ausführlich beschrieben

    C- ISBN 978-80-87568-30-9 - Nur in der tschechischen Sprache.

- V. Daten **DVD Manuelle Therapie 1** (Foto, Video)

Manuelle Grundtechniken, die zur Behandlung von Bandscheibenvorfall im Bereich der Hals- und Lendenwirbelsäule geeignet sind.

    D - ISBN 978-80-904292-8-4

- VI. Daten **DVD Manuelle Therapie 2** (Techniken, die zur Behandlung der oberen und unteren Extremitäten, des Nackens, Brustkorbs und des Beckens geeignet sind. Foto, Video)

    D - ISBN 978-80-904292-9-1

- VII. Daten **DVD Manuelle Therapie 3** (Techniken auf dem Schlingentisch) in Bearbeitung

    D - ISBN 978-80-87568-60-6

- VIII. Daten **DVD Muskelketten** (detaillierte Anatomie von 50 Ketten, Aktivierung der Ketten durch die Übungen und deren Anwendung bei der Stabilisation des Gangs, Übungen auf der Grundlage der Muskelanalyse)

    D - ISBN 978-80-87568-12-5

- IX. Daten **DVD Klinische Krankheitsbilder** (Bandscheibenvorfall im Bereich der Hals- und Lendenwirbelsäule, FBS – Beschwerden nach einer Wirbelsäulenoperation, Kopfschmerzen, Coxarthrose, Gonarthrose, Vorbereitung auf eine TEP und die Nachbehandlung.

    D - ISBN 978-80-87568-07-1

- X. Daten **DVD Skoliose 1** (Ursachen, Therapie, Bildung eines spiral stabilisierten Muskelkorsetts, durch die Prävention soll die Entstehung verhindert werden).

    D - ISBN 978-80-87568-08-8

- XI. Daten **DVD Skoliose 2** (Ursachen, Therapie, Bildung eines spiral stabilisierten Muskelkorsetts, durch die Prävention soll die Entstehung verhindert werden).

    D - ISBN 978-80-87568-46-0

- XII. Daten **DVD Anwendung der SPS Methode im Sport** (Kondition, Regeneration, Kompensation, Prävention von Überlastung)

    D - ISBN 978-80-87568-41-5

- XIII. Daten **DVD Tennis** (Konditionstraining, Kompensation)

    C - ISBN 978-80-87568-31-6 - Nur in der tschechischen Sprache.

- XIV. Daten **DVD Dorn Methode** (neue Aspekte, Kombination mit der SPS Methode)

    D - ISBN 978-80-87568-14-9

- XV. Daten **DVD Das Buch "Gesunder Rücken"** – Spiralstabilisation der Wirbelsäule in digitaler Forem (geeignet für die Ausbildungskurse)

    D - ISBN 978-80-87568-05-7

- XVI. Daten **DVD Lehrer der SPS** Methode (Lehrplan für die Kurse)

    D - ISBN 978-80-904292-6-0

- XVII. Daten **DVD Marketing SPS** (Anleitungen für die Organisation der Kurse und die Suche von Geschäftspartnern)

    D - ISBN 978-80-87568-36-1

- XVIII. Daten **DVD Üben in der Schwangerschaft** (Modifikation der Übungen vor, während und nach der Schwangerschaft)

    D - ISBN 978-80-87568-59-0

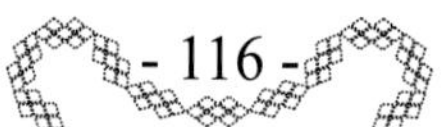

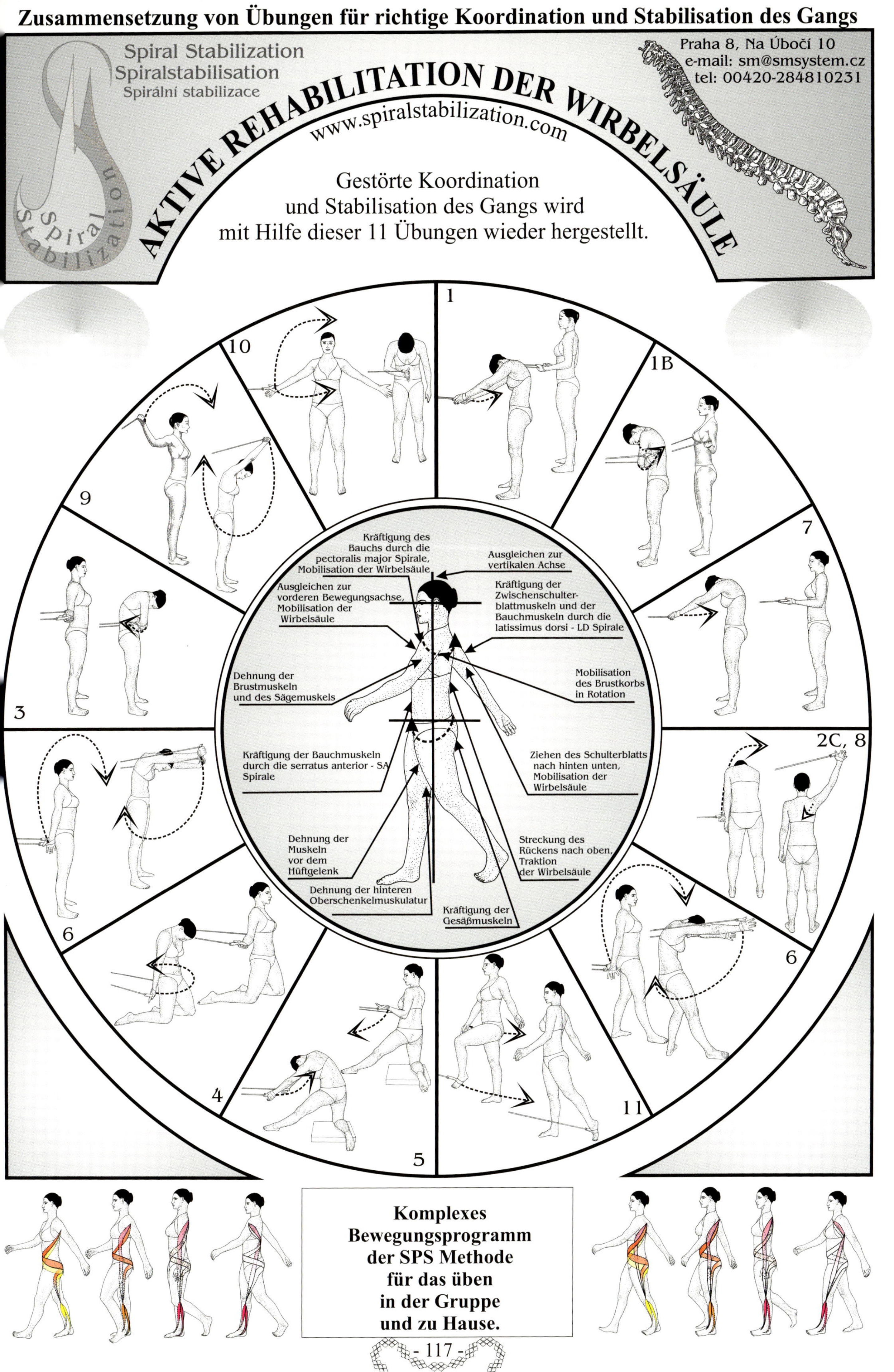
Zusammensetzung von Übungen für richtige Koordination und Stabilisation des Gangs
Spiral Stabilization
Spiralstabilisation
Spirální stabilizace
Spiral Stabilization
AKTIVE REHABILITATION DER WIRBELSÄULE
www.spiralstabilization.com
Praha 8, Na Úbočí 10
e-mail: sm@smsystem.cz
tel: 00420-284810231
Gestörte Koordination
und Stabilisation des Gangs wird
mit Hilfe dieser 11 Übungen wieder hergestellt.
1
1B
7
2C, 8
6
11
5
4
6
3
9
10
Kräftigung des Bauchs durch die pectoralis major Spirale, Mobilisation der Wirbelsäule
Ausgleichen zur vertikalen Achse
Ausgleichen zur vorderen Bewegungsachse, Mobilisation der Wirbelsäule
Kräftigung der Zwischenschulterblattmuskeln und der Bauchmuskeln durch die latissimus dorsi - LD Spirale
Dehnung der Brustmuskeln und des Sägemuskels
Mobilisation des Brustkorbs in Rotation
Kräftigung der Bauchmuskeln durch die serratus anterior - SA Spirale
Ziehen des Schulterblatts nach hinten unten, Mobilisation der Wirbelsäule
Dehnung der Muskeln vor dem Hüftgelenk
Streckung des Rückens nach oben, Traktion der Wirbelsäule
Dehnung der hinteren Oberschenkelmuskulatur
Kräftigung der Gesäßmuskeln
Komplexes Bewegungsprogramm der SPS Methode für das üben in der Gruppe und zu Hause.

Face
Neues Design, neue Betätigung.
Wir haben über jedes Detail nachgedacht, jedes Detail wurde getestet, damit wir alle technischen Anforderungen und Ansprüche für Physiotherapeuten erfüllen und zugleich den Komfort für Patienten anbieten.
Konstruktion FACE
JORDAN G5
36 Modelle der Rehabilitationsliegen für Physiotherapeuten
JORDAN A1
JORDAN D2
JORDAN B3
JORDAN Simple 3
JORDAN B2 prima
JORDAN E1 Vojta-Tisch
JORDAN F5
JORDAN G6 plus
JORDAN U7
JORDAN ME3
RESI®
RESI Třeboň spol. s r.o.
Novohradská 1153, 379 01 Třeboň
Tschechische Republik
www.resi.cz
Tel.: +420 384 724 292

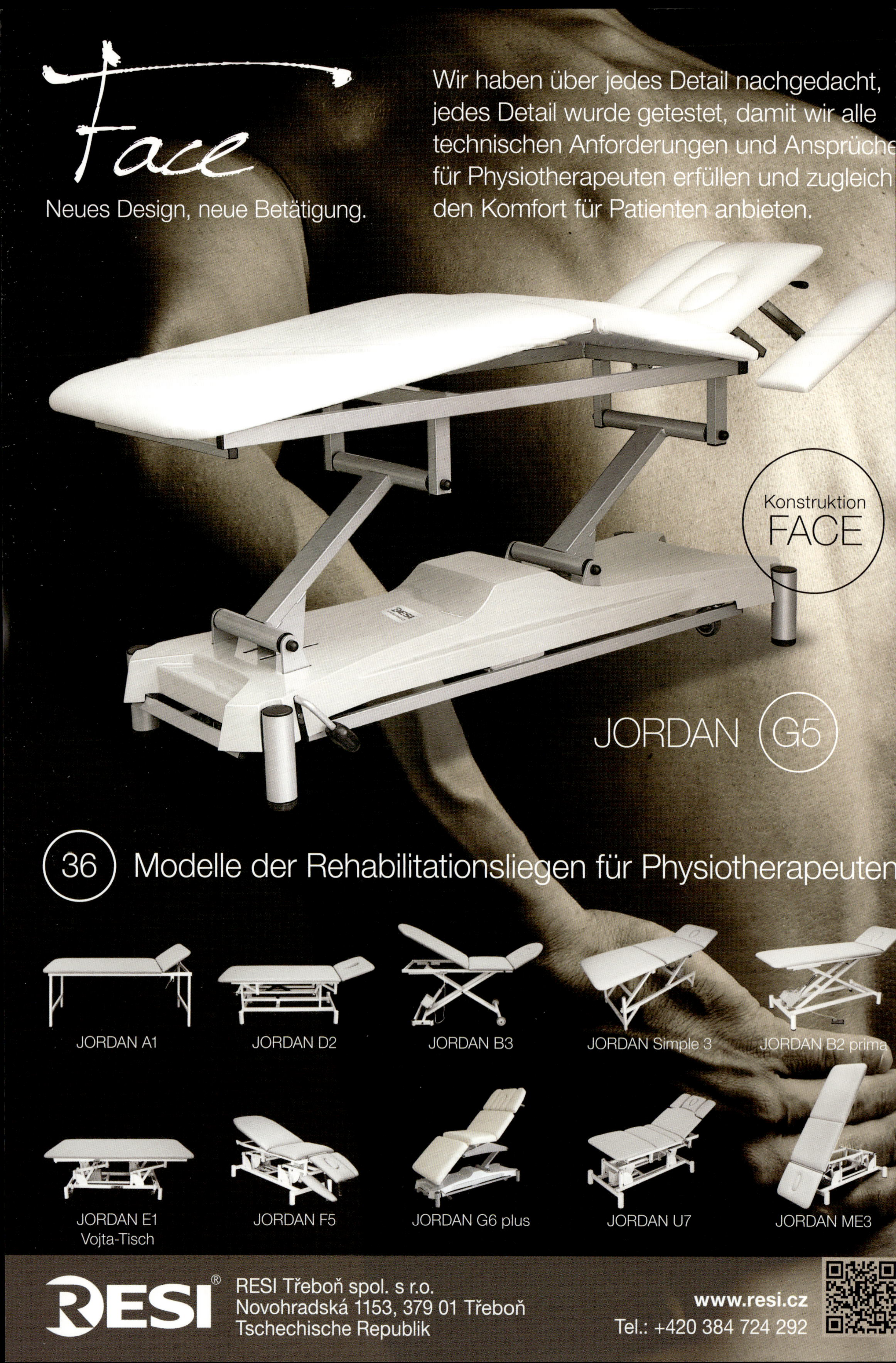

EXPANDER ERGO

EIN TISCH, DER UNS HILFT, VON RÜCKEN-SCHMERZEN VERSCHONT ZU BLEIBEN.

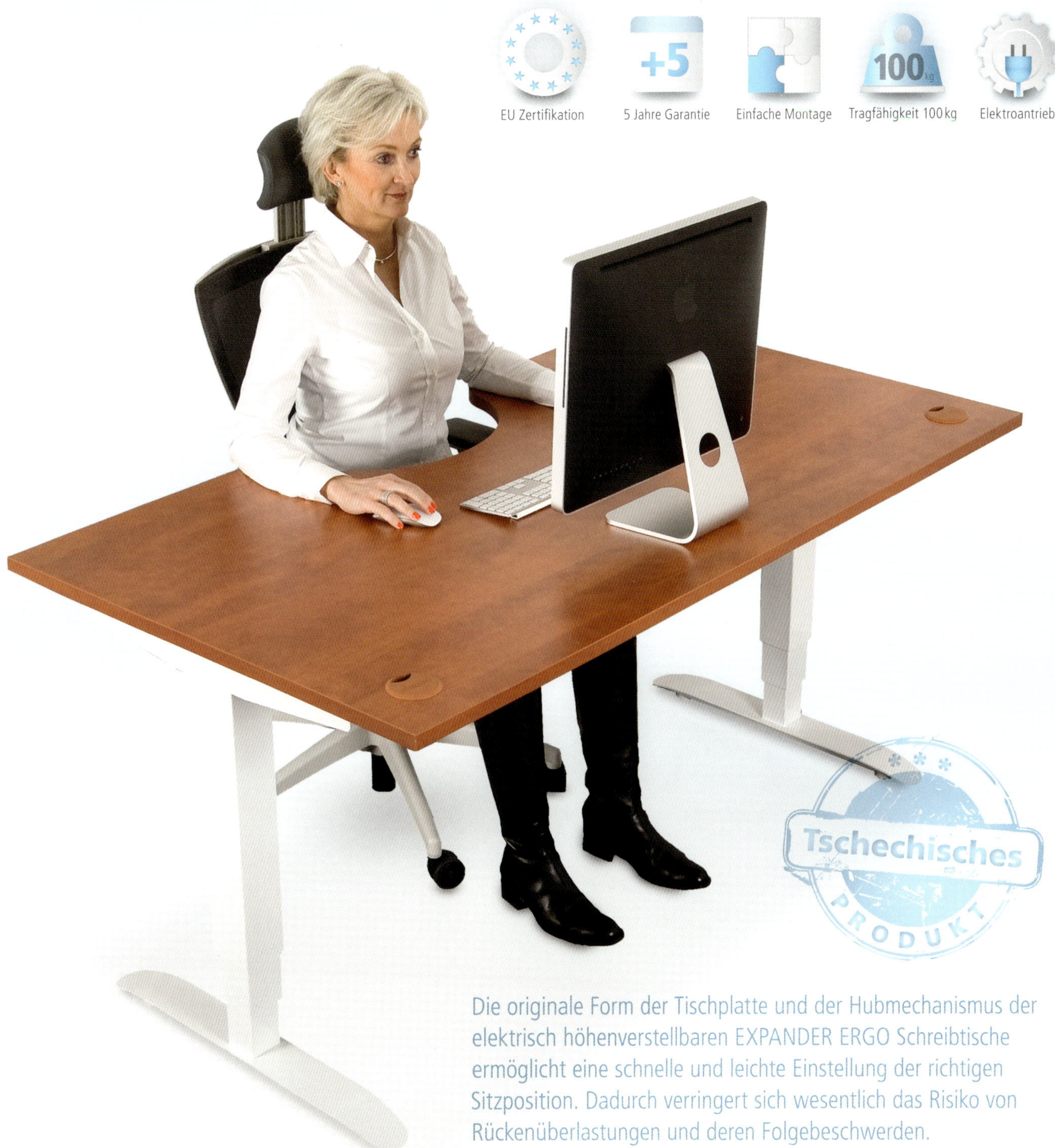

Die originale Form der Tischplatte und der Hubmechanismus der elektrisch höhenverstellbaren EXPANDER ERGO Schreibtische ermöglicht eine schnelle und leichte Einstellung der richtigen Sitzposition. Dadurch verringert sich wesentlich das Risiko von Rückenüberlastungen und deren Folgebeschwerden.

Dr.med. Richard Smíšek

- Autor der Originalmethode SPS – Spiralstabilisation der Wirbelsäule
- Gründer des Reha- und Ausbildungszentrum Smíšek
- Facharzt für Prävention und Therapie von Rückenschmerzen
- Autor der Form von EXPANDER ERGO Tischplatten

HON move®

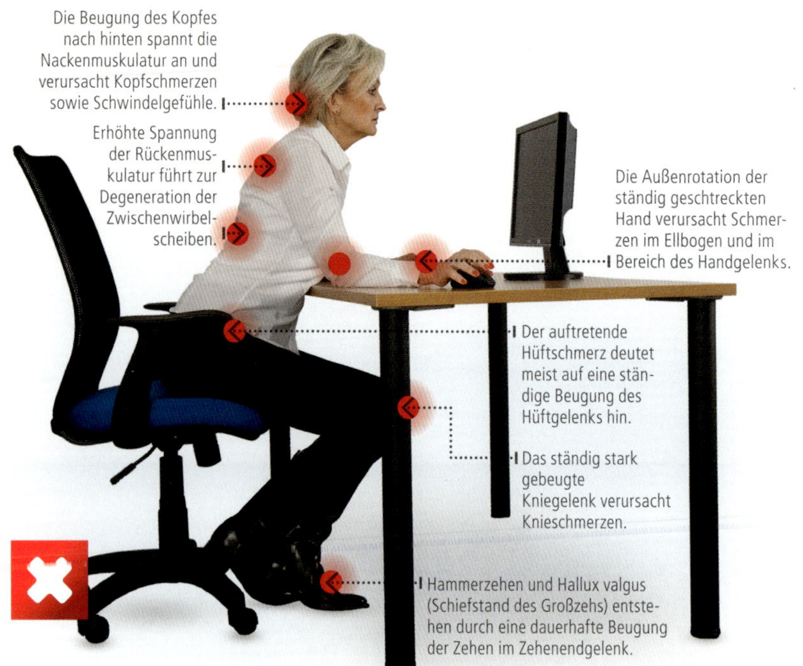

Durch die überwiegend sitzende Tätigkeit bereits während der Schulzeit, der Ausbildung oder des Studiums und später beim Arbeiten vor dem PC, treten Fehlhaltungen vor dem PC, stellen sich schon seit der Schulzeit zum Teil schwerwiegende gesundheitliche Beeinträchtigungen ein.

Die einseitigen Belastungen, sowie ständiges und meist noch falsches Sitzen, führen zwangsweise zu Nackenverspannungen und zur Entstehung von Bandscheibenvorfälle im Hals- und Lendenbereich. Dies kann neben den Kopfschmerzen auch noch Schwindel, skoliotische Verkrümmungen und chronische Rückenschmerzen verursachen...

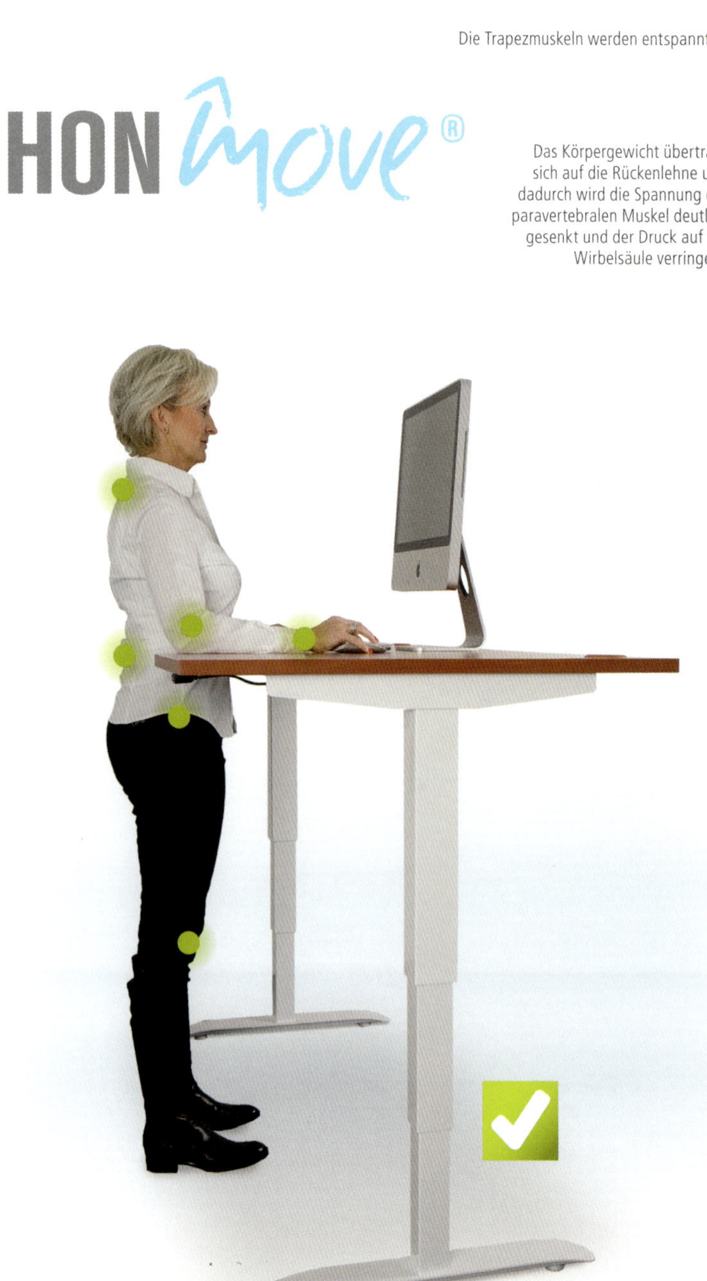

Der ergonomisch und elektrisch höhenverstellbare Steh-Sitz- Arbeitstisch ermöglicht eine für die Körpergröße optimale Einstellung der Arbeitsplatte. Dies ist die notwendige Vorraussetzung für richtiges Sitzen. Dank dem runden Ausschnitt der Tischplatte, werden die Arme unterstützt und dadurch können die Trapez- und Nackenmuskeln die richtige Entspannung erreichen.

Die Sitzposition ist eine unnatürliche Stellung des Menschen. Die höhenverstelbare Tische EXPANDER ERGO ermöglichen Ihnen im Stehen zu arbeiten und damit eine angenehme Abwechslung nach den vielen Stunden der Sitzarbeit zu schaffen. Die Unterarme bleiben bequem auf der Tischplatte gestützt und im Gegenteil zur Sitzposition können die Beine gestreckt werden. Der Blutkreislauf verbessert sich und Sie werden sich auf jeden Fall besser fühlen.

www.hon-move.de